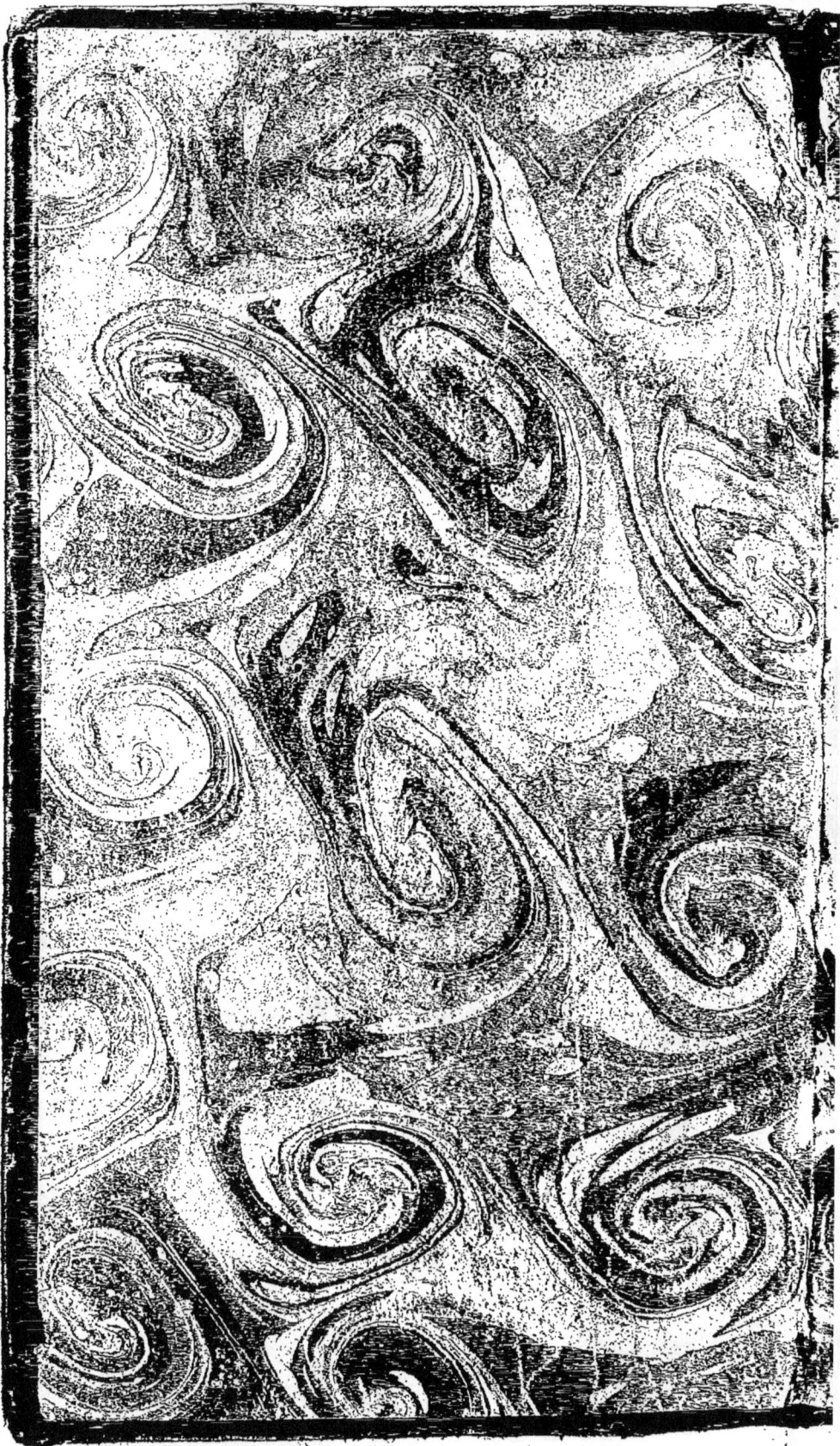

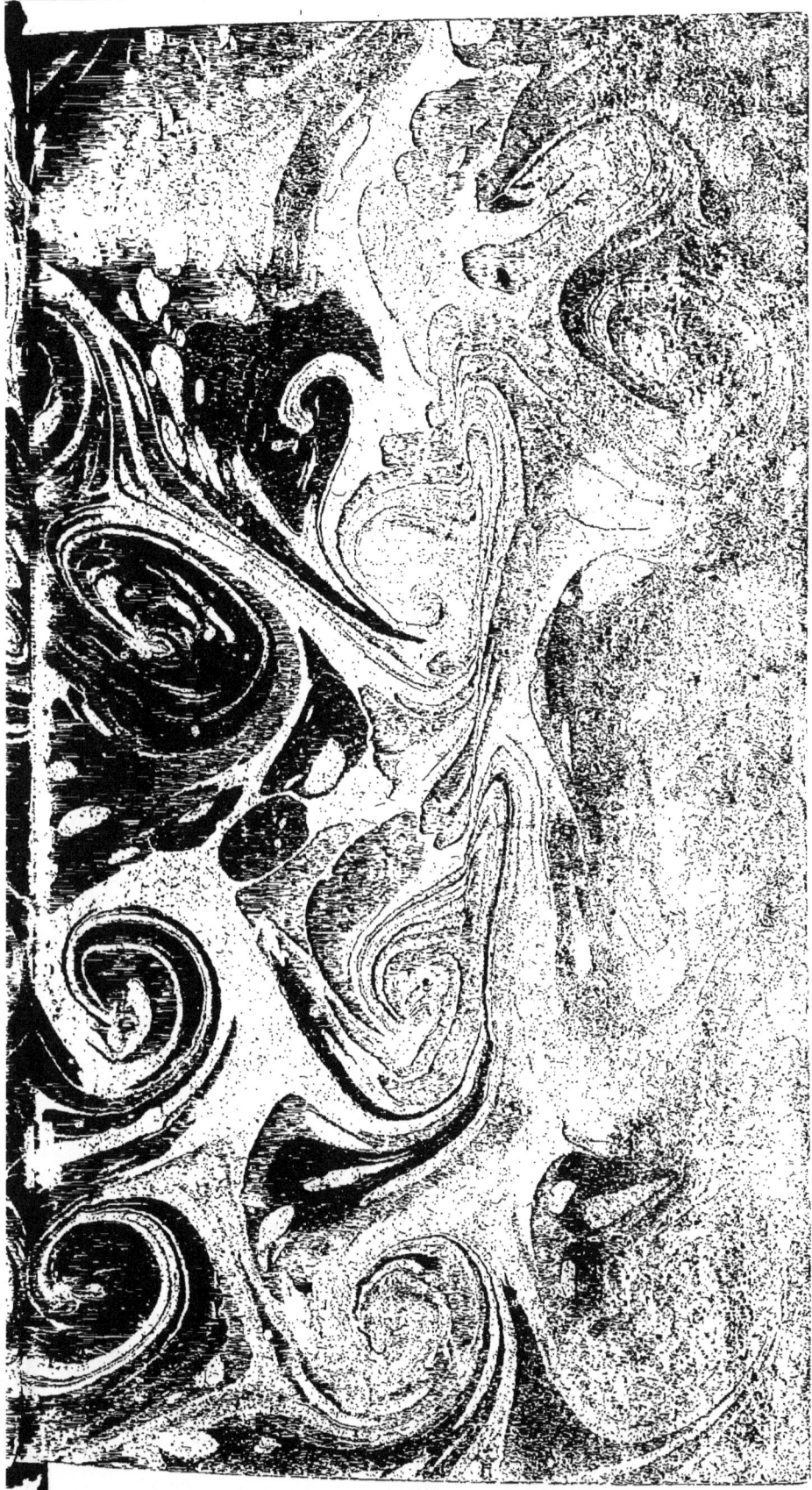

TRAITÉ

DES
EAUX MINERALES
BAINS ET DOUCHES
DE VICHY,

AUGMENTÉ D'UN DISCOURS
Préliminaire fur les Eaux Minerales en
general ; avec des Obfervations fur la
plûpart des Eaux Minerales de France,
& en particulier de celles de Bourbon-
l'Archambault , & du Mont-d'Or en
Auvergne.

Par JACQUES-FRANÇOIS CHOMEL,
Confeiller, Medecin du Roy, Intendant
des Eaux Minerales de Vichy.

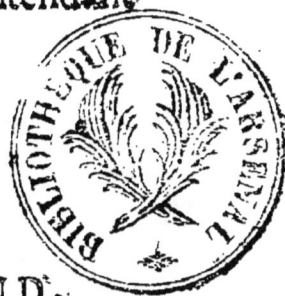

A CLERMONT-FERRAND,
De l'Imprimerie de P. BOUTAUDON, Imprimeur
du Roy, de Monfeig. l'Evêque, & du Clergé.

M. DCC. XXXIV.
AVEC PRIVILEGE DU ROY.

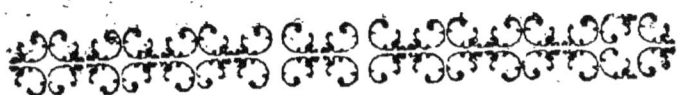

PREFACE.

J'AI toûjours differé de donner au Public mes Observations sur les Eaux Minerales, voulant suivre le conseil d'Horace, qui veut qu'on attende à la neuviéme année. Il y a plus de trente années que je frequente & parcours les Montagnes d'Auvergne & du Bourbonnois, si fertiles en Plantes & si fécondes en Eaux Minerales. Mon frere y a été avant moi, & a communiqué dans les Assemblées de l'Academie Royale des Sciences ses Observations sur les Eaux Minerales de ces deux Provinces, aussi bien que sur les Plantes usuelles, dont il vient de donner au Public la quatriéme Edition de son Traité, & on vient de donner au Public la troisiéme Edition du Dictionaire Oeconomique, par Noël Chomel mon Oncle. Peu de personnes ont écrit exactement sur cette matiere.

PREFACE.

J'ai hazardé cet essai, en attendant un Traité plus ample sur les Eaux Minerales de France, laissant la carriere libre à d'autres qui traiteront cette matiere mieux que nous. J'ai découvert de nouvelles Sources chaudes à Vichy en faisant rebâtir à neuf la maison du Roy, où sont enfermez les Bains ; je les ai fait revêtir de bassins de marbre de pierre de Volvic, & de grilles de fer ; j'ai obtenu du Roy en differens temps des sommes considerables, en sorte que ces Bains & Fontaines sont bâtis avec une magnificence veritablement Royale. Les Bains de Bourbon sont en bon état. Il seroit à souhaiter qu'on acheva au Mont d'Or ce que M. le Blanc, Intendant de la Province y a commencé. J'ai travaillé avec plaisir, sur tout aux Observations, lorsque j'ai eu quelques momens de relâche de mes occupations où mon devoir m'apelloit pour rendre service au Public. La critique est aisée, mais l'Art est diffi-

PREFACE.

tile. *Il faut toûjours faire le bien , & se préparer à être critiqué , quelque verité qu'on dise. La question est fort problematique : elle peut paroître sous divers sens & sous differentes figures. Si vous dites vrai, vous ferez une infinité de jaloux , aussi oisifs à bien faire qu'empressez à médire. Mais les honnêtes gens , sur le jugement desquels je me rassure , nous rendront justice. Si vous laissez la chose indecise , on ne vous fera aucun quartier ; être Auteur , dit un Sçavant du siecle passé , c'est souvent avoir toute la Terre pour partie sans trouver d'Avocat : on trouve toûjours des censeurs , qui ne font nez que pour trouver à redire aux actions d'autrui , & qui ne font pas mieux que ceux qu'ils critiquent. Un Auteur les appelle avec raison des destructeurs de reputation.*

Je n'ai point voulu emprunter d'autre Langue que la maternelle , imitant en cela la coûtume des Anciens , qui n'ont traité des Sciences en autre Langue que

la leur, & voulant éviter la censure de
Caton, qui ne voulut pas recevoir l'ex-
cuse que faisoit un Romain, d'avoir
traité quelque matiere en Langue Grec-
que, au préjudice de la sienne, lui alleguant qu'il n'avoit pas été contraint à
cela par le Senat des Amphictions. J'ai
suivi aussi l'avis d'Andreas Baccius,
sçavant Medecin du Pape Sixte quint,
lequel ne recommandoit pas seulement la
lecture des Auteurs qui ont écrit de ces
Eaux : mais souhaite pour l'utilité &
commodité des habitans du Pays, a qu'ils
soient traduits en Langue vulgaire. J'ai
suivi l'inclination que j'avois de servir
& profiter au Public, tant pour la satisfaction des curieux que pour le soulagement de ceux qui sont specialement
attaquez des maladies rebelles & cro-
niques. J'ai profité des Memoires de
Monsieur Foüet, Conseiller, Medecin du
Roy, Intendant des Eaux de Vichy, à qui

a Lib. 1. de Thermis, cap. 1.

PREFACE.

j'ai succedé : & aussi de ceux de Monsieur Delorme, mon grand-oncle, qui a été Medecin de trois de nos Rois, & Intendant des Eaux Minerales du Forest & du Bourbonnois. Je me suis appliqué à cette partie de la Medecine si negligée, la Providence m'ayant appellé à cette fonction.

Il seroit à souhaiter qu'à l'imitation des jeunes Medecins Anglois qui voyagent en Europe, sur-tout en France à Paris & à Montpellier, pour se perfectionner, nos Bacheliers en Medecine, en sortant de la Licence, fissent des cours d'Eaux Minerales sur les lieux, comme ils font des cours d'Anatomie, Chimie & Botanique, & ils n'attendroient pas à l'extrêmité, lorsqu'ils pratiquent, étant Docteurs, à ordonner ces remedes salutaires, simples & naturels. Je sçai bien que les Medecins n'aiment pas à éloigner les malades qui sont près d'eux, lorsqu'ils les peuvent guerir sans ce secours. Les Medecins des Provinces, sur tout des environs des lieux où se trouvent des Fontaines Minerales & des Bains, les ordonnent dans les saisons à leurs malades dés les commencemens de la maladie, & ils guerissent : l'experience que j'en vois & que j'en fais tous les ans, me le confirme.

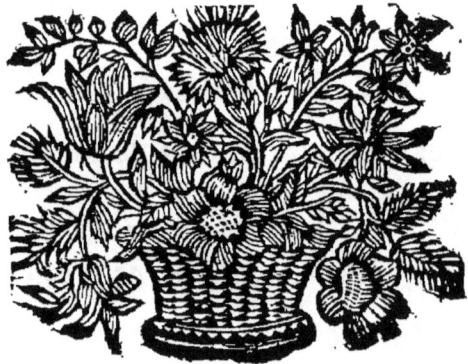

DISCOURS

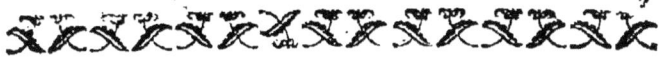

DISCOURS

PRELIMINAIRE.

LA multitude presque infinie des maux qui attaquent la vie de l'homme, a obligé les Medecins d'étudier, & d'épuiser, pour ainsi dire, les remedes dont ils avoient besoin dans la curation des maladies. Non contens d'en emprunter des Animaux, des Végetaux & des Mineraux, ils en ont cherché jusques dans les eaux qui leur ont paru contenir des qualitez Medecinales. C'est principalement aux Eaux Minerales qu'ils ont eu recours, lorsqu'il s'est agi de guerir des maladies qui resistoient opiniâtrement aux autres remedes tant generaux que particuliers. Telles font les eaux, qui tirant leur source des lieux mineraux ou metalliques, ou coulant par des terres de cette nature, se font chargées de parties terrestres, salines & sulphureuses, que leur ont fourni dans leur cours les veines de terre au travers desquelles elles se font filtrées.

On divise ces eaux en deux especes

generales, de chaudes & de froides ; on en trouve en differens Païs un trés-grand nombre de l'une & de l'autre espece. Nous nous abstiendrons d'entrer ici dans ce détail.

Il nous suffira par rapport au plan abregé de cet Ouvrage, d'examiner ce qui concerne les Eaux de Vichy, de Bourbon l'Archambault, & du Mont d'Or, qui sont les plus en usage, & que j'ai frequenté depuis trente ans, y ayant accompagné des malades de toutes conditions.

D'ailleurs on observe que toutes les autres eaux froides ou chaudes, ont un grand rapport avec celles-ci : les chaudes conviennent à la plû-part des sujets ou temperamens : les eaux froides interessent ordinairement l'estomac, & ne conviennent qu'à ceux qui sont d'un temperament chaud & vigoureux.

Les Eaux Minerales en general n'operent de bons effets qu'autant qu'elles sont ordonnées & conduites avec prudence par les Medecins qui les connoissent, & qu'elles sont precedées, accompagnées & suivies des precautions & des regimes que nous allons marquer, ces remedes n'étant pas in-differens.

Les secours que les Eaux Minera-les & Medecinales fournissent à la Medecine dans la plû-part des mala-dies rebelles & opiniâtres, ont si so-lidement établi leur usage, que l'exa-men m'en paroît absolument necessaire & très-utile aux Medecins qui veulent les ordonner avec exactitude : c'est ce qui m'a engagé d'examiner avec d'au-tant plus de soin celles que j'ai re-marqué dans le Bourbonnois & l'Au-vergne, où se trouvent Vichy, Bourbon l'Archambault, & le Mont d'Or, que ces Provinces ont elles seules autant & plus de Sources Minerales que toutes les autres Provinces de ce Royaume ensemble. C'est là où la nature se jouë. Elle y a ses laboratoires & une Chimie bien plus parfaite que la nôtre ; elle s'y familiarise avec ceux qui la pressent & qui l'importunent, mais elle veut être sollicitée, poursuivie & forcée jusques dans ses retranchemens secrets. Elle a des plis & replis qu'il faut dé-veloper, encore ne se laisse-t'elle sur-prendre & dévoiler qu'à demi. On gagne beaucoup sur elle, mais il reste beaucoup plus à obtenir ; elle ne communique pas ſes faveurs tout d'un coup : il faut l'épier & l'étudier infatigablement , ſi l'on veut réüſſir & acquerir de l'honneur.

Pluſieurs ont fait des Traitez des Eaux Minerales , mais peu de perſonnes ont découvert les cauſes & les principes de ces mêmes eaux. Il y auroit dequoi fournir à de grands Volumes à décrire les merveilles qu'elles operent en la gueriſon des malades : c'eſt à l'experience qu'elles doivent leurs bons effets, qui eſt la pierre de touche , qui fait diſtinguer les apparences des réalitez ; cette maîtreſſe des Arts & des Sciences , mere de certitude , a ſes demonſtrations aſſurées.

Plus un Medecin eſt experimenté , plus il eſt ſçavant & recommandable , puiſqu'il s'agit de la conſervation ou de la perte de la ſanté , ce dépôt précieux dont nous ſommes reſponſables à Dieu comme d'un treſor ineſtimable qu'on connoît ſi peu , puiſqu'on le ſacrifie tous les jours ſi inutilement.

La connoiſſance des Eaux Minerales ne contient que des remdes ſimples , mais puiſſans , ſpecifiques & aſſurez.

Ces remedes ne font compofez que de particules aqueufes & de corpufcules mineraux. Ces eaux nous font prefentées par la nature, cette habile & puiffante ouvriere, qui fuit toûjours une fimplicité admirable ; qui par des moyens communs & peu efficaces en apparence, fçait arriver à la fin qu'elle fe propofe ; qui d'une maniere parfaitement uniforme, peut par des arrangemens infiniment diverfifiez par des figures nouvelles, par des mouvemens differens, par des additions, par des fouftractions, des déplacemens, des mélanges inimitables, former chaque jour differens corps, l'un de l'autre. Enfin la même nature qui pour nôtre nourriture nous fournit des animaux, des fruits, des légumes, des racines, des fucs, dont la faveur & l'odeur font auffi chatoüillantes, pour le plaifir, que la fubftance en eft neceffaire pour nôtre confervation. Cette nature nous prepare des eaux minerales comme un moyen de guerir nos maux, de foulager nos douleurs, de reparer nos forces abbatuës & rétablir nos fonctions vitiées, & de prolonger nôtre vie ; elle le proportionne au terrain d'où nous tirons nôtre nourriture, à l'air que nous refpirons, au climat general où nous vivons : en un mot, au limon dont nous fommes formez, chacun dans nôtre païs.

Les Eaux Minerales gueriffent fans alterer, purifient fans corrompre, reparent fans ruiner, & prefervent fans peril, ce que ne font pas toûjours les autres remedes tirez des vegetaux & des animaux, lefquels fouffrent de grandes alterations par des tranfpirations continuelles, au lieu que les mineraux font incorruptibles & confervent leurs efprits plus purs & vivifians. *

La plû-part des eaux minerales contiennent un fel dont Hermes le premier a décrit les proprietez admirables, dont il faudroit faire un Traité particulier de leurs differentes proprietez, vertus, diffolutions, extractions, operations : & ces differens fels penetrans dans la fubftance du fouphre, il eft probable qu'ils caufent cette grande chaleur fi fenfible à nos fens, comme il fe remarque dans l'infufion de l'eau commune avec la chaux vive, ou du

* *Non hæc fine numine Divûm eveniunt.*

mélange du tartre vitriolé avec l'esprit de vitriol, sans avoir reçours aux feux souterrains & aux autres préjugez, ces principes se regenerent sans cesse par le moyen de l'esprit universel, * qui est repandu par tout. Les mines croissent dans les entrailles de la terre, ou il y a une Chimie plus parfaite que la nôtre. Une petite quantité de sel de gemme en Pologne, exposée à l'air, produira en peu de temps une masse fort considerable.

Les eaux seront chaudes & purgatives si elles rencontrent une mine de sel forte, en cottoyant le sillon d'une mine de souphre abondante. Personne n'ignore que la terre est composée de differens mineraux & metaux; le Perou nous en fournit une assez belle & grande quantité : il y a des soupiraux en differens endroits de la terre, par où les mineraux & metaux, pour ainsi dire, respirent : comme le Catapec en l'Amerique meridionale, le Mont Hecla en Irlande, le Mont Etna en Sicile, le Mont Vesuve proche Naples. Peu d'années auparavant que je me trouvasse à Naples, où j'allois pour

* *Mens agitat molem, & magno se corpore miscet.*

faire mes obſervations ſur les eaux
minerales de ce païs & les plantes,
les trois ſoupiraux du Mont Veſuve
ſe boucherent : auſſi-tôt les tremblemens de terre commencerent à Naples, & cauſerent des deſordres infinis : pluſieurs Villes & Villages furent
engloutis dans les entrailles de la terre,
& l'on vit ſortir des lacs d'eaux bouïl-
lantes à la place de ces Villes. Il y a
près de Pouzoles la Montagne du Solfatar, où ſe forment les billes de ſoufre, un eſpace de terre pleine de ſoufre:
on n'y ſçauroit marcher que la fumée
n'en ſorte, & de diſtance en diſtance
il y a des puits d'où le feu & la fumée
ſortent, & font du bruit comme des
fourneaux de Marêchaux ; pour m'y
être trop avancé, je penſai, ſans le
Ciceron qui me conduiſoit, enfoncer
dans la terre mouvante toute jaune de
ſoufre, qui étoit aux environs de ces
foſſes.

Le ſoufre étant inflâmable, il eſt à
preſumer que les eaux paſſant par des
veines de terre glaiſe près de ces mines, s'impregnent de ſa chaleur : auſſi
on voit une infinité de bains chauds
& de ſources chaudes minerales près

Naples , fur tout à Pouzoles autour de la Montagne Solfatar.

Il femble que ce Païs foit pofé fur une voute fur laquelle il y a du foûfre enflâmé qui s'exhale par les foupiraux du Mont-Vefuve & du Mont-Etna , la voute pourra bien un jour s'écrouller.

Il ne faut pas s'étonner fi toutes les Nations, fur tout les Romains , qui ont quelque connoiffance de la nature , & qui ont été capable de reflexion , fe font generalement accordées dans tous les fiecles à eftimer & à employer les eaux naturellement minerales , comme un remede excellent dans un grand nombre de maladies.

Les François ne font pas les feuls qui dans nôtre fiecle ont recours à ce remede naturel : l'Allemagne n'en a point qu'elle mette plus en ufage : les Anglois l'employent continuellement : l'Italie éleve beaucoup les eaux chaudes de Pouzoles: la Pologne eftime fes eaux fulfureufes, falées , nitreufes : la Ruffie vante la grande activité des eaux d'Olonitz : la Natolie publie des merveilles des bains de Burfe : la France a fes eaux chaudes de Bourbon-Lancy, Bourbonne, Balaruc , Chaudeffaigues, Nerys , Evaux,

Bareges , Baniere ; entre les froides Pougues , Forges, Saint Myon , Paſſy , & une infinité d'autres qu'on découvre tous les jours, mais les plus uſitées ſont ſans contredit Vichy , Bourbon l'Archambault , & le Mont d'Or , dont l'uſage eſt immemorial.

Les Nations les moins inſtruites, les Perſans , les Mogols , les Egyptiens , les Abiſſins ont leurs ſources minerales où ils vont puiſer leur ſanté. Comment tant de peuples qui ont des opinions particulieres , des prejugez propres , des maximes oppoſées , des temperamens differens , des manieres de vivre contraires , auroient pû s'accorder ſur un point qui intereſſe la ſanté & la vie , ſi la verité avoit été douteuſe , ſi l'évidence du fait avoit pû être méconnuë. Tous ces peuples ne s'accordent pas encore à faire uſage du pain , & ils s'accordent à faire uſage des eaux naturellement minerales.

Ce conſentement de diverſes Nations eſt auſſi ancien que le monde? ce n'eſt pas une opinion particuliere à nôtre ſiecle , c'eſt un prejugé de tous les temps.

Lorſque les Arabes, en introduiſant

la barbarie dans l'Univers , commencerent à connoître les beaux Arts , ils trouverent ce remede autorisé dans la Medecine : & ils ne manquerent pas d'en faire un grand usage.

Les Romains estimoient & employoient beaucoup le même remede. Vitruve , Seneque , Pline , sont des témoins & des garans de l'idée qu'en avoiens les Latins. Vitruve aussi sçavant Naturaliste qu'habile Architecte , dit *a* que les eaux qui sont nitreuses purgent par les selles. Seneque le Philosophe parle encore plus avantageusement des differentes eaux minerales : Il y a des eaux , dit-il , *b* qui sont celebres ou par leur saveur , ou par l'usage avantageux qu'on en fait ; les unes sont bonnes pour les yeux ; celles-là ont la vertu de guerir les maladies inveterées , ou même desesperées ; celles-ci sont propres pour les ulceres ; il y en a qui étant bûës soulagent les parties internes , les poûmons , les visceres ; il y en a qui arrêtent le sang : leurs vertus sont aussi diversifiées que leurs saveurs. Pline s'explique d'une maniere

a *Lib.* 8.

b *Lib. 3. de natural. cap. 1.*

auſſi énergique en parlant de la ſource ferrugineuſe de Tongres : La Ville de Tongres, dit-il, *a* a une ſource d'eau très-remarquable, elle jette beaucoup de petites bulles ; après qu'on la bûë elle laiſſe ſur la langue un goût de fer, elle purge le corps, elle chaſſe la fiévre tierce, elle diſſipe la gravelle, ſur le feu elle ſe trouble d'abord, & enfin elle devient rouge. Je ne dois pas paſſer ſous ſilence ces eaux ferrugineuſes, qui étoient ſi generalement reconnuës pour guérir les maladies de la veſſie, qu'on les appelloit pour cette raiſon *aquæ veſſicariæ.*

Les Grecs chez qui les Romains avoient puiſé les ſciences, n'eſtimoient pas moins les Eaux naturellement Minerales. Hypocrates le pere de la Medecine, nous parle *b* d'Eaux chaudes empreintes de cuivre, d'argent, d'or, de ſoûfre, de bitume, de nitre ; & il les interdits dans la boiſſon ordinaire. Gallien *c* défend auſſi dans l'uſage ordinaire les Eaux qui ont quelque aſtriction, acerbité, acidité, acrimonie, amertume,

a *Lib. 3. cap. 2.*

b *De aëre loc. & aqu.*

c *De facult. ſimp. lib. 10.*

douceur, goût & qualité nitreufe, mais il les ordonne pour les maladies de la veffie. Strabon nous décrit des Sources Minerales, à qui il atrribuë la vertu de brifer la pierre dans la veffie & d'en évacuer le gravier. Theopompé *a* avoit décrit une Source qui gueriffoit les bleffures. Nous voyons que parmî les Medecins Grecs, les uns employent ce remede contre l'affreux mal, nommé *Elephantias*; les autres contre la colique: pour purger, pour la paralyfie, pour la contraction des nerfs; on parloit beaucoup dès lors des Eaux foufrées, alumineufes, bitumineufes, nitreufes, ferrugineufes. Archigenés *b* les ordonnoit dans les maladies de la veffie jufqu'à la quantité de trois hemines le premier jour, en fuite jufqu'à dix: or, une hemine revient felon nôtre mefure environ à quinze onces, c'eft-à-dire une chopine. Voilà donc un remede aprouvé par le confentement de tous les peuples & de tous les fiécles, qui ont eu connoiffance de la Medecine: quelqu'un dira peut-être que l'Eau commune fuffit feule pour produire les effets,

a Pline, liv. 3. chap. 2.

b Aetius, liv. 11. chap. 30.

qu'on attribuë aux Eaux Minerales ; c'eſt inutilement que les Medecins or- donnent celles-cy qui demandent des précautions très-génantes ; en effet dit- on l'Eau ſimple eſt capable de délayer les humeurs épaiſſies, de rendre les li- queurs coulantes; d'humecter les fibres, de les détendre ſi elles ſont trop ten- duës, d'élargir les pores & les vaiſſeaux, & par conſequent de donner lieu aux évacuations que produit l'Eau naturel- lement Mineralle.

Quoique cette penſée paroiſſe appu- yée de raiſons, elle eſt pourtant auſſi contraire à la raiſon qu'à l'experience. La raiſon nous apprend que l'Eau Mi- nerale eſt compoſée de particules ac- queuſes & de corpuſcules mineraux, qu'ainſi elle a en même temps les vertus de l'eau & du mineral, elle a donc des qualitez que l'Eau ſimple n'a point, elle produira donc des effets que l'Eau ſim- ple ne peut produire : dira-t'on que le Mineral n'a aucune proprieté ; le Nitre & le Fer, par exemple, n'ont-ils pas leurs qualitez propres. L'odeur, la ſa- veur, le vitriol, le ſouphre, les ſels, les crêmes, les ſédiments ne ſont-ils pas des garans d'une vertu particuliere.

L'experience nous aprend que l'Eau simple ne produit dans le corps ni auſſi puiſſamment, ni auſſi promptement, ni les mêmes effets que l'Eau Minerale; l'Eau ſimple bûë froide n'eſt point émetique ; elle coule par les urines mais moins promptement ; & moins chargée de matieres ; elle aide la tranſpiration, ſans la procurer bien abondante; elle n'évacuë point par les ſelles; elle ne teint point les déjeĉtions ; elle n'enleve point les viſcoſitez graiſſeuſes qui gonflent les fibres ; elle n'opere ni l'évacuation réguliere des Dames, ni la diminution de cette évacuation quand elle eſt ou trop abondante ou trop durable. En un mot l'Eau ſimple ne peut que délayer les humeurs, & humeĉter les fibres : mais combien y a t'il d'occaſions où les liqueurs ſont ou aſſez ou trop délayées ? combien y a t'il d'occaſions où il faut deſſecher les ſolides : elle tend à attenuër exceſſivement le ſang, à relâcher trop les fibres : il faut donc y mêler quelque choſe qui reduiſe ſon aĉtivité à la mediocrité, dans laquelle conſiſte la ſanté parfaite : or c'eſt ce que font les Atômes de certains mineraux, qui flottent dans l'Eau.

Mais quelqu'un dira que les Eaux
naturellement Minerales ne produiſent
pas d'autres effets, que celles qui le
ſont artificiellement : on peut employer dans les Eaux attificielles le même
Mineral, ainſi il eſt inutile de chercher
ce remede dans le ſein de la terre puiſque nous en pouvons former qui l'éga-
leront en vertus, & que nous propor-
tionnerons ſelon les conjonctures aux
malades, ſelon leurs forces & temperaments.

Il eſt aiſé de répondre à ces objections, l'homme eſt il aſſez habile pour
imiter parfaitement les ouvrages de la
nature ? nôtte chimie approche t'elle
de celle qui eſt dans les entrailles de la
terre : qu'on entreprenne par exemple,
de faire de l'Eau artificiellement ferrugineuſe, en employant l'Eau commune
avec la limaille ou de fer ou d'acier.
1. Le Mineral ne ſe diſſoudra pas éxactement dans l'Eau, il s'en détachera
quelques particules peu nombreuſes,
groſſieres & peu actives, la liqueur ne
ſe teindra que peu ou point avec la
noix de galle dans le ſein de la terre, le
Mineral étant encore ou liquide ou
mou, ſe trouvera parfaitement diſſous
dans

dans l'Eau, les corpuſcules qui ſe laiſ-
ſeront entraîner ſeront fort attenuës.

2. Pendant l'operation qui eſt aſſez
longue par laquelle vous faites une Eau
artificiellement ferrugineuſe : les corpuſcules ſpiritueux du Mineral s'envo-
lent & privent le remede de ſes principes les plus actifs : C'eſt pourquoi l'Eau
où l'on a diſſous le fer ne prend ſouvent aucune teinture avec la noix de
galle : c'eſt pourquoi les Eaux naturellement ferrugineuſes ne prennent de
même communément aucune teinture
quand on les a laiſſé éventer pendant
quelques jours (mais l'Eau naturellement Minerale, puiſée au ſortir de la
Mine, n'a point encore perdu ſes eſprits, elle conſerve toutes ſes qualitez.

3. Dans la liqueur naturellement Minerale, les corpuſcules mineraux forment un mélange éxact, les eſprits,
les ſels, les ſouphres, les terres ſe trouvent éxactement diſperſées & arrangées
dans tout le volume d'Eau : le mélange
n'eſt que groſſier dans l'Eau artificiellement Minerale ; la terre tombe au fond
du vaſe, & y forme un ſédiment, le
ſouphre monte à la ſurface & y forme
une crême flotante, les parties fibreu-

b

fes s'accrochent & fe réüniffent en maffe, au lieu de refter difperfées ; agitez
le tout tant qu'il vous plaira, vous
ne produirés jamais un mélange auffi
parfait que le naturel. L'experience
nous montre que l'eau artificiellement
minerale ne produit, ni fi innocem-
ment, ni fi efficacement, ni tous les
mêmes effets que celle qui eft naturellement minerale. Elle peut avoir
fes ufages, elle eft authorifée & par
la pratique & par les bons fuccès,
mais ce n'eft qu'au défaut de la naturelle. Celle-ci coule plus doucement,
s'infinuë plus promptement, agit plus
puiffamment, évacuë plus abondamment, diffout plus efficacement les
vifcofitez, attenuë plus fortement les
groffieretez, pénetre mieux les vaiffeaux capilaires, charge moins l'eftomac, ce qui eft fi vrai qu'on eft tout
furpris lorfqu'on en a bû une affez grande quantité, de fe trouver tout leger
& nullement furchargé même avant
les avoir renduës. 5. Enfin, on ne
fçauroit faire des eaux artificiellement
minerales, qui ayent la limpidité,
la legereté, la diverfité des crêmes,
la varieté des fediments, les differen-

tes réſidences & les autres particula-
ritez qu'on obſerve dans les eaux naturellement minerales.

Il y a peu de nations au monde,
qui anciennement n'ayent pris l'élement de l'eau pour quelque Dieu, ou
au moins penſé qu'il y repoſât quelque Divinité.

Les Egiptiens *a* l'ont eu en telle re-
verence qu'ils l'ont tenu pour le leur,
dont ils reconnoiſſoient l'authorité &
la puiſſance ſi grande, qu'ils le regar-
doient comme le fondement de toutes
choſes.

Les Chaldéens adoroient le feu, &
croyoient qu'il devoit conſumer tout
autre Dieu de quelque matiere qu'il pût
être taillé. Mais le Grand Prêtre des
Egyptiens leur fit voir le contraire ; il
fit faire un Vaiſſeau tout percé, en
boucha les trous de cire, puis le remplit d'eau, le rendit de taille & figure convenable, peinte induſtrieuſe-
ment à leur mode, enſuite le mit devant le Simulacre de Menelaüs où il
étoit fort ceremonieuſement adoré de
tout le monde. Les Chaldéens ſelon
leur coûtume, vinrent au Temple des

a Ruſinus cap. 36. LXI. Hiſt. Eccleſ.

Egyptiens , mirent leur Dieu de feu
au - deſſous de celuy des Egyptiens,
en intention de le conſumer comme
celui des autres peuples. La cire fondant par la chaleur du feu , donna une
ſortie ſi aiſée à leur Dieu d'eau qu'il
éteignit en peu de tems celui de feu des
Chaldéens , qui s'en retournerent bien
confus , reconnoiſſans qu'il eſt plus aiſé
de ſe deffendre contre la force du feu
que de s'oppoſer à la fureur d'un élement auſſi irrité que l'eau. C'eſt ainſi
que le Démon abuſoit les Païens.

a Virgile a eu la même opinion
que les Egyptiens , quand il appelle
l'Ocean Pere de toutes choſes : &
Venus Mere de l'Eternité , à cauſe de
ſon action prolifique a été crû engendrée de l'écume de la Mer. C'eſt pour
cela qu'elle eſt nommée Aphrodire
par les Grecs.

b L'ancien Serment des Dieux ſe
faiſoit par le Stix au rapport d'Ariſtote,

c La Fontaine Cabaline tant chan-

a *4. lib. Georg.*
Oceanumq; patrem rerum, Nimphaſq; ſorores.
b *Virg. lib. 6. Eneïd.*

                    Stigiamque paludem,
Dii cujus jurare timent , & fallere numen.
c *Perſius.* Nec fonte labra prolui Caballine.

tée par les Poëtes à caufe de l'En-
toufiafme qu'elle faifoit naître en eux,
l'authorife encore.

L'Eau eft la caufe de la vie des
Plantes.

Non-feulement l'eau reçoit la chaleur
de feu, mais fe convertit elle-même en
flâmes, comme nous le voyons en di-
verfes fontaines, particulierement en
Dauphiné.

Thales Prince de la Secte Ionique
foutenoit que l'eau étoit le principe de
toutes chofes.

Et de fait dans la confufion du
Cahos, l'eau feule étoit reconnuë la
premiere matiere qui fut dans l'univers : mais depuis que ce même Cahos
à été démêlé & que l'ordre de toutes
chofes à été établi dans la nature par
la toute puiffance Divine, c'eft une
grande queftion de fçavoir l'origine des
fontaines. *

Ceux qui croyent que les Sources
tirent leur origine des pluyes, fe fondent fur ce que les regions temperées
du Midy & du Nord, comme elles font
beaucoup plus pluvieufes que les autres, abondent en fontaines, ruiffeaux,

* *Tradidit mundum difputationi eorum.*

b iij

& fleuves ; au contraire les pays chauds
où il ne pleut point , ont fort peu de
fontaines & de fleuves.

D'autres difent que le Soleil attirant
en haut les vapeurs de la terre , ces
mêmes vapeurs fe refolvent en pluyes ,
abreuvent la terre , ces eaux fe redui-
fent & s'affemblent dans des refervoirs
particuliers pour couler par des canaux
fouterrains plus abondamment en Hyver qu'en Eté , à caufe que l'évaporation & la refolution n'en eft pas fi
grande.

Si cela étoit, d'où vient que les Fontaines Minerales , fur tout les chaudes,
ne diminuënt ni n'augmentent en Hyver comme en Eté. Je fais tous les
ans l'Analyfe des Eaux de Vichy ; dans
l'année 1719. la riviere d'Allier étoit
à fec, les puits de même , la petite
riviere de Chiffon ne fourniffoit plus
d'eau pour faire moudre les moulins ;
cependant toutes nos fontaines minerales ne diminuerent pas d'une ligne :
elles jetterent toûjours , les unes un
poûce , les autres deux poûces , & la
plus forte fix poûces d'eau , fans la
moindre alteration ni pour la quantité,
ni pour le degré de chaleur. Je ne vois

pas comment les sectateurs de cette opinion peuvent répondre à cette objection. D'autres se fondent sur l'autorité de Seneque, *a* & disent que l'eau pluviale, quelque copieuse & continuelle qu'elle soit, ne peut penetrer plus de dix pieds dans la terre, laquelle étant suffisamment abreuvée, l'eau se décharge dans les rivieres qu'elle grossit à proportion de la continuation des pluyes.

Leur sentiment est confirmé par l'exemple des lieux qui sont toûjours couverts de pierres & de cailloux, & rendent cependant une grande quantité d'eau, quoiqu'elles ne puissent être imbibées ni servir de reservoir à l'eau.

Ces opinions paroissent fondées sur des raisons apparentes : en voici d'autres qui ne paroîtront pas moins problematiques.

La premiere opinion & la plus ancienne, est que toutes les eaux tirent leur origine de la mer ; qu'elles se filtrent par des conduits souterrains, par lesquels elles se dépoüillent de son amertume & salure, pour ensuite former les fontaines, ruisseaux, rivieres & fleuves, & retourner à son origine.

a Senec. chap. 7. lib. 32. natur. quæst.

b iiij

La feconde opinion contraire à celle-ci, eft de ceux qui croyent que l'interieur de la terre eft auffi rempli de lacs, fleuves & mers, que fon exterieur ; que c'eft la matiere * de toutes nos eaux, qui autrement ne pourroient être fi long-temps perpetuées. Ils ont pour quelques preuves les fleuves Licus en Afie, & Tygris en Mefopotamie, qui font abforbés entierement dans les entrailles de la terre, & puis reparoiffent de même à quelque diftance de là, comme le Rhofne près Geneve.

La derniere des opinions que j'ai crû devoir être rapportée, eft que toute eau eft engendrée & naît dans la matrice de la terre ; que les eaux qui coulent des fontaines, & fortent des puits ou autres lieux fouterrains, viennent des entrailles de la terre, ou font pluviales : les premieres s'évaporent, & s'élevent jufqu'au haut des canaux d'icelle, d'où repercutées par le froid, font épaiffies & converties en eau, en reprenant par leur pefanteur leur centre, fe joignant avec les autres deja faites, pour enfuite par des canaux libres & ouverts couler, comme nous voyons

* *Senec. ch. 19. l. 3. natur. queft.*

dans la diftillation, les liqueurs contenuës dans le recipient, qui s'étoient
elevées au chapiteau de l'Alembic, s'y
être refroidies, enfuite couler pour
former une liqueur convenable; l'autre
partie de cette eau tire auffi fon origine
de la mer, ou des fleuves.

Les eaux de pluyes font la matiere
éloignée, & qui accumule les eaux des
fources.

Je ne finirois point fi je voulois rapporter toutes les opinions des Anciens
& des Modernes; nous tâcherons d'en
parler dans nôtre Traité des Eaux minerales de France.

Monfieur Duclos croit qu'il n'eft pas
vrai-femblable que les eaux qu'on appelle minerales, foient produites des
feules vapeurs minerales condenfées,
& qu'il y ait dans la terre des mines
affez abondantes, pour fournir continuellement des vapeurs capables, étant
condenfées, d'entretenir le cours perpetuel de ces eaux en des fources qui
ne tariffent jamais. Mais il peut être
que quelques vapeurs ou exhalaifons
minerales fe mélent avec les eaux communes qui traverfent les terres où elles
fe rencontrent & fe condenfent, & que

ces eaux demeurent impregnées de leurs qualités, & de quelques sels volatils, non concrets, élevés dans ces exhalaisons séches, ou dans ces vapeurs humides. Le discernement des qualités de ces exhalaisons & de ces vapeurs n'est pas facile : la diversité de leurs matieres est très-grande : la rencontre de leur mélange est casuelle : les conditions des lieux où elles passent & où elles sont retenuës, ne sont point évidentes, & les alterations qu'elles produisent dans les eaux où elles s'insinuent, ne sont pas toûjours bien manifestes.

Il n'y a pas moins de difficulté à reconnoître & à discerner les sucs qui peuvent être mélés avec les eaux minerales, & particulierement ceux qui ne reçoivent point de concretion, & qui ne communiquent à ces eaux aucune qualité sensible ; car ces sucs liquides & totalement volatiles passent en la distillation avec la matiere de l'eau, & ne se manifestent que par des effets que l'eau simple ne peut produire.

Les sucs que l'on nomme concrets, parce qu'ils sont condensables & résolubles, laissent des résidences qui les rendent visibles & palpables après la distil-

lation ou évaporation de l'eau avec laquelle ils font mélés. Mais il eft difficile
d'en difcerner les efpeces & les proprietés, s'ils n'ont point de rapport à ceux
qui font connus, ou s'ils font plufieurs
enfemble.

Les fels & les terres font les matieres
les plus fenfibles & les plus communes
de celles qui fe mélent dans les eaux des
fontaines & des puits. Il n'y a prefque
point de terre qni ne participe de quelque fel diffoluble dans les eaux qui paffent au travers : & le courant de ces
eaux emporte auffi toûjours quelque
terre fubtile. C'eft bien ce qui fe trouve
de plus manifefte en ces eaux : mais la
connoiffance de ces fels & de ces terres
mélés dans les eaux, n'eft pas toûjours
fi diftincte que l'on en puiffe déterminer
les efpeces, & faire un jugement certain
de leurs proprietés.

Il y a peu de fels concrets qui nous
foient connus. Il peut y en avoir beaucoup qui n'ayent point de rapport au fel
commun, au nitre, à l'alum, & au vitriol, qui font les quatre genres les plus
vulgaires des fels concrets mineraux.
Ceux dont la difpofition à la concretion
n'eft point achevée, & qui font encore

embrionés & comme en leur feminaire ou premier être, font moins connoiffables en cet état : & ceux qui font plus formés & deja concrets ou capables de concretion, que quelques-uns appellent enixes, c'eft-à-dire, nés & fortis de leurs matrices, n'ont pas des fubftances fimples & homogenes en chaque efpece.

Le fel qu'on nomme commun, a deux portions differentes mélées enfemfemble ; l'une fe condenfe & fe criftalife au froid & dans l'humide, après l'évaporation d'une partie de l'eau en laquelle ce fel a été diffous ; l'autre ne fe criftallife point & ne fe condenfe que par l'évaporation totale du refte de l'eau. La portion criftalifée au froid & dans l'humide, eft la plus fulfurée, & par fa fulfureité elle fe mêle avec le fel fulfuré du tartre calciné refous à l'air humide, ou dans de l'eau commune fans trouble & fans coagulation. Mais la portion de ce fel commun qui ne fe condenfe que par l'évaporation totale de l'eau qui l'avoit diffous, a de l'acidité qui fait coaguler à l'inftant le fel de tartre refous, & tous les autres fels fixes, fulfurés & nitreux.

Le vitriol qui fleurit à l'air humide

fur les marchafites fulfurées, a pareillement une portion fucculente, conden-
fable feulement par l'évaporation totale
de fon humidité aqueufe, de faveur
très-acre & de confiftance onctueufe &
promptement refoluble à l'air humide,
laquelle portion fucculente eft très-differente de celle qui fe condenfe la premiere, & fe criftalife au froid dans l'eau
où ce vitriol a été diffous. Ces criftaux
font pur vitriol acide, auftere, dont il
fe précipite beaucoup de terre minerale
par le mélange des fels fulfurez & nitreux, avec lefquels l'autre portion peut
fe mêler fans trouble, n'ayant point
comme la premiere cette acidité fur laquelle les fels fulfurés peuvent agir. Ce
qui arrive autrement au fel commun duquel la premiere portion eft la plus fulfurée, & la feconde eft la plus acide.

Les vrais nitres, comme font ceux
des Eaux de Vichy, de Bourbon-l'Archambault, & du Mont-d'Or, font fem-
blablement compofés de deux portions
falines differentes ; l'une plus fulfurée
qui fe criftalife au froid & dans l'humide ; & l'autre qui refte diffoute après
cette criftallifation, & qui ne fe condenfe
que par une chaleur affez forte pour

chasser tout l'humide dissolutif, est moins sulfurée, & a quelque acidité que l'autre n'a point.

Les premiers êtres ou embrions des sels mineraux ne sont que des vapeurs, ou des sucs non concrets, totalement vaporables, dont quelques-uns peuvent être condensés & en partie fixés par l'action du feu, ou être dégagés de leurs matrices, & rendus capables de concretion par le moyen de l'air : ce que l'on observe en certains sels nitreux, alumineux & vitrioliques. Le sel sulfuré qui se trouve dans la chaux de certaines pierres dures, cuites au feu, & qui est une espece de vrai nitre, avoit son seminaire dans ces pierres cruës : & en cet état de son premier être il est très-different de celui qu'il acquiert par le feu ; qui de froid & de coagulatif le rend caustique & resolutif. La qualité froide & coagulative de ce sel pierreux en son premier être se manifeste assez dans les eaux des sources de certaines roches, qui sont très-limpides & froides, & qui font venir des goîtres & des tumeurs froides & scirrheuses à ceux qui en boivent ordinairement. Ce seminaire de sel pierreux est rendu nitreux, sulfuré, caustique & resolutif par le feu.

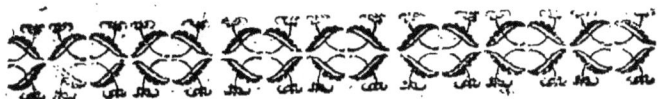

OBSERVATIONS

PARTICULIERES

Des Sels & des Terres des Eaux Minerales de France les plus connuës, qui ont été examinées en l'Academie Royale des Sciences.

NOUS rapporterons icy toutes les observations qui ont été faites par M. Duclos, Conseiller Medecin du Roy de l'Academie Royale des Sciences, sur la plûpart des eaux minerales de France qui ont été apportées, examinées & analysées par l'Academie. Ces eaux avoient été en leurs sources, les unes chaudes, les autres tiédes & les autres froides; elles differoient entre elles selon l'observation du goût, les unes étant aigrettes ou vineuses, les autres austeres ou ferrugineuses, & les autres sans saveur bien manifeste ou insipides. Toutes ces differences sensibles jointes à celles qui ont été les plus remarquables en la résidence de ces eaux, après la distillation ou évaporation, & principalement en la participation de certains sels, dont les uns avoient du rapport au sel commun & les autres au nitre des Anciens, ont donné occasion de distribuer toutes ces eaux en plusieurs classes, pour disposer en quelque ordre le détail historique & le grand nombre des observations qui ont été faites en examinant tant d'eaux si differentes.

En la premiere de ces classes sont les eaux chaudes dans lesquelles il se trouve du sel qui a du rapport au sel commun.

En la seconde sont les eaux chaudes dont le sel se trouve semblable au nitre, tel que les Anciens l'ont décrit.

En la troisiéme sont les eaux tiédes, insipides, qui tiennent de quelque sel ou commun ou nitreux, & quelques-unes qui n'en ont point.

En la quatriéme sont les eaux tiédes, aigrettes ou vineuses, qui ont quelque participation du vrai nitre.

En la cinquiéme sont les eaux froides, insipides, qui participent de quelque sel semblable au sel commun, & quelques-unes, dans les résidences desquelles il ne se trouve point de sel.

En la sixiéme sont les eaux froides, de saveur ferrugineuse ou austere.

En

En la septiéme sont les eaux froides, de saveur aigrette ou vineuse qui tiennent du sel commun.

Et en la huitiéme sont les eaux froides pareillement aigrettes ou vineuses qui participent du vrai nitre.

Il ne s'est point trouvé d'eaux chaudes qui fussent aigrettes.

Il ne s'est point aussi trouvé d'eaux froides insipides qui fussent nitreuses.

PREMIERE CLASSE.

Des Eaux chaudes dans lesquelles il s'est trouvé du sel semblable au sel commun.

CES eaux étoient celles de Bourbon-Lancy, celle de la Bourboule, d'Evahon ou Evos, de Ballaruc, de Barbasan, de Baréges, de Bagniéres, de Digne & de Bourbonne.

DES EAUX DE BOURBON-Lancy en Bourgogne.

LE grand nombre des sources, la magnificence des Bains, l'antiquité des bâtimens & les soins que nos Rois ont pris de leur établissement depuis un siécle, donnent à ces eaux quelques prérogatives pour être les premieres conſiderées. Il eſt étonnant que perſonne n'ait traité de ces eaux en particulier, comme elles le méritent.

L'examen a été fait des eaux du Lymbe, de la fontaine de la Reyne, de la fontaine d'Eſcures & de la fontaine de S. Leger, apportées au commencement du Printemps.

L'eau du grand puis, qui eſt nommé le Lymbe, eſt la plus chaude en ſa ſource : elle étoit limpide & ſans ſaveur. Ayant été lentement diſtillée, il ne s'eſt point trouvé de difference entre ce qui a paſſé le premier, & ce qui eſt venu ſur la fin. Elle a laiſſé au fond des cucurbites environ $\frac{1}{640}$ de réſidence blancheâtre & ſaline de laquelle on a ſeparé $\frac{1}{10}$ de terre, & les $\frac{9}{10}$ étoit un ſel pur, de ſaveur de ſel commun, qui s'eſt condenſée en grains de figure cubique comme le ſel marin. Cette eau eſt toûjours demeurée limpide dans les cucurbites pendant la diſtillation.

Pour examiner la qualité de ce ſel par ſa comparaiſon avec le ſel commun, on a fait diſſoudre ſéparément de l'un & de l'autre en quatre fois autant d'eau commune , puis on en a mêlé avec de pareille eau commune en laquelle on avoit fait diſſoudre du mercure ſublimé , & l'on a obſervé que par le mélange du ſel de l'eau de Lymbe il ne s'eſt fait ni trouble ni précipitation en cette eau de ſublimé , comme il ne s'en eſt pas fait par le mélange du ſel commun. Le même a été obſervé ſur la diſſolution du vitriol, qui n'a point été troublée ni par le ſel de l'eau du Lymbe ni par le ſel commun. Ces deux ſels mis ſéparément ſur de l'eau commune chargée de la teinture du tourneſol, n'en ont point changé la couleur bleüe, comme font l'alum & le vitriol & tous les autres acides qui la font rougir, mais ils ont également précipité le ſel de ſaturne auſſi diſſous en eau commune, & filtré par le papier gris.

Ayant ainſi comparé le ſel de l'eau du Lymbe avec le ſel commun, & obſervé les rapports de l'un à l'autre, l'on a enſuite obſervé les différences de ce ſel de l'eau du Lymbe avec l'alum & le vitriol, tant par la vûe & le goût qui y trouvoient des differences notables, que par les mélanges faits ſéparé-

ment de ces trois matiéres diſſoutes en
eau commune, fur de l'eau de tourneſol dont la couleur bleüe qui ſe changeoit en rouge-claire par le mélange
de l'alum, & en rouge-brune par le mélange du vitriol ne ſe changeoit point
par le ſel de l'eau du Lymbe, non
plus que par le ſel commun.

En comparant ce ſel de l'eau du
Lymbe avec les autres ſels mineraux
qui ſont vulgairement connus, l'on a
obſervé qu'il ne fulminoit point au feu
avec des matieres combuſtibles, comme
fait le ſalpêtre ; que la ſaveur de l'un
ne ſe rapportoit point à celle de l'autre ; que le ſalpêtre diſſous en eau commune faiſoit un peu rougir la teinture
du tourneſol, ce que le ſel de l'eau
du Lymbe ne faiſoit pas, & que le ſalpêtre diſſous en eau commune ne troubloit point la diſſolution du ſel de ſaturne, comme faiſoit le ſel de l'eau du
Lymbe.

L'on a auſſi reconnu que ce ſel de
l'eau du Lymbe étoit different du vrai
nitre, en ce que le vrai nitre, tel qu'eſt
le Natron d'Egypte & le Borax naturel, précipite en couleur orangée le
mercure ſublimé diſſout en eau com-

mune , ce que ce ſel de l'eau du Lymbe
ne faiſoit point , ne troublant pas ſeulement cette diſſolution du ſublimé ,
comme fait le ſel gemme qui la rend
un peu laiteuſe , & comme fait le ſel
de la Marne qui la blanchit encore plus.

Par toutes ces comparaiſons de ce ſel
de l'eau du Lymbe avec les autres ſels
connus , l'on a obſervé qu'il n'avoit de
rapport qu'au ſel marin & aux autres
ſemblables ſels communs qui s'employent à la conſervation & à l'aſſai-
ſonnement des viandes.

Et parce que le ſel gemme & le ſel
fixe qui ſe ſepare du ſalpêtre en le rafi-
nant , paroiſſent ſemblables au ſel commun , l'on a examiné l'un & l'autre
pour voir auquel des deux le ſel de
l'eau du Lymbe avoit plus de rapport ,
& l'on a obſervé qu'il étoit plus ſemblable au ſel fixe du ſalpêtre qu'au ſel
gemme , & qu'en cela il convenoit encore avec le ſel commun. Le ſel gemme
diſſous dans de l'eau , & mis à évaporer
à chaleur lente , fait continuellement
des croûtes à la ſurface de l'eau ; il
trouble & rend blanche la diſſolution
limpide du ſublimé ; il fait jaunir l'eau
verte de la diſſolution du vitriol d'Alle-

magne ; & en peu de temps il se condense en fibres transparentes & longues en cette eau de vitriol ; ce que le sel de l'eau du Lymbe ne faisoit point, non plus que le sel commun & le sel fixe du salpêtre.

Il n'a rien paru de bitumineux & de sulfuré en cette eau ni en ses residences.

Les autres eaux de Bourbon-Lancy, qui étoient celles de la fontaine de la Reine , de la fontaine d'Escures , & de la fontaine Saint Leger , qui dans leurs sources ont differens degrez de chaleur, la premiere étant la plus chaude , mais moins que celle du Lymbe : la seconde moins que la premiere : & la troisiéme seulement tiéde , se sont trouvées avoir de pareilles residences & en pareille proportion. Toutes les trois avoient proportionnellement un peu moins de sel que celle du Lymbe , mais leur sel étoit au reste pareil. En cinq livres de ces eaux il y avoit presque une dragme de sel.

Le sel de ces eaux ayant été fondu au feu des creusets d'Allemagne est seulement devenu gris ; & la terre separée du sel du Lymbe a changé de couleur au feu , est devenuë fort brune, & a contracté quelque ſalûre ; mais celle des eaux des autres ſources n'a point changé.

Ces eaux ſont très-limpides , ſans odeur & ſans ſaveur , ce qui les rend très-agreables à boire : les plantes n'y fletriſſent point.

Leur chaleur eſt plus grande que celle des eaux de Bourbon-l'Archambault de cinq ou ſix degrez. L'eau du Lymbe fait monter la liqueur du Thermometre juſqu'au 52. degré , l'eau de Bourbon-l'Archambault ne la faiſant monter qu'au 45. elle eſt auſſi plus legere en ce que les eaux de Bourbon-Lancy reçoivent l'hydrolique juſqu'au 10. degré , & celles de Bourbon-l'Archambault ne le reçoivent que juſqu'au 8.

C'eſt ſur le lieu que j'ai fait cette experience. L'eau ſeparée des fontaines petille comme le bon vin.

DES EAUX DE LA BOURBOULE
Paroiſſe de Murat de Quairs.

L'Eau du Bain du Village & celle de la fontaine qui eſt au-deſſus du Bain , ſe ſont trouvées être ſemblables. Elles étoient limpides & manifeſtement ſalées.

On les a faites évaporer à peu de chaleur dans des terrines de grez, pour obferver mieux les changemens qui s'y pourroient faire.

Pendant leur évaporation faite feparément, il fe formoit des floccons blancheâtres qui nâgeoient au milieu de la liqueur, & fe precipitoient peu à peu au fond.

Toute la réfidence féche étoit le $\frac{1}{170}$ du poids de l'eau. C'étoit prefque tout fel, dont il ne s'eft feparé qu'environ $\frac{1}{10}$ de terre grisâtre, qui n'a point reçû de changement au feu. Elle fe diffolvoit en partie dans le vinaigre diftillé. Le fel de ces eaux s'eft trouvé être femblable au fel commun : ce qui a été reconnu par des experiences pareilles à celles qui avoient été faites fur les fels des eaux de Bourbon-Lancy.

L'eau de la fontaine qui eft au-deffus du Bain avoit plus de fel & moins de terre que celle du Bain.

Ces eaux avoient été prifes au commencement du Printemps.

DE

DE L'EAU D'EVAHON,
ou Evos en Combrailles.

L'Eau de la grande source des Bains étoit très-limpide & insipide. Elle a laissé après son évaporation $\frac{1}{768}$ de résidence blanche & fibreuse, de saveur saline, dont le sel separé de sa terre avoit du rapport au sel commun. Il n'a point changé sa couleur blanche au feu, & sa terre s'est presque toute dissoute dans le vinaigre distillé.

Cette eau avoit été prise au Printemps avec celle de la petite source de la Ville; & parce que l'eau de cette petite source s'est trouvée differente de celle de la grande source des Bains, les observations qui en ont été faites sont rapportées sous une autre Classe.

DE L'EAU DE BALLERUC
en Languedoc.

L'Eau des Bains de Balleruc, envoyée au milieu de l'Eté, s'est trouvée être limpide, mais de saveur desagreable & un peu salée.

En la faisant évaporer, il se faisoit à la surface de l'eau des pellicules salines. L'évaporation étant achevée, il

d

est resté $\frac{1}{128}$ de sel semblable au sel commun. Il ne faisoit point precipiter le mercure sublimé dissous en eau commune, ni le vitriol aussi dissous, comme fait le vrai nitre ; il ne faisoit point rougir la teinture de tourne-sol, comme font le vitriol & l'alum ; il ne fulminoit point sur les charbons ardens, comme le salpêtre, mais il faisoit épaissir la liqueur du sel de tartre resous, comme fait la seconde portion de sel marin, qui tient encore du mélange de la premiere, qui l'empêche de coaguler fortement la liqueur du sel de tartre, & des alkalis resous à l'air ou dissous en eau commune.

Ce sel n'étoit mêlé d'aucune terre qui en fût separable par sa dissolution dans l'eau ; étant mis au feu dans un creuset, il a été difficile à fondre, & est devenu grisâtre.

Cette eau est chaude comme les eaux Thermales de Bourbon-l'Archambault. On peut tirer une dragme de sel de chaque livre d'eau, lequel est un sel marin à toute épreuve.

DE L'EAU DE BARBAZAN
dans le Commingeois.

L'Eau de Barbazan prife au milieu du Printemps étoit limpide & fans faveur manifefte : elle rendoit feulement la langue un peu rude après l'avoir goûtée.

Pendant l'évaporation qui s'en eft faite à chaleur lente il s'y faifoit des pellicules blanches, épaiffes & affez femblables à celles que fait la chaux vive à la furface de l'eau. L'évaporation étant achevée, ces pellicules font reftées féches au fond des vaiffeaux, & en leur premiere forme. Leur poids étoit le $\frac{1}{566}$ de celui de l'eau. Elles ne tenoient qu'environ $\frac{1}{6}$ de fel femblable au fel commun. La terre, qui étoit une efpece de craye blanche, n'a point reçû de changement au feu.

DES EAUX DE BAREGES
dans la Bigorre.

L'Eau qui avoit été prife aux deux Bains de Baréges vers le milieu de l'Eté, & qui n'avoit été reçûë qu'après plus de trois femaines, fentoit le marêcage & la boüe.

d ij

Ces eaux ſeparément évaporées ſe couvroient à la ſurface d'une pellicule ſubtile, griſâtre, & de petits floccons rouſſâtres nâgeoient au milieu. Elles ont laiſſé très-peu de reſidence griſe, feüillée & de ſaveur ſaline. Toute cette reſidence n'étoit que $\frac{1}{4700}$ Le peu de ſel qu'elles contenoient avoit du rapport au ſel commun, conſidéré ſelon le mélange de ſes deux portions ; enſorte que la ſeconde qui a de l'acidité ſurpaſſe en quantité la premiere qui n'en a point ; car ce ſel des eaux de Baréges troubloit & épaiſſiſſoit la diſſolution du ſel de tartre.

DES EAUX DE BAGNIERES
dans la Bigorre.

LEs eaux de Bagnieres priſes au milieu du Printemps, étoient celles du petit Bain, de la ſource de la Reine, du Bain de Saint Roch, du grand Bain, de la fontaine de la Forgue, & de la ſource du Salut.

L'eau du petit Bain que l'on dit être chaude en ſa ſource preſqu'au troiſiéme degré, étoit limpide & ſans ſaveur manifeſte.

Il ſe formoit en l'évaporation des

pellicules blanches & épaisses à la surface de l'eau , & la residence seche
faisoit $\frac{1}{488}$ du poids de l'eau dont elle
s'étoit separée. Elle tenoit $\frac{1}{3}$ de sel pareil à celui de l'eau de Baréges. La terre
dessalée étoit blanche & très-subtile ;
elle ne se dissolvoit point dans le vinaigre distillé , & ne changeoit au feu
ni de consistance ni de couleur.

L'eau de la source de la Reine , que
l'on dit n'être pas moins chaude que
celle du petit Bain , étoit très-limpide
& sans saveur.

Il se faisoit aussi des pellicules à la
surface de l'eau qui s'évaporoit. La resi-
dence étoit $\frac{1}{440}$ qui n'avoit que $\frac{1}{4}$ de sel.

Les qualitez du sel & de la terre de
cette residence ne differoient point de
celles du sel & de la terre de l'eau du
petit Bain.

L'eau du Bain de Saint Roch , qui
en sa source est pareillement très-chaude , étoit comme les autres très-claire
& insipide.

En la faisant évaporer il s'y est formé moins de pellicules à la surface
qu'en celle du petit Bain , quoiqu'il
s'y soit trouvé plus de residence ; car

il y en avoit $\frac{1}{374}$ dont on a tiré $\frac{1}{5}$ de sel pareil à celui de l'eau du petit Bain, & à celui de la source de la Reine. La terre étoit aussi pareille.

L'eau du grand Bain qui est la plus chaude, & qui n'est employée que pour baigner, étoit pareillement sans saveur & très-limpide.

En l'évaporation elle a fait des pellicules à la surface, comme celle du petit Bain ; mais sa residence s'est trouvée beaucoup moindre : elle étoit seulement $\frac{1}{716}$ qui ne tenoit que $\frac{1}{4}$ de sel.

Le sel & la terre de cette eau n'avoient point d'autres qualitez que celles du sel & de la terre de l'eau du petit Bain.

L'eau de la fontaine de la Forgue, que l'on dit être en sa source chaude au premier degré & bonne à boire, étoit aussi très-limpide & insipide.

En la faisant évaporer sa surface se couvroit de pellicules semblables à celles qui se faisoient sur l'eau de la source de la Reine. La residence restée en forme de terre blanche étoit $\frac{1}{419}$ dans laquelle il s'est trouvé un peu plus de $\frac{1}{4}$ de sel, qui n'étoit point different de celui

de l'eau de la fource de la Reine, &
leurs terres étoient pareilles.

L'eau de la fource de Salut , qui
eft pareillement propre à être bûë comme celle de la Forgue , étoit comme
elle fans faveur & très-claire.

Il s'eft fait en fa furface très-peu de
pellicules pendant fon évaporation , &
elle a laiffé très-peu de refidence qui
ne revenoit pas à $\frac{1}{1600}$ & qui n'étoit
prefque pas du fel femblable aux autres
fels de toutes ces eaux.

Ces fels ayant été feparément mis
au feu dans des creufets d'Allemagne
pour être fondus , ont exhalé quelques
efprits qui rendoient la flamme des
charbons de couleur bleuë ; & ces fels
fondus étant refroidis fe font trouvez
colorez d'une rougeur de lacque claire,
excepté le fel du Bain de Saint Roch
qui étoit feulement grisâtre.

Les plantes les plus tendres & naiffantes , comme la laituë , l'ozeille,
épinard & chicorée , n'ont point été
fletries dans cette eau , quoiqu'elles y
ayent fejourné la nuit.

DE L'EAU DE DIGNE
en Provence.

L'Eau des Bains de Digne prise au milieu de l'Eté, avoit un peu de salûre qui ne la rendoit pas desagreable au goût, & elle étoit assez limpide.

En sa residence après l'évaporation il s'est trouvé un sel blanc pur, semblable au sel commun, dont le poids étoit $\frac{1}{270}$ de celui de l'eau.

Ce sel faisoit coaguler à l'instant la liqueur du sel de tartre resous à l'air humide, comme fait la portion du sel marin, qui ne se condense que par une chaleur qui fasse évaporer toute l'humidité qui la tient en consistance liquide, après la cristallisation au froid de l'autre portion.

DE L'EAU DE BOURBONNE
en Champagne.

L'Eau de Bourbonne prise au mois d'Août étoit de saveur un peu salée. Il s'est aussi trouvé beaucoup de sel après son évaporation. Il y en avoit $\frac{1}{142}$ sans mélange de terre, & ce sel avoit du rapport à la portion du sel commun qui ſe condenſe & criſtalliſe au froid & dans l'humide , car il ne troubloit point la liqueur du ſel de tartre reſous.

Il ne nous a paru en cette eau rien de bitumineux , mais il s'en eſt trouvé dans les boües des Bains où elle avoit été priſe : & c'eſt le propre des bitumes de ne ſe point mêler avec l'eau. Ils ſurnâgent s'ils ſont liquides : s'ils ſont épais & terreſtres , ils reſident au fond parmi la boüe qu'ils rendent noire & de mauvaiſe odeur à cauſe du ſel ſulfuré qui abonde en ces matieres.

Ayant mis de cette boüe dans une cornuë de verre , & l'ayant faite diſtiller à chaleur graduée , il en eſt ſorti de l'eau trouble & blanchâtre , d'odeur un peu ſulfurée : puis à force de feu il a paſſé un peu d'eau rouſſe & d'huile. Cette eau rouſſe étoit impregnée d'un ſel volatil qui faiſoit precipiter le mercure ſublimé diſſous en eau commune : il precipitoit auſſi la terre de vitriol, comme font les ſels ſulfurez , & faiſoit grande efferveſcence avec l'eſprit de ſel. Ce qui eſt reſté de cette boüe dans la cornuë après la diſtillation , retenoit encore quelque peu de ſel ſulfuré mêlé de ſel commun.

Ce sel sulfuré étoit tellement engagé dans la terre de cette boüe, qu'il n'en a pû être separé que par un grand feu: aussi ne se trouve-t'il point mêlé dans l'eau des Bains d'où cette boüe est tirée.

SECONDE CLASSE.

Des Eaux chaudes dont le sel se trouve semblable au nitre tel que les Anciens l'ont décrit.

CEs Eaux étoient cellés de Bourbon-l'Archambault, de Chaudesaigues, du Mont d'Or, de Neris, de la petite Source d'Evahon, des Bains de Vichy, & de Sail lez - Château - Morand.

DE L'EAU DE BOURBON-
l'Archambault en Bourbonnois.

L'Eau des Bains de Bourbon-l'Archambault prise au Printemps, étoit limpide & de saveur un peu nitreuse.

Cette eau fait monter le Thermometre au 45. degré, & l'Hydraulique y enfonce au 8. point : les plantes les plus tendres n'y fletrissent point.

Pendant l'évaporation qui s'en est faite à chaleur lente pour observer sa residence, il se formoit en sa surface des pellicules blanches qui se precipitoient ensuite par floccons. Toute la residence séche s'est trouvée être $\frac{1}{316}$ du poids de l'eau, & cette residence contenoit $\frac{1}{10}$ de terre blanche, & $\frac{9}{10}$ de sel.

En examinant ce sel on a observé qu'il avoit une saveur lixiviale, & qu'il étoit purement nitreux. Le nitre auquel les Physiciens de l'Academie ont jugé devoir rapporter le sel des Bains de Bourbon-l'Archambault, est le vrai nitre que les Anciens ont décrit, & ainsi nommé, lequel a du rapport au sel fixe sulfuré des plantes brûlées, & est different du salpêtre que quelques Chimistes prennent pour le nitre. Il y a du nitre fossile qui se tire de la terre en masses grises, compactes & assez dures. Il s'en trouve de mol moins compact & assez blanc, qui fleurit sur la terre en certaines contrées des païs chauds : il y a des eaux qui en sont impregnées, comme celles du Nil. Le Natron d'Egypte & le Borax naturel en font des especes, & on peut même y rapporter le sel de la Marne qui est aussi un sel sulfuré, mais qui a plus de convenance au sel volatil des plantes qu'aux Alkalis. Tous ces sels nitreux ont quelque sulfureité qui ne se trouve point au salpêtre s'il n'est alkalisé, c'est-à-dire, reduit par le moyen du souffre des charbons à la nature & qualité du sel de l'herbe kali, qui est la soude noire. Les sels fixes sulfurez des plantes & les vrais nitres font precipiter en couleur d'écorces d'oranges mûres le mercure sublimé dissous en eau commune ; ils font prendre couleur verte au syrop violat ; ils rétablissent la conleur bleüe du tourne-sol changée & rougie par des liqueurs acides, ce qu'a fait aussi le sel de l'eau des Bains de Bourbon-l'Archambault, & ce que ne font point le salpêtre, le sel commun, le vitriol ni l'alum, qui font tous des sels acides.

Il ne s'est rien trouvé de bitumineux en cette eau, & l'on n'y a point reconnu d'autre sulfureité, que la nitreuse de son sel. La terre de sa residence n'avoit rien de gras : elle se dissolvoit en partie dans le vinaigre distillé.

En quatre livres de cette eau il s'est

trouvé une dragme & demie de fel nitreux , & cette quantité de fel eft fuffifante pour purger doucement , comme font les alkalis , ceux qui font faciles à émouvoir.

Le fel de nitre a la proprieté d'échauffer, deffecher, attenuer, refoudre, déterger, purger ; & l'on peut juger de la convenance de cette eau à la conftitution des perfonnes malades & à la qualité de leurs maladies, pour en confeiller l'ufage. *Voyez* le Traité des eaux de Bourbon-l'Archambault.

DE L'EAU DE CHAUDESAIGUES
au Haut Pays d'Auvergne.

L'Eau de Chaudefaigues prife au Printemps , étoit limpide & infipide, mais de mauvaife odeur s'étant corrompuë dans les bouteilles.

En la faifant évaporer à petite chaleur il s'eft fait une refidence mucilagineufe, femblable au frai de grenoüille, de faveur un peu faline, & qui s'eft épaiffie comme de la gelée de corne de cerf. Toute cette refidence féche revenoit feulement à $\frac{1}{1139}$ du poids de l'eau ; elle contenoit un peu plus que la moitié de ſel.

Le ſel de cette reſidence s'eſt trouvé être nitreux, car il a precipité en couleur d'écorces d'oranges mûres le mercure ſublimé diſſous en eau commune, comme fait le vrai nitre, & comme font les ſels des leſſives. Il changeoit en couleur verte celle du ſyrop violat, & rétabliſſoit la couleur bleüe du tourne-ſol changée & fortement rougie par de l'eau alumineuſe.

Ce ſel ayant été fondu au feu dans un creuſet d'Allemagne, s'eſt gonflé comme du borax, & eſt devenu roux.

La terre de cette eau n'a point reçû de changement au feu, quoiqu'elle y eût été fortement embraſée dans un creuſet; elle ſe diſſolvoit en partie dans le vinaigre diſtillé.

Je croi que ces eaux ſont les plus chaudes de France: on y cuit parfaitement un œuf, & les Païſans y font cuire leur ſoupe.

DE L'EAU DU MONT D'OR
en *Auvergne.*

L'Eau du Mont d'Or envoyée au même temps que celle de Chaudeſaigues, étoit inſipide, mais un peu trouble.

Elle a laiſſé après ſon évaporation $\frac{1}{784}$ de reſidence blancheâtre & feüil-lée qui étoit preſque toute ſaline, n'ayant qu'environ $\frac{1}{9}$ de terre.

Ce ſel étoit de même qualité que celui de l'eau de Chaudeſaigues, c'eſt-à-dire, nitreux. Etant mis au feu dans un creuſet pour le fondre, il ne s'eſt point gonflé, & a pris une couleur rouge-brune, & ſa terre ayant été for-tement embraſée au feu, eſt devenuë rougeâtre. Cette eau eſt plus propre en bain qu'à boire. *Voyez* le Traité des Bains du Mont d'Or.

DE L'EAU DE NERIS
en Bourbonnois.

L'Eau des Bains de Neris priſe au Printemps étoit très-limpide & ſans ſaveur, & plus chaude que celle de Bourbon-l'Archambault.

Etant évaporée à très-peu de cha-leur, ce qui eſt reſté en conſiſtence ſéche étoit en ſi petite quantité qu'il ne faiſoit pas $\frac{1}{6272}$ du poids de l'eau.

Cette reſidence étoit ſaline : & ayant été rediſſoute avec trois fois autant d'eau commune, l'on en a ſeparé un peu de terre : & ayant fait doucement évaporer une partie de l'eau , le ſel s'eſt condenſé au froid en criſtaux aſſez ſemblables au ſalpêtre rafiné , mais ces criſtaux ne fulminoient point ſur les charbons ardens. Ils faiſoient precipiter en couleur orangée le mercure ſublimé diſſous en eau commune , comme fait le vrai nitre ; & ſelon d'autres experiences on a encore connu que ce ſel étoit nitreux , & avoit du rapport au borax naturel.

La reſidence de cette eau ayant été miſe au feu ſans en rien ſeparer du peu de terre qui y étoit mêlée , s'eſt fonduë, & a contracté une couleur verte dans le creuſet.

DE L'EAU D'ESVAHON
de la petite Source de la Ville.

CEtte eau s'eſt trouvée differente de celle de la grande ſource des Bains d'Eſvahon. Elle a laiſſé après ſon évaporation $\frac{1}{808}$ de reſidence très-blanche & feüillée , de ſalûre ſaline , dont le ſel s'eſt trouvé être ſemblable à celui de l'eau de Neris , & a auſſi contracté quelque verdeur au feu.

DE

DE L'EAU DE LA GRILLE
de Vichy en Bourbonnois.

LEs Eaux de Vichy font les unes chaudes, les autres tiedes, & les autres froides. Les chaudes & les tiedes que l'on a examinées en l'Academie, participoient du vrai nitre ; elles avoient été prifes au Printemps.

L'eau de la grande Grille de fer octogone qui eft chaude en fa fource, étoit limpide, d'odeur un peu forte, & de faveur nitreufe.

Pendant l'évaporation il fe formoit à la furface de cette eau des pellicules grisâtres ; & fur la fin il s'eft fait une concretion faline laquelle étant feche revenoit à $\frac{1}{170}$ du poids de l'eau : l'on en a feparé $\frac{1}{22}$ de terre grife fibreufe.

Ayant fait évaporer la diffolution de ce fel dépuré & feparé de fa terre, la premiere concretion s'eft faite en criftaux longs, blancs, tranfparens, femblables au falpêtre ; mais ces criftaux étant mis fur du charbon ardent ne fulminoient point : & tout ce qui s'eft condenfé le dernier en petits grains rouffatres, avoit une faveur lixiviale.

e

Tout ce fel étoit nitreux comme celui de Bourbon-l'Archambault. La grande quantité de ce fel, vrai nitre, doit
rendre cette eau propre à boire, car
il fe trouvoit environ trois dragmes de
fel en quatre livres d'eau.

Ce fel ayant été fondu au feu eft
devenu jaunâtre ; fa terre fe diffolvoit
en partie dans le vinaigre diftillé, &
ne fe changeoit point au feu.

Cette eau eft chaude au 37. degré
du Thermometre ; l'Hydraulique y
monte jufqu'au 9. point à fa fource ;
les plantes n'y fletriffent point, même
en reftant long-temps dans la fontaine, & l'argent n'y rougit point. *Voyez*
le Traité des eaux de Vichy.

DE L'EAU DE SAIL
lez-Château-Morand.

L'Eau de Sail étoit limpide & agreable à boire, n'ayant aucune faveur ; elle avoit été prife au Printemps.

Etant évaporée elle a laiffé très-peu
de refidence grisâtre, feüillée, de faveur nitreufe & lixiviale. Le peu de
fel qui s'y eft trouvé avoit du rapport
au vrai nitre.

Une portion de cette reſidence non
deſſalée ayant été miſe au feu dans un
creuſet , s'eſt fonduë & eſt devenuë
bleüe , comme fait le ſel de tartre qui
a été long-temps en fonte.

TROISIÉME CLASSE.

*Des Eaux tiedes inſipides dont les unes
participoient de quelque ſel , & les
autres n'en avoient point.*

LE nombre des eaux tiedes inſipides qui ont été examinées en l'A-
cademie , n'a pas été grand. L'on a eu
que celles d'Encauſe , de Premeau , de
Bardon , & de deux ſources de Vichy.
Cette Claſſe étant peu remplie par ce
petit nombre d'eaux tiedes inſipides ,
l'on n'a pas ici conſideré les autres
differences de ces eaux , priſes de la di-
verſité de leurs ſels , pour en faire des
Claſſes ſeparées.

DE L'EAU D'ENCAUSE
dans le Commingeois.

L'Eau d'Encauſe priſe au milieu du
Printemps étoit très-limpide & ſans
ſaveur bien manifeſte , excepté quelque
peu d'auſterité.

Pendant l'évaporation qui s'en faiſoit à chaleur lente , la ſurface de cette
eau ſe couvroit de pellicules blanches ,
larges & épaiſſes , comme celles qui ſe
font en la diſſolution de la chaux vive
dans l'eau commune.

Toute la reſidence s'eſt trouvée être
$\frac{1}{290}$ de matiere blanche , de laquelle
on a ſeparé preſque $\frac{1}{3}$ de ſel qui s'eſt
trouvé ſemblable au ſel commun , ſe-
lon l'examen pratiqué en celui de l'eau
de Bourbon-Lancy. Ayant été fondu
au feu il s'eſt trouvé plus blanc qu'il
n'étoit.

DE L'EAU DE PREMEAU
en Bourgogne près de Nuits.

L'Eau de Premeau près de la Ville
de Nuits en Bourgogne , priſe ſur
la fin de l'Eté , étoit limpide & ſans
faveur , aſſez agreable à boire : elle
avoit quelque qualité déterſive.

Pour connoître ſi cette eau participoit de quelque matiere bitumineuſe
d'odeur d'ambre , comme on l'avoit
écrit , l'on en a fait diſtiller dans des
alembics de verre au Bain Marie. Ce qui
a paſſé dans les recipiens n'avoit point
d'odeur , & ne paroiſſoit point diffe-

rent de ce qui n'avoit pas été mis à
diftiller. L'on a rien auffi trouvé en
la refidence qui eût ni confiftence ni
odeur d'ambre ou de bitume.

L'on en a pareillement fait évaporer dans des terrines de grez à chaleur lente, mais ce qui s'évaporoit n'a-
voit aucune odeur. Pendant l'évaporation l'on voyoit nâger dans cette eau
quelque petit mucilage gris , & fur la
fin la furface de l'eau fe couvroit d'une
pellicule grife , fablonneufe , & les côtez des terrines étoient enduits d'un
fubtil fable gris. Vers le fond étoient
les mucilages qui n'avoient rien de bitumineux. Ces mucilages étant deffe-
chez fe font reduits en terre feüillée ,
& toute la refidence, tant feüillée que
fablonneufe , étoit en très-petite quantité , & ne revenoit pas à $\frac{1}{5110}$ du poids
de l'eau.

En cette réfidence il y avoit un peu
de fel de faveur & qualité de fel commun. La terre n'étoit pas diffoluble dans
l'efprit de vinaigre ; étant mife au feu ,
& embrafée , elle s'eft blanchie.

DE L'EAU DE BARDON,
proche Moulins.

L'Eau de Bardon prife au Printemps, étoit limpide & infipide ; étant évaporée elle n'a laiffé que très-peu de terre grifâtre, feuillée, fans falûre manifefte. Si ces eaux n'étoient mêlées avec des eaux communes, elles pourroient approcher de celles de Vic-le-Comte.

DE L'EAU DES SOURCES
tiédes de Vichy, en Bourbonnois.

L'Eau du grand Boulet que l'on dit être un peu acide en fa fource, s'eft trouvée infipide étant apportée.

En la faifant évaporer il fe formoit de petites pellicules à la furface, & après l'évaporation la réfidence s'eft trouvée être $\frac{1}{176}$ du poids de l'eau : c'étoit un fel mêlé de $\frac{1}{22}$ de terre grife fibreufe qui en a été féparée. Ce fel étoit de qualité nitreufe comme celui de l'eau de la grande grille de fer du même lieu. Ayant été fondu au feu dans un creufet, il a pris couleur tannée.

L'eau du petit Boulet étoit un peu aigrette ; elle s'eft trouvée affez femblable à celle du grand Boulet ; fon fel étoit pareil & en même proportion. *Voyez* le Traité des Eaux de Vichy.

QUATRIEME CLASSE.

Des Eaux aigrettes ou vineufes qui ont quelque participation du vrai Nitre.

CES Eaux ont été celles de Vic-le-Comte , de Vic en Carladois, des Martres de Veyre , de Jaude , du Champ des Pauvres , & de Beaurepaire.

DE L'EAU DE VIC-LE-COMTE en *Auvergne.*

L'Eau de Vic-le-Comte de la Fontaine du Cornet, prife au Printemps étoit très-limpide , & de faveur aigrette & vineufe.

Elle ne laiffoit point d'impreffion de fechereffe à la langue.

Parce que l'acidité de cette eau & des autres femblables qui prennent couleur avec la noix de galles , l'écorce de grenade , les myrabolans &c. comme font celles où il y a du vitriol , femble provenir de la participation de quelques vapeurs vitrioliques , l'on a voulu voir si par la distillation l'on en pourroit separer quelque esprit de cette qualité, different du reste de l'eau. L'on a donc mis de cette eau de Vic-le-Comte à distiller dans des alambics de verre à chaleur très-lente, observant soigneusement s'il s'éleveroit quelque vapeur acre, semblable à celle qui prend au nez de ceux qui boivent de ces eaux aigrettes & vineuses à la sortie de leurs sources, mais ce qui s'est élevé & qui a distillé dès le commencement n'avoit ni odeur ni saveur ; & ce qui en restoit dans les alambics, au lieu d'acidité, avoit seulement un peu de salûre qui s'augmentoit sur la fin de la distillation.

Par ces experiences réiterées sur d'autres eaux aigrettes, l'on peut juger que l'acidité de ces eaux provient de quelque subtile vapeur minerale qui ne se condense point, ou qui change promptement son acidité en salûre.

L'on a aussi fait évaporer de cette eau de Vic-le-Comte en des vaisseaux ouverts, & l'on a observé que pendant l'évaporation il se faisoit à la surface des pellicules très-petites qui tombant au fond, se mettoient en petits grumeaux pierreux ; l'évaporation étant
achevée

achevée , il eſt reſté $\frac{1}{192}$ de reſidence blanche , de laquelle on a tiré preſque les deux tiers de ſel qui étoit ſemblable au vrai nitre. Ce ſel ayant été fondu au feu dans un creuſet d'Allemagne ne s'eſt point gonflé , & eſt ſeulement devenu griſâtre.

La terre de cette réſidence qui étoit blanche , ayant été embraſée au feu , eſt devenuë rougeâtre. Elle ſe diſſolvoit en partie dans le vinaigre diſtillé.

DE L'EAU DE VIC
en Carladois.

L'Eau de Vic en Carladois priſe au Printemps, comme celle de Vic-le-Comte , s'eſt trouvée très-limpide & de ſaveur aigrette.

Il ſe formoit auſſi des pellicules blanches très-minces en la ſurface de cette eau en la faiſant évaporer , & ſur la fin de l'évaporation il s'eſt fait une reſidence blanche mucilagineuſe , de ſaveur ſaline , laquelle étant ſeche n'étoit que $\frac{1}{920}$ du poids de l'eau. En cette reſidence il y avoit la moitié de ſel qui étoit de qualité nitreuſe ; ayant été fondu au feu , il n'a point changé de couleur.

f

La terre de cette refidence fe diffolvoit en partie dans le vinaigre diftillé,
ayant été fortement embrafée au feu,
& eft devenuë grisâtre & un peu falée.

DE L'EAU DES MARTRES
de Vaire, en Auvergne.

L'Eau des Martres, prife au Rocher des Bains en la faifon du
Printemps étoit très-limpide, de faveur
aigrette & vineufe. Elle laiffoit fur la
langue quelque impreffion de fechereffe;
il s'eft trouvé dans les bouteilles quelque peu de refidence roufsâtre.

Il fe formoit en l'évaporation des
pellicules blanches très-minces, furna-
geantes, qui en fe précipitant s'attachoient autour des vaiffeaux. La réfidence de toute l'eau évaporée à fec étoit
blanche, de faveur faline, & fa quantité faifoit $\frac{1}{182}$ du poids de l'eau; il
s'en eft tiré prefque la moitié de fel nitreux. Ce fel ayant été fondu au feu
dans un creufet eft devenu de couleur
bleüâtre.

La terre mife au feu & fortement
embrafée a fort peu changé de couleur, mais elle eft devenuë grumeleufe
& a contracté de la falûre. Devant &

après l'ignition elle ſe diſſolvoit preſque toute dans le vinaigre diſtillé & avec efferveſcence, comme fait la matiere terreſtre, blanche & inſipide qui reſulte du mélange du vrai nitre, ou de quelque alkali, avec cette portion du ſel commun qui ne ſe condenſe point au froid & dans l'humide.

DE L'EAU DE JAUDE
à Clermont en Auvergne.

L'On a eû au Printemps des eaux des trois ſources de Jaude qui ſont la petite ſource de Jaude, celle du Champ des Pauvres, & celle de Beaurepaire.

L'eau de la petite ſource de Jaude étoit très-limpide, & de ſaveur un peu aigrette & vineuſe, & laiſſoit quelque impreſſion de ſechereſſe à la langue.

En vuidant les bouteilles pour mettre cette eau à évaporer, il s'eſt trouvé au fond quelques réſidences de couleur de feuille morte que l'on a ſeparées.

En l'évaporation l'eau ne s'eſt point troublée; il ne s'y eſt fait ni pellicules, ni floccons: ce qui eſt reſté ſec, faiſoit $\frac{1}{533}$ du poids de l'eau: c'étoit une matiere griſâtre qui contenoit preſque la moitié de ſel, qui avoit du rapport au vrai nitre, & qui ayant été fondu au feu dans un creuſet, a pris couleur rouge.

La terre de cette reſidence ſe diſſolvoit preſque toute dans le vinaigre diſtillé avec beaucoup d'efferveſcence ; elle n'a point changé au feu.

L'eau du Champ des Pauvres étoit en tout pareille à celle de la petite ſource, ſes reſidences ſemblables, & ſon ſel pareillement nitreux.

Celle de Beaurepaire n'avoit rien qui fût different des deux autres.

Les ſels de ces trois eaux ayant été ſéparément fondus au feu dans des creuſets, ont pris couleur rouge plus ou moins chargée, ſelon le degré du feu.

CINQUIE'ME CLASSE.

Des Eaux froides, inſipides qui participent de quelque ſel ſemblable au ſel commun, & de quelques-unes dans les reſidences deſquelles il ne ſe trouve point de ſel.

CES eaux étoient celles de Capuert, d'Anailles, de la Fontaine de Jonas à Bourbon-l'Archambault, de Sainte

Reyne , d'Auteuil, de Biévre , de Paſſy, de Château-Gontier , de Vaujour , de la Rochepozay , de Pons , de Monten-dre , de la Fonrouïlleuſe , du Mans, de Beleſme & de Verberie.

DE L'EAU DE CAPUERT
dans la Bigorre.

L'Eau de Capuert priſe au milieu du Printemps , étoit limpide , ſans odeur & ſans ſaveur.

En la faiſant évaporer à chaleur très-lente , il ſe formoit à la ſurface de l'eau des pellicules blanches , ſemblables à celles qui ſe font ſur l'eau en laquelle on a mis de la marne calcinée. La re-ſidence de toute l'eau évaporée étoit $\frac{1}{748}$ dont on a ſeparé $\frac{1}{4}$ de ſel qui avoit du rapport au ſel marin , conſideré en l'aſſemblage de ſes deux portions dif-ferentes.

La terre de la reſidence de cette eau n'a point perdu ſa blancheur au feu, & eſt demeurée après une forte ignition ſans changement manifeſte.

Le ſel ayant été fondu au feu dans un creuſet d'Allemagne , n'a point auſſi changé de couleur.

DE L'EAU D'ANAILLES
en Poitou.

L'Eau d'Anailles prife au commencement de l'Automne, étoit limpide & de faveur un peu falée.

En l'évaporant il fe faifoit à la furface une pellicule qui la couvroit toute,
& dont la matiere étoit rude fous le
doigt & fous la dent comme un fable
très-menu, ou comme de la cremeure
de tartre pulverifé.

Il ne s'y eft point fait de mucilages,
& fur la fin de l'évaporation l'eau eft
devenuë fort falée.

L'évaporation étant faite il eft refté
$\frac{1}{230}$ de fel pur, très-acre, partie en
gros grains cubiques, comme le fel
de broüage, partie en maffe compacte.
Ce fel a fait coaguler la liqueur du fel
de tartre refous, comme fait la feconde
portion du fel de l'eau marine. Et ayant
été mis au feu dans un creufet d'Allemagne pour le fondre, il pétilloit
comme fait le fel commun, puis il
exhaloit une odeur d'efprit de fel; &
après avoir été fondu, il eft devenu
gris.

DE L'EAU DE JONAS
à Bourbon-l'Archambault.

IL y a une fource d'eau froide à Bourbon-l'Archambault , appellée la Fontaine de Jonas. Son eau qui a été prife
au commencement du Printemps étoit
limpide & fans faveur manifefte.

Cette eau étant évaporée a laiffé feulement $\frac{1}{812}$ de refidence feüillée très-
blanche , environnée de quelque ter-
reftreïté roufsâtre. Cette refidence avoit
fi peu de falûre, qu'elle n'étoit pas fenfible au goût : & néanmoins elle faifoit épaiffir la liqueur du fel de tartre
refous , comme fait la feconde portion
du fel de l'eau marine.

Cette terre fe diffolvoit en partie
dans le vinaigre diftillé , mais elle ne
changeoit point au feu.

DE L'EAU DE Ste. REINE
en Bourgogne.

L'Eau de Sainte Reine prife au commencement de l'Eté étoit limpide ,
fans odeur & fans faveur , agreable à
boire , même avec le vin.

Pendant l'évaporation la furface de
l'eau fe couvroit d'une fubtile pellicule

grife , fabloneufe , infipide : & fur la
fin de l'évaporation cette pellicule devenoit plus épaiffe. Toute l'eau étant
évaporée il s'eft trouvé feulement $\frac{1}{1931}$
de refidence , partie en feüilles blanches très-minces , & partie en gomme
roufsâtre , de faveur faline très-aiguë ,
& prefque auffi picquante que du fel
armoniac.

Le fel de cette refidence diffous en
eau commune & mêlé avec de la teinture de tourne-fol , ne la faifoit point
rougir , comme font l'alum & le vitriol : il ne faifoit point precipiter le
mercure fublimé diffous en eau commune , comme fait le vrai nitre : mais
il coaguloit fortement la liqueur du fel
de tartre refous , comme fait la feconde
portion du fel de l'eau marine : ce que
le falpêtre , ni le fel gemme ne font
point.

DE L'EAU D'AUTEUIL
proche de Paris.

L'Eau d'Auteuïl prife au commencement de l'Eté étoit limpide &
infipide. En la faifant évaporer elle eft
toûjours demeurée limpide fans pellicules & fans floccons. Sur la fin il s'eft

feparé très-peu de refidence, laquelle étant deffechée s'eft trouvée très-blanche & de faveur faline. Son poids n'étoit qu'environ $\frac{1}{5500}$ de celui de l'eau. Le fel de cette refidence avoit du rapport à cette portion du fel commun qui fe criftallife au froid.

DE L'EAU DE PASSY
proche de Paris.

L'Eau de Paffy eft fort claire : elle fent un peu la roüille de fer, & en a beaucoup le goût : elle eft très-fraiche.

La fource de cette eau eft dans un puits étroit à dix pieds de profondeur : elle eft fi abondante que le puits vuidé eft rempli en un quart d'heure : elle fe décharge dans la Riviere de Seine par un canal foûterrain : l'hydraulique a enfoncé au 8. point d'abord.

En s'évaporant elle poufloit à fa furface quelques petites pellicules grifes difcontinuées, & a laiflé après fon évaporation $\frac{1}{700}$ de refidence qui contenoit $\frac{1}{7}$ de fel qui avoit rapport à la feconde portion du fel de l'eau marine.

Le long du canal il fe trouve un limon rougeâtre qui a un peu de ftypticité : elle laiffe à la langue le même goût.

Ayant mis dans cette eau de la noix de galle en poudre, elle en a tiré la teinture en feüille morte obfcur.

Non loin de cette fource fur la levée qui va à Verfailles on a découvert d'autres petites fources qu'on appelle les nouvelles Eaux minerales de Paffy, qui probablement ne font que des rameaux de celle-ci. Je n'en parlerai pas y ayant affez de Traitez fur ces fources tant anciennes que nouvelles.

DE L'EAU DE BIEVRE
proche de Paris.

L'Eau de Biévre que quelques-uns ont jugée être minerale, étoit très-limpide & prefque infipide.

Après fon évaporation il eft refté fi peu de refidence qu'à peine revenoit-elle à $\frac{1}{7700}$ du poids de l'eau. Cette refidence étoit une terre blanche feüillée, de faveur très-peu falée, & femblable à celle du fel commun.

DE L'EAU DE CHATEAU-
Gontier en Anjou.

L'Eau de la Fontaine eftimée mine-rale de Château-Gontier, étoit lim-pide & fans faveur manifefte. Elle a laiffé fi peu de refidence étant évapo-rée, que cela ne pouvoit faire que $\frac{1}{2000}$ du poids de l'eau. C'étoit une terre grife fort falée dont le fel fe rappor-toit au double fel de l'eau marine.

DE L'EAU DE VAUJOUR
au Duché de la Valliere.

L'Eau de la Fontaine de Vaujour étoit limpide & infipide ; fa refi-dence après l'évaporation étoit auffi en très-petite quantité. C'étoit une terre roufsâtre nâgeant dans l'eau, qui fur la fin s'étoit attachée aux parois des vaiffeaux, & y avoit fait un enduit.

Le fel de cette refidence étoit fem-blable au fel commun : & fa terre mife au feu dans un petit creufet, s'eft à demi fondue & reduite en grumeaux. Il s'en diffolvoit quelque peu dans le vinaigre diftillé, qui prenoit couleur d'hyacinthe, mais cela fe précipitoit enfuite de couleur fort brune.

DE L'EAU DE LA ROCHEPOSAY
en Touraine.

L'Eau de la Rocheposay prise au commencement de l'Eté étoit limpide & sans saveur.

En la faisant évaporer elle se couvroit à la surface d'une poudre blanche sablonneuse, il s'en attachoit aussi aux côtez des vaisseaux. L'évaporation étant achevée, il n'est resté que très-peu de terre grise, sablonneuse, de saveur un peu saline, & qui ne faisoit qu'environ $\frac{1}{2700}$ du poids de l'eau.

Le peu de sel qui étoit en cette residence pouvoit être rapporté au sel commun ; la terre ayant été mise au feu s'est blanchie. Elle ne se dissolvoit pas dans le vinaigre distillé, qui s'est néanmoins chargé de couleur d'hyacinthe, mais cette couleur, s'est dissipée le lendemain par la précipitation de quelque poussiere.

DE L'EAU DE PONS
en Saintonge.

LEs eaux qui ont été envoyées de la Saintonge étoient celles de Pons, de Montendre & de la Fonroüilleuse ;

elles avoient été priſes ſur la fin de l'Eté.

Celle de Pons étoit limpide & ſans ſaveur. Pendant l'évaporation il ſe faiſoit à la ſurface de petites pellicules blanches, minces, & comme ſablonneuſes. L'évaporation étant achevée, il eſt reſté peu de matiere terreſtre, griſâtre, legere, fibreuſe, de ſaveur un peu ſalée, & ſa quantité ne faiſoit pas $\frac{1}{3000}$ de celle de l'eau.

Le peu de ſel qui étoit en cette réſidence n'a point ſemblé different du ſel commun.

Cette reſidence deſſalée, ayant été embraſée au feu, s'eſt un peu blanchie : elle n'étoit pas diſſoluble dans le vinaigre diſtillé.

DE L'EAU DE MONTENDRE.

L'Eau de Montendre étoit limpide, mais elle avoit quelque odeur marêcageuſe.

Elle eſt demeurée limpide pendant ſon évaporation, il a paru ſeulement très-peu de mucilage gris ſur la fin, & toute l'eau étant évaporée il eſt reſté moins de reſidence que de celle de Pons; cette reſidence étoit une terre griſe, ſalée dont le fel avoit du rapport au fel commun.

DE L'EAU DE LA
Fonrcüilleufe.

L'Eau de la Fonroüilleufe près Bar-befieux, étoit limpide & fentoit auffi le marêcage. En la faifant évaporer elle a toûjours été limpide, & après fon évaporation les côtez & le fond des vaiffeaux fe font trouvez legerement en-duits de quelque peu de terre fablon-neufe, grife-brune, un peu falée dont la quantité étoit un peu plus grande que celle de la refidence de l'eau de Montendre, & moindre que de l'eau de Pons.

Le fel de cette refidence étoit pareil-lement femblable au fel commun.

DE L'EAU DU MANS.

L'Eau de la fontaine minerale du Mans prife au commencement de l'Eté, étoit limpide & fans faveur.

Il fe faifoit pendant fon évaporation des concretions de petits mucilages rouf-sâtres, & toute l'eau étant évaporée il n'eft refté qu'un peu de terre rouísâ-tre, fans falûre manifefte.

Cette terre ayant été fortement embrasée au feu, ne reçut aucun changement apparent.

DE L'EAU DE BELESME
en Normandie.

L'Eau de Belesme prise au milieu de Juillet, étoit limpide & insipide ; en s'évaporant elle est demeurée limpide jusques vers la fin qu'il a paru à la surface du reste de l'eau une pellicule subtile ; l'évaporation étant achevée, il est resté très-peu de terre grise, insipide, & un peu rude au toucher.

DE L'EAU DE VERBERIE
proche de Compiegne.

L'Eau de Verberie prise à la fin de Juin, étoit limpide & sans saveur. Il s'est trouvé peu de residence rousse au fond des bouteilles, & celle qui s'est faite par l'évaporation de l'eau étoit aussi en très-petite quantité, c'étoit de la terre rousse, feüillée & sans salûre.

SIXIE'ME CLASSE.

Des Eaux froides de ſaveur ferrugineuſe ou auſtere.

LES Eaux de cette qualité ſont celles de Forges, de Saint Paul de Roüen, de Bourberouge, de Menitouë, de Pont-Normand, de Monboſq, d'Hebecrevon, de Provins, d'Abcourt, d'Apougny & de Vahls.

DE L'EAU DE FORGES
en Normandie.

LEs eaux de Forges priſes ſur la fin de l'Eté, étoient de ſaveur un peu ferrugineuſe. Ayant fait évaporer ſéparement l'eau de la ſource Royale, celle de la Reynette & celle de la Cardinale, elles ont toutes laiſſé très-peu de reſidence, rouſſe, obſcure, un peu ſalée, & ce peu qu'elles avoient de ſel étoit ſemblable au ſel commun, & n'avoit aucun rapport au vitriol. Leurs terres ſembloient être ferrugineuſes.

DE

DE L'EAU DE S. PAUL
de Roüen.

L'Eau de Saint Paul de Roüen prise vers la fin du mois de Juin étoit limpide, & n'avoit point de saveur bien manifeste, sinon quelque apreté legere qui rendoit la langue un peu seche. Il s'est trouvé au fond des bouteilles un peu de résidence légere de couleur jaunâtre tirant sur le roux.

Pendant l'évaporation de cette eau il s'y formoit des mucilages roux qui tomboient au fond, & il s'attachoit aux parois des vaisseaux quelque peu de terre rousse, & le tout en très-petite quantité, & sans salûre manifeste.

Cette terre étant mise dans du vinaigre distillé lui a fait prendre couleur d'hyacinthe, mais ce qui le coloroit s'est ensuite precipité en poussiere brune.

DES EAUX DE BOURBEROUGE,
de Menitoüe, & de Pont-Normand, proche de Mortain en Normandie.

LEs eaux des fontaines minerales de l'Election de Mortain en Normandie qui ont été examinées, étoient celles de Bourberouge, de Menitouë, & de Pont-Normand. Elles avoient été prifes au Printemps.

L'eau de Bourberouge a eû ce nom de la terre rouffe femblable à la rouille de fer, qui fe trouve en fon ruiffeau: elle étoit limpide & de faveur un peu ferrugineufe.

Etant évaporée elle a laiffé au tour des vaiffeaux un leger enduit roufsâtre, de faveur faline, & au fond une autre petit enduit blanchâtre & infipide.

Les eaux de Menitouë & de Pont-Normand fe font trouvées en tout femblables à celles de Bourberouge.

DE L'EAU DE MONTBOSQ
en l'Election de Bayeux.

L'Eau de Montbofq prife au Printemps étoit très-limpide & de faveur un peu ferrugineufe.

La refidence qu'elle a laiffée après fon évaporation n'étoit qu'un peu de terre rouffe de faveur de fel commun.

DE L'EAU D'HEBECREVON
près S. Lo en l'Election de Carantan.

L'Eau d'Hebecrevon priſe à la fin de l'Eté, étoit trouble & de ſaveur ferrugineuſe.

En la faiſant évaporer à chaleur lente la ſurface ſe couvroit de pluſieurs pellicules griſes ſeparées les unes des autres. Il ſe faiſoit auſſi precipitation de quelque terre ſubtile de couleur de roüille de fer, laquelle s'attachoit aux côtez des vaiſſeaux.

DE L'EAU DE PROVINS.

L'Eau de Provins de la fontaine de la Croix priſe à la fin de l'Eté, étoit trouble & de ſaveur ferrugineuſe.

En la faiſant évaporer à chaleur lente la ſurface ſe couvroit de pluſieurs pellicules griſes ſeparées les unes des autres. Il ſe faiſoit auſſi precipitation de quelque terre ſubtile, de couleur de roüille de fer, laquelle s'attachoit aux côtez des vaiſſeaux qui s'en ſont trouvez enduits après l'évaporation, & deſſus cet enduit de rouille étoient les pellicules griſes. La portion de cette terre rouſſe qui adheroit au plus haut en

forme de cercle, étoit un peu falée &
s'humectoit à l'air, & ce qui étoit plus
bas vers le fond des vaiſſeaux, n'étoit
point ſalé, & ne s'humectoit pas ;
le tout deſſeché & ramaſſé peſoit ſeulement $\frac{1}{1194}$.

Ayant mis de l'eau ſur cette reſidence
pour faire diſſoudre ce qu'elle contenoit de ſel, puis filtrer la diſſolution
par le papier gris, & fait évaporer la
plûpart de l'eau, il s'eſt fait une reſidence griſe, & la liqueur verſée dans
un autre vaiſſeau pour être encore évaporée en partie, & enſuite expoſée à
l'air, il s'y eſt condenſé un peu de ſel
en grains larges & plats de ſaveur de
ſel commun ; ce ſel ne tenoit rien d'A-
lumineux, ni de vitriolique, & n'avoit
de rapport qu'à cette portion du ſel de
l'eau marine qui ſe cryſtalliſe au froid
& dans l'humide.

La terre de la reſidence de cette eau
de Provins ſe diſſolvoit en partie dans
le vinaigre diſtillé qu'elle rendoit jaune.
Etant embraſée au feu elle prenoit une
couleur plus brune, & ſembloit avoir
du rapport à la roüille de fer.

DE L'EAU D'APOUGNY
proche Auxerre.

L'Eau d'Apougny priſe au Printemps étoit limpide & de ſaveur ferrugineuſe.

En la faiſant évaporer il s'en eſt ſeparé des terres rouſsâtres très-legeres par floccons qui nâgeoient au milieu de l'eau, & ſe ſont enſuite attachez aux parois des vaiſſeaux ; ces terres deſſechées avoient un peu de ſalûre, & leur quantité étoit très-modique.

DE L'EAU DE VAHLS
en Dauphiné, d'une Source appellée la Dominique.

CEtte eau de Vahls priſe au mois de May, a ſemblé ſinguliere & très-differente des autres eaux ferrugineuſes, ayant quelque choſe de vitriolique.

Elle étoit limpide & ſans odeur, mais ſa ſaveur étoit vineuſe & ſtyptique, comme celle d'un petit vin blanc dans lequel ſeroit diſſous un peu de vitriol. Sa ſtyticité étoit forte & deſagréable. Elle a pris couleur noire tirant ſur le bleu avec la noix de galle, comme fait l'eau en laquelle on a fait diſſoudre du vitriol d'Angleterre.

Elle a rendu l'eau de tourneſol de couleur rouge pourprée, comme fait ce même vitriol, mais étant mêlée avec de la liqueur de ſel de tartre reſous à l'humidité, il ne s'eſt point fait de precipitation, comme il s'en fait avec le vitriol, & toute la liqueur eſt devenuë très-verte. Il s'étoit fait au fond des bouteilles une reſidence jaunâtre, comme il s'en fait en l'eau où il y a du vitriol ferrugineux.

Ayant mis cet eau dans des alambics pour la faire diſtiller à chaleur lente, auſſitôt qu'elle a commencé à devenir tiéde, elle a perdu ſa premiere ſaveur & n'étoit plus acide : elle avoit ſeulement une ſaveur ferrugineuſe. Ce qui commençoit à diſtiller étoit inſipide, auſſi bien que ce qui paſſoit enſuite, & tout ce qui a pû diſtiller étoit ſemblable à de l'eau pure. Il n'eſt reſté qu'environ $\frac{1}{1000}$ de matiere griſe qui avoit quelque rapport à du vitriol legerement calciné ; il en avoit la ſaveur, mais moderée. Cette matiere ſaline ayant été diſſoute en eau commune & mêlée avec de la liqueur de ſel de

tartre refous , eft devenuë noire comme
de l'encre avec quelque precipitation.
Le vitriol ne fait point de noirceur pareille avec la liqueur de fel de tartre.
Ceux qui ont bû de cette eau de la
Dominique l'ont trouvée pefante à l'eftomac & vomitive , qu'elle purge par
les voyes du ventre , & rend noires fes
déjections.

SEPTIE'ME CLASSE.

Des Eaux froides de faveur aigrette
ou vineufe qui tiennent du fel commun
ou qui n'ont point de fel.

LES Eaux de Châtelguyon , de
Beffe , de Saint Pierre de la Trau-
liere , de Vernet , de Chanonat , de
Saint Pardoux , de Saint Parife , & de
Reüilly font de ce genre , & ont été
reconnues telles.

DE L'EAU DE CHATELGUYON
proche de Riom en Auvergne.

L'Eau de Châtelguyon prife au commencement du Printemps , étoit
limpide, mais elle avoit fait dans les
bouteilles quelques refidences blanchâ-

tres. Sa ſaveur étoit foiblement aigrette, & un peu vineuſe.

Il ſe faiſoit en ſa ſurface pendant l'é-vaporation des pellicules blanches fort épaiſſes qui la couvroient toute, puis elles ſe précipitoient au fond des vaiſ-ſeaux en groſſes écailles. La reſidence de cet eau évaporée à ſec étoit $\frac{1}{171}$ dont la moitié étoit ſel & l'autre terre.

Ce ſel étoit fort acre & pouvoit être comparé à cette portion de ſel marin qui ne ſe condenſe point au froid, & dans l'humide, ce qui a été reconnu par ſon mélange avec la liqueur de ſel de tartre reſous qu'il faiſoit coaguler. Ce ſel ayant été fondu au feu dans un creuſet fumoit & pouſſoit une odeur d'eſprit de ſel commun.

La terre de cette reſidence ſe diſſol-voit en partie dans le vinaigre diſtillé.

Elle a contracté au feu quelque ſa-lûre, & y a changé ſa blancheur en couleur jaunâtre.

DE L'EAU DE BESSE
proche du Mont d'Or en Auvergne.

L'Eau de Beſſe priſe au commen-cement du Printemps, étoit lim-pide, & de ſaveur vineuſe très-forte.

En

En la faifant doucement évaporer on a obfervé qu'il fe faifoit en fa furface de petites pellicules grifâtres , & que quelque pouffiere roufsâtre s'attachoit aux parois des vaiffeaux. L'évaporation étant achevée il eft refté au fond une terre blanchâtre , feuillée , prefque infipide qui revenoit à $\frac{1}{645}$ du poids de l'eau. L'on n'en a pû feparer que très-peu de fel femblable à celui de l'eau de Chatelguyon.

Cette terre deffalée ayant été fortement embrafée au feu eft devenuë un peu rougeâtre. Avant que d'avoir été mife au feu elle fe diffolvoit en partie dans le vinaigre diftillé. Quand à la faveur vineufe de cette eau , quoiqu'elle fût très-forte , elle n'a pas laiffé de fe perdre promptement à la chaleur du feu , comme celle des autres eaux minerales aigrettes & moins vineufes. On en a fait diftiller , & ce qui paroiffoit au commencement étoit infipide , comme ce qui paroiffoit au milieu & à la fin de la diftillation.

DE L'EAU DE S. PIERRE
de Clermont en Auvergne.

L'Eau de Saint Pierre, dans le fossé de la Ville de Clermont, prise au commencement du Printemps étoit limpide, mais elle avoit fait dans les bouteilles quelques residences blancheâtres. Sa faveur étoit un peu aigrette & vineuse.

Pendant l'évaporation de cette eau il se faisoit à sa surface des pellicules blanches qui se precipitoient en petits floccons. Toute la residence seche revenoit à $\frac{1}{240}$ du poids de l'eau, & l'on en a tiré presque la moitié de sel semblable à cette portion du sel de l'eau marine qui se cristallise au fond & dans l'humide, & qui se mêle avec les alkali, ou sel fixe sulphurez des Plantes dissouts en eau commune.

La terre de cette residence, privée de son sel, autant que l'eau chaude en a pû separer, se dissolvoit avec grande effervescence dans l'esprit du vinaigre. Elle a contracté au feu une salûre notable, & sa blancheur y est devenuë grisâtre

DE L'EAU DE CHANONAT
près Clermont en Auvergne.

L'Eau de Chanonat, prise au Printemps, étoit très-limpide & un peu aigrette.

Elle a laissé après son évaporation peu de residence blancheâtre qui s'étoit amassée par petits floccons. Il n'y en avoit qu'environ $\frac{1}{1810}$ sans mélange d'aucun sel manifeste.

Cette terre s'est presque toute dissoute avec effervescence dans l'esprit distillé du vinaigre, & est devenuë rougeâtre au feu.

DE L'EAU DU VERNET
près S. Nectaire en Auvergne.

L'Eau de Vernet prise au commencement du Printemps, étoit très-limpide, de saveur aigrette & vineuse.

En l'évaporation qui en a été faite toute sa surface s'est couverte d'une pellicule grasse. La residence de cette eau totalement évaporée étoit en très-petite quantité ; c'étoit un peu de terre feuillée, grisâtre & insipide ; elle se dissolvoit en partie dans le vinaigre distillé. Ayant été embrasée au feu, sa couleur s'est obscurcie.

h ij

DE L'EAU DE CHARTRES
en Beauſſe.

CEtte eau apportée au laboratoire de la Bibliotheque du Roy ſentoit un peu la bouë quand on l'a reçûë.

Elle ne prenoit point avec la noix de galles cette couleur rouge obſcure que l'on dit qu'elle prend étant nouvellement tirée de ſa ſource : ce qui arrive à pluſieurs eaux minerales foibles qui perdent bientôt à l'air cette diſpoſition.

Cette eau ayant été miſe à diſtiller à chaleur lente, ce qui a paſſé le premier differoit très-peu de ce qui eſt diſtillé le dernier, & le tout n'a point parù different de l'eau commune. La reſidence ſeche de huit livres de cette eau diſtillée peſoit ſeulement vingt grains qui ne contenoient que quatre grains de ſel roûx & gommeux, de ſaveur acre & ſemblable à celle du ſel qui ſe tire de la terre commune. Le reſte étoit une poudre ſubtile de couleur griſe rouſſâtre qui ne ſe diſſolvoit point dans le vinaigre diſtillé. L'on n'a reconnu en cette eau qu'un peu de ſulphureité vaporeuſe.

Les ſoulagemens que pluſieurs personnes travaillées de diverses maladies ont dit avoir reçus par l'usage de cette eau, ont excité des curieux à bien examiner ses qualitez sur le lieu, & l'état de ses sources.

Ils ont observé que cette eau se trouvoit en plusieurs endroits d'un pré qui est proche des murailles de la Ville, entre les deux bras de la Riviere dans certains creux d'où elle sort ; à la sortie de la terre elle extrait la teinture de noix de galles ; elle n'a point cette crudité qu'ont les eaux qui sortent des terres profondes & des roches.

Si sa qualité minerale est prise de la terre de ce pré, on en pourroit découvrir quelque chose par l'examen de cette terre observée tant en sa surface qu'en son fonds, si la transcolation de l'eau de la riviere n'empêche d'y foüiller.

DE L'EAU DE S. PARDOUX
en Bourbonnois.

L'Eau de Saint Pardoux prise au Printemps, étoit aussi aigrette & vineuse.

Etant évaporée elle n'a pareillement laissé que très-peu de terre insipide. Le mélange d'autres sources froides, empêché qu'on ne puiſſe découvrir ſa qualité. On dit que la veritable ſource a quelque rapport à celles de Vic-le-Comte.

DE L'EAU DE LA TRAULIERE
près Saint Pardoux.

L'Eau de la Traulière priſe au commencement du Printemps, étoit limpide, & ſa ſaveur étoit aigrette & piquante.

Elle s'eſt évaporée, ſans pellicules, ſans floccons & ſans trouble, & a laiſſé peu de reſidence terreſtre de couleur cendrée & de ſaveur un peu ſaline. Ce peu de ſel qu'elle contenoit s'eſt trouvé ſemblable à cette portion de ſel marin qui ſe criſtalliſe au froid & dans l'humide, en ce qu'il ne troubloit point les diſſolutions des alkalis & des vrais nitres.

DE L'EAU DE S. PARISE
en Nivernois.

L'Eau de Saint Pariſe priſe au Printemps, étoit limpide & de ſaveur aigrette qui laiſſoit quelque âpreté à la langue.

En la faiſant évaporer il ſe formoit

à la furface des pellicules larges & blanches. Toute fa refidence étoit $\frac{1}{507}$ du
poids de l'eau. C'étoit une terre blancheâtre, feüillée & fans mélange de fel.
Elle étoit diffoluble dans le vinaigre
diftillé, & ne changeoit point au feu.

HUITIE'ME CLASSE.

*Des Eaux froides aigrettes & vineufes
qui participent d'un fel qui a du
rapport au nitre des Anciens.*

DE cette qualité font celles de Pou-
gues, de Saint Mion, de Saint
Floret, de Pontgibault, de Joffe, de
Saint Arban, de Camarets & de Vahls.

DE L'EAU DE POUGUES
en Nivernois.

L'Eau de Pougues prife au Printemps, étoit limpide, de faveur
acide, & defagreable à boire.

En la faifant évaporer fa furface fe
couvroit de pellicules blanches qui s'attachoient enfuite aux côtez des vaiffeaux, felon que l'eau diminuoit en
s'évaporant; il eft enfin refté une refidence blancheâtre & feuillée de faveur

faline qui revenoit à $\frac{1}{492}$ du poids de l'eau. L'on en a tiré prefque $\frac{1}{3}$ de fel qui avoit les qualitez du vrai nitre reconnues par des experiences pareilles à celles qui avoient été faites fur le fel de l'eau chaude de Bourbon-l'Archambault.

Ce fel ayant été fondu au feu dans un creufet d'Allemagne a pris couleur rouge claire qu'il a confervée étant refroidi. La terre de cette refidence fe diffolvoit en partie dans le vinaigre diftillé.

Ces eaux ont été fort frequentées autrefois, je ne fçai pas d'où vient qu'elles le font moins, finon que toutes chofes ont leurs fins ; cependant on les vient de retablir, & le Roy Louis XV. a donné une fomme confiderable pour cela.

DE L'EAU DE S. MION
en Auvergne.

L'Eau de Saint Mion prife au Printemps, étoit limpide, aigrette & vineufe.

Pendant fon évaporation il fe formoit quelques pellicules blanches qui furnageoient, puis fe precipitoient peu

à peu , & s'attachoient aux côtez des
vaisseaux avec quelques petits floccons
qui s'étoient faits au milieu de l'eau.
L'évaporation étant achevée , il est resté
une matiere blanche , grumeleuse , &
de saveur très-lixivielle dont le poids
étoit $\frac{1}{300}$ de celui de l'eau. On en a
separé presque les deux tiers de sel qui
étoit nitreux , comme celui de l'eau de
Pougues.

Ce sel ayant été fondu dans un creuset est devenu seulement grisâtre. La
terre de cette résidence se dissolvoit avec
effervescence dans le vinaigre distillé.
Ayant été embrasée au feu , elle est devenuë un peu rougeâtre.

L'examen de l'eau de Saint Mion
ayant été reïteré à la sollicitation d'une
personne de grande qualité qui disoit
s'être bien trouvée de son usage , & qui
en vouloit reprendre ; on a observé
que l'eau qu'elle avoit envoyée étoit limpide & aigrette. Elle ne prenoit point
couleur avec la noix de galles , & son
poids n'excedoit celui de l'eau des Fontaines de Paris qui viennent des Sources
de Rongis que de $\frac{1}{502}$; quoi que cette
eau n'eût plus d'acidité sensible au goût,
elle faisoit un peu rougir l'eau teinte

en bleu par le tournefol qui prenoit couleur pourprée. Cette eau ayant été mife à diftiller au Bain Marie, ce qui a paffé le premier en très-petite quantité a moins fait rougir l'eau de tournefol, mais elle a un peu troublé l'eau de la diffolution du mercure fublimé, ce qui ne s'étoit point fait avant la diftillation, & qui ne s'eft plus fait par ce qui eft enfuite diftillé. Ce qui eft venu fur la fin ne faifoit plus rougir l'eau de tournefol, & quoiqu'il ne troublât point la diffolution du mercure fublimé, il troubloit notablement celle du vitriol, & en faifoit precipiter quelque poudre jaunâtre. Ce qui eft refté de terre & de fel après la diftillation s'eft trouvé femblable à ce qui avoit deja été obfervé, & qui eft rapporté cy-deffus.

DE L'EAU DE S. FLORET
près Saint Cirgues en Auvergne.

L'Eau de Saint Floret prife en la faifon du Printemps, étoit limpide & aigrette.

En l'évaporation de cette eau il s'y faifoit amas de quelques petits floccons roufsâtres qui en s'attachant aux côtez

des vaiffeaux formoient des écailles affez groffes. Après l'évaporation de cette
eau la refidence s'eft trouvée roufsâtre,
feuillée & faline. Il y en avoit $\frac{1}{3\,|\,3}$
dont on a tiré prefque la moitié de fel
qui fe rapportoit au vrai nitre.

Ce fel ayant été fondu au feu dans
un creufet d'Allemagne eft devenu roux,
& la terre deffalée de cette refidence
fe diffolvoit quafi toute dans le vinaigre
diftillé avec grande effervefcence, &
contractoit au feu quelque falûre & une
couleur jaunâtre.

DE L'EAU DE PONTGIBAULT
en *Auvergne*.

L'Eau de Pontgibault prife au Printemps, comme toutes les autres
d'Auvergne qui ont été envoyées, étoit
limpide, aigrette & vineufe.

En la faifant évaporer il n'y a paru
aucune concretion jufqu'à la fin qu'il
eft refté une refidence blanche dont le
poids étoit $\frac{1}{556}$ de celui de l'eau. L'on
y a trouvé un peu plus de la moitié de
fel nitreux, femblable à celui de Saint
Mion.

La terre de cette refidence fe diffolvoit en partie dans le vinaigre diftillé

avec efferveſcence. Elle eſt devenuë un peu brune au feu ſans y recevoir d'autre alteration manifeſte.

DE L'EAU DE JOSSE
lez-Maringues.

L'Eau envoyée de Joſſe en la ſaiſon du Printemps, étoit de deux ſources appellées l'une le petit Boüillon & l'autre le grand Boüillon.

L'eau du petit Boüillon étoit très-limpide & de ſaveur aigrette, peu vineuſe. Elle laiſſoit ſur la langue une impreſſion de ſechereſſe.

Pendant qu'elle évaporoit il ſe formoit à la ſurface de petites pellicules qui ſe precipitoient par petits floecons, & s'attachoient aux côtez des vaiſſeaux. La reſidence ſeche de cette eau évaporée revenoit à $\frac{1}{345}$ de ſon poids dont on a extrait plus de la moitié de ſel rouſsâtre qui ſentoit fort la leſſive & qui a été reconnu nitreux; il eſt devenu bleuâtre après avoir été fondu au feu.

La terre ſeparée de ce ſel ſe diſſolvoit en partie avec efferveſeence dans le vinaigre diſtillé, & ne changeoit point de couleur au feu.

L'eau du grand Boüillon avoit une

saveur vineuse plus forte que celle du
petit Boüillon, mais ses residences
étoient pareilles, & son sel nitreux
comme l'autre.

DE L'EAU DE S. ARBAN
en Forêt.

L 'Eau de Saint Arban prise au Printemps, étoit très-limpide, aigrette
& un peu vineuse.

En l'évaporation qui s'en est faite à
peu de chaleur, il se formoit à la surface des pellicules blancheâtres, minces, insipides & sabloneuses, étant
rudes sous la dent comme un sable très-
menu. Toute sa residence seche étoit
$\frac{1}{640}$ de matiere blancheâtre, feuillée
& de saveur lixiviele : l'on en a retiré
environ de la moitié de sel nitreux qui
s'est condensé en tables épaisses.

La terre de cette residence se dissolvoit presque totalement avec effervescence dans le vinaigre distillé, & elle
a pris au feu quelque petite rougeur
de lacque claire.

DE L'EAU DU PONT
de Camarets en Languedoc.

AU Pont de Camarets, entre les Dioceſes de Saint Pons, d'Alby & de Caſtres, il y a deux fontaines d'eau froide à deux cent pas l'une de l'autre. La plus haute eſt appellée la fontaine d'Andabre, & la baſſe eſt dite la fontaine de Prugniez.

L'eau qui a été envoyée de la fontaine d'Andabre au mois de May, étoit limpide, & de ſaveur un peu vineuſe.

L'ayant mis à évaporer il ne s'eſt point fait de pellicules à ſa ſurface, mais il ſe precipitoit une terre blanche par petits floccons. La reſidence ſeche s'eſt trouvée être $\frac{1}{262}$ qui a rendu plus de trois quarts de ſel nitreux.

La terre de cette reſidence miſe dans le vinaigre diſtillé s'y diſſolvoit preſque toute avec efferveſcence. Etant fortement embraſée au feu dans un creuſet d'Allemagne, elle s'eſt preſque vitrifiée. Une autre portion de cette terre ayant été mêlée avec poids égal de ſon ſel, & miſe au feu pour la fondre, elle a penetré en partie au travers du creuſet qui s'eſt trouvé par le dehors enduit comme d'un émail brun, & le bord interieur de ce creuſet étoit couvert d'un émail rouge clair. Le reſte de cette matiere eſt demeuré blanc au fond du creuſet, après s'être beaucoup gonflé.

L'eau de Prugniez étoit très-limpide & de ſaveur un peu plus vineuſe que celle d'Andabre ; en s'évaporant elle n'a point fait de pellicules ſurnageantes, mais ſeulement de petits floccons blancs qui tomboient au fond. Toute la reſidence ſeche étoit $\frac{1}{384}$ du poids de l'eau, & cette quantité étoit proportionnellement moindre que celle de la reſidence de l'eau d'Andabre. Elle contenoit auſſi moins de ſel, n'en ayant qu'environ la moitié. Ce ſel étoit nitreux comme l'autre, & ſa terre étoit moins diſſoluble par le vinaigre diſtillé & moins fuſible au feu.

DE L'EAU DE VAHLS des Sources de la Marquiſe, & de la Marie.

PRoche de Vahls en Dauphiné il y a quatre ſources d'eau minerale qui ſont la Dominique, la Saint Jean, la Marquiſe & la Marie.

L'eau de la source appellée la Dominique étant differente des autres, l'examen qui en a été fait en l'Academie est rapporté cy-devant en la sixiéme classe.

L'eau de la source de Saint Jean que l'on dit être un peu tiéde & aigrette, ne nous a point été envoyée, parce qu'elle est plus foible que celle de la Marquise & de la Marie qui sont de même qualité.

L'eau de la Marquise dont la source est proche de celle de Saint Jean est froide. On dit que sa saveur est aigrette & un peu plus forte que celle de Saint Jean, & qu'elle purge davantage par les voyes du ventre & par celles des urines. Lorsque nous avons reçû cette eau, sa faveur nous a semblé être plûtôt salée qu'acide, & nous avons jugé que cette acidité qu'elle a dans sa source s'étoit affoiblie par le transport.

Elle n'a laissé après son évaporation que du sel nitreux, sans mélange de terre. Il y en avoit $\frac{1}{135}$ & ce sel étoit blanc & très-lixiviel. Il faisoit precipiter en couleur de minime le mercure sublimé dissous en eau commune comme fait le sel de tartre, & faisoit grande effervescence

effervescence avec l'esprit de ſel commun, comme ſont les ſels acres ſulphurez.

L'eau de la ſource nommée Marie qui n'eſt gueres éloignée de la Marquiſe, a plus d'acidité que l'autre, ſelon le rapport qui nous en a été fait, & elle fait davantage uriner ceux qui en boivent. Nous n'y avons plus trouvé d'acidité, mais ſeulement quelque ſalûre comme à celle de la Marquiſe. Le ſel de ſa reſidence s'eſt trouvé ſemblable & en moindre quantité, c'étoit $\frac{1}{167}$.

DE L'EAU DU ROCHER
ſous le Convent des Celeſtins de Vichy.

L'Eau du Rocher ſous les Celeſtins s'eſt trouvée à peu près ſemblable à celle de la Marquiſe de Vahls, elle eſt naturellement claire, froide & limpide.

Ayant fait évaporer au bain Marie deux livres d'eau, elle a fait d'abord une pellicule, & a donné dans la filtration une ſubſtance terreſtre de la nature des autres eaux de Vichy; le ſel pareillement étoit alkali nitreux à toute épreuve; ſur les deux livres d'eau j'ai

retiré une drachme & douze grains de
fel alkali, cinq grains de terre & deux
grains de fubftance onctueufe. *Voyez* le
Traité des Eaux de Vichy.

ADDITION.

DES EAUX MINERALES
de Spa.

L'Eau de Spa apportée en France
& envoyée au Laboratoire de la
Bibliotheque Royale pour être exami-
née, étoit en quatre bouteilles, l'une
defquelles n'étoit plus qu'à demi-pleine,
ayant été mal bouchée & renverfée.
L'eau de cette bouteille étoit un peu
trouble, & quoi qu'elle fût encore de
faveur mediocrement aigrette & vineufe, elle ne fe coloroit plus avec la noix
de galles. L'eau des trois autres bouteilles qui avoient été bien bouchées,
& qui fe trouverent pleines, étoit très-
limpide & de faveur aigrette & vineufe.
Elle prenoit couleur minime avec la
noix de galles.

Cette eau mêlée avec la diffolution
du mercure fublimé faite en eau commune, la troubloit & rendoit laiteufe;

& mêlée avec de l'eau en laquelle on
avoit fait diſſoudre du vitriol d'Allemagne, elle l'a auſſi troublée, & en
peu de temps il s'y eſt fait quelque precipitation de terre ſubtile rouſsâtre ; ce
que font les eaux dans leſquelles il y
a du ſel ſulphuré. L'acidité de cette
eau ne l'empêchoit pas de troubler, &
de precipiter le ſel de plomb diſſous
en eau commune : elle faiſoit très-peu
rougir l'eau de tourneſol, qu'une acidité moindre fait beaucoup rougir : ce
qui fait juger que l'acidité de cette eau
n'eſt pas ſimple.

Ayant mis de cette eau à diſtiller à
très-peu de chaleur dans un alambic
de verre aſſez haut pour en ſeparer le
plus volatil, ce qui a paſſé le premier
ne s'eſt point trouvé different de ce qui
a ſuivi & de ce qui eſt reſté dans la
cucurbité en faiſant ceſſer la diſtillation,
après en avoir retiré environ le quart,
& il n'y avoit plus d'acidité en toute
eau. Ce qui reſtoit dans l'alambic ayant
été mis dans une terrine de grez à évaporer lentement ſur les cendres chaudes, pour obſerver s'il s'y feroit quelques concretions pendant l'évaporation,
cette eau eſt toûjours demeurée lim-

pide , & lorfqu'il n'y en avoit plus qu'environ deux onces dans la terrine, l'on en a fait de nouveaux effais pour connoître la qualité du fel qui y étoit, mettant un peu de cette eau tant fur la diffolution du mercure fublimé faite en eau commune qu'elle a troublée & renduë laiteufe , que fur celle du vitriol d'Allemagne qu'elle a auffi troublée avec quelque precipitation de terre roufsâtre ,. & fur du fyrop violat qui eft devenu verd. Tous lefquels effets ont été des preuves d'un fel fulfuré , confirmatives des premieres tirées des premiers effais.

Le vaiffeau dans lequel l'évaporation fe faifoit s'eft trouvé enduit en fa partie fuperieure vers le bord & tout au tour d'une concretion faline , & plus bas vers le fond il étoit enduit d'une terre jaunâtre prefque infipide , mais un peu adftringente.

L'évaporation étant achevée , il eft refté de toute la quantité de cette eau qui étoit de fept livres , fix onces , fix gros , une refidence terreftre & peu faline enduite par toute la furface interne de la terrine. Cette refidence étant retirée de-là pefoit feulement quarante-huit grains dont les trois quarts étoient une legere & ſubtile terre rouſsâtre , & l'autre quart étoit un ſel ſulfuré qui faiſoit precipiter le mercure ſublimé en couleur blanche , comme fait le ſel de la Marne , & comme font les ſels vo-latils des plantes & des animaux, & non en couleur rouge ou orangée comme font les vrais nitres & les alkali. Cette particularité nous auroit obligé de faire une neuviéme claſſe pour placer cette eau étrangere, ſi nous en euſſions trouvé de pareilles en France pour la remplir.

Il y a une infinité d'autres ſources Minerales dans le Royaume qui ont toutes rapport à ces principales eaux.

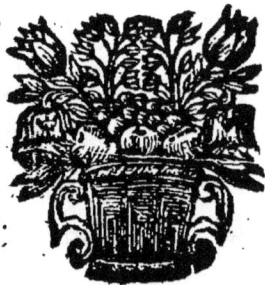

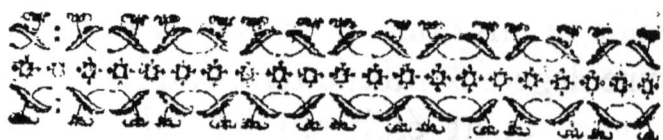

TABLE
DES MATIERES
contenuës dans ce Livre.

SECONDE CLASSE.

TROISIE'ME CLASSE.

Troisiéme Classe. Des eaux tiedes insipides dont les unes participoient de quelque sel, & les autres n'en avoient

SIXIE'ME CLASSE.

k

SEPTIE'ME CLASSE.

HUITIEME CLASSE.

DESCRIPTION

FIN DE LA TABLE.

TRAITÉ

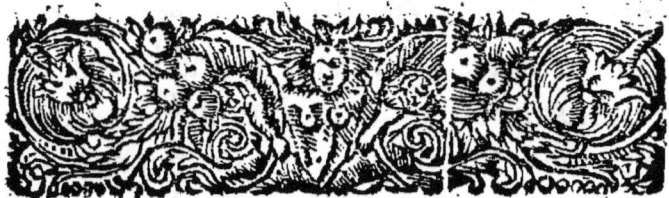

DESCRIPTION
DE LA VILLE
DE VICHY,
ET
DE LA SITUATION
DE SES FONTAINES.

CHAPITRE I.

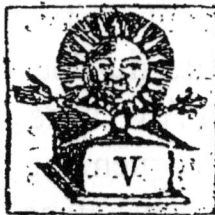

ICHY, en Latin *Vicus Calidus*, à cause de ses eaux chaudes, est une Ville du Bourbonnois, sur les confins de l'Auvergne, que Loüis XI. troisiéme Duc de Bourbon, fit murer & paver comme un lieu qu'il choisit dans ses Etats pour le plus propre à faire sa demeure ordinaire, à cause de la pureté de son air,

A

qui n'a jamais été alteré par les maladies contagieuses qui ont regné chez ses voisins avec tant de cruauté. Les corpuscules salutaires qui s'échapent des eaux, purifient l'air, & le rendent sulfureux & balsamique. Ces atomes ne souffrent point de corruption, tüent les vers & les insectes aëriens : aussi par le microscope on ne découvre aucun animal dans ces eaux minerales, comme il s'en trouve dans l'eau commune. La Ville est assise sur la riviere d'Allier dans un beau bassin bordé de côteaux, qui sont ornés de vignes & d'arbres fruitiers, à une juste distance des montagnes. De quelque côté qu'on aborde à Vichy, le coup d'œil est charmant, & les vûës & perspectives, tout-à-fait belles. De la terrasse des Célestins, qui est sur la riviere, on découvre trois Provinces, & les montagnes du Bourbonnois, Forest, & de l'Auvergne, dans la perspective & l'éloignement, bordent l'amphithéatre. Les promenades, soit à pied, soit en carosse, sont tout-à-fait belles & diversifiées. Il n'y a point d'endroit au monde où les sources d'eaux minerales soient plus diversifiées & plus abondantes : car on en voit de

chaudes, de tiédes & de froides dans
la même plaine. Les chaudes & les tiédes jettent de gros boüillons qui donnent matiere de refléchir & de réver à
ceux qui les voyent. Nous avons été
obligés de faire griller les fontaines
pour les tenir propres, & les garantir
des animaux, comme bœufs, vaches,
brebis & autres, qui venoient en foule
boire les eaux. Ils ne laiſſent pas de
venir de deux lieuës à la ronde, &
paſſent la riviere d'Allier à la nage,
ſans boire : en ſorte que les Métayers
ſont obligés de venir à cheval les chercher, ſur-tout quand le vent leur pouſſe
les corpuſcules mineraux. Ils en ſont ſi
friands, que c'eſt un plaiſir de les voir
courir le ſoir, ſur-tout les brebis, quand
ils reviennent des pacages, & les voir
lecher le tour des fontaines. Les bœufs
& les vaches boivent à la décharge des
eaux juſqu'à regorger, & ſe heurtent des
cornes pour boire les premiers. Le goût
des animaux n'eſt pas ſi uſé que le nôtre : il eſt plus fin & plus délicat, &
par conſequent ils ſçavent ce qui leur
convient. Ce qui eſt de certain, c'eſt que
ces eaux leur donnent de l'appetit, les
purgent & les engraiſſent par la ſuite.

La Ville de Vichy a au Levant la
Ville de Cuffet, au Midi & au Cou-
chant les Provinces de Foreft & d'Auvergne, dont elle eft limitrophe : au
Nord la Ville de S. Germain-des-Foffez
fur le chemin de Moulins, Capitale de
la Province, dont Vichy eft éloigné de
dix lieuës, ce qui lui procure de grandes
commodités. Elle eft fituée dans le plat-
païs à une grande lieuë des montagnes.
Son air eft très-pur, affez battu des
vents; fa campagne très-fertile & abondante en toutes chofes, commode
pour la chaffe & pour la pêche. Près
de la Ville il y a une plaine fort fpa-
tieufe & découverte, des plus agréables
qui foient en France. C'eft dans ce
lieu, comme dans un parterre naturel,
où nos bûveurs & autres prennent les
plaifirs de la promenade. Il y a des
jardins & des allées bien entretenuës
au-tour de ces pifcines probatiques.
C'eft là où les mélancoliques trouvent
dequoi vaincre leurs chagrins les plus
obftinés. Le mouvement du voyage,
le changement d'air, l'action de la
promenade, la beauté du lieu, la
bonne compagnie, l'éloignement des
affaires, le plaifir de la nouveauté

contribuent au bon succès des remedes : les eaux de ces fontaines de vie
se distribuent mieux dans les endroits
les plus reculés de nôtre corps. Les
abords en sont faciles de tous côtés,
soit en carosse, litiere ou autrement.
Les logemens sont fort commodes tant
à la Ville qu'aux Bains, qui n'en sont
éloignés que de deux portées de mousquet. Les maisons sont riantes & four-
nies de meubles, & sur-tout de bons
lits : il y a telle maison où il s'en trouve
jusqu'à cinquante. La maison de l'Intendant des Eaux est au milieu de la
Place vis-à-vis la grande grille. Je n'ai
rien épargné pour la rendre agréable
aux bûveurs, & la fournir de toutes
choses necessaires & commodes aux
malades. L'abondance de tout ce qui
est necessaire pour la commodité de la
vie se trouve en ce lieu. Les habitans
sont naturellement fort honnêtes, civils, sociables, d'humeur engageante,
& contribuent de tout leur pouvoir à
la satisfaction de leurs hôtes : c'est ce
qui fait qu'on y revient si souvent. Le
commerce qu'ils ont avec les personnes
qui dans les saisons viennent de divers
endroits du Royaume, sur - tout les

Parifiens, leur donnent cette affabilité.

Il y a des Auberges à bon marché pour ceux qui n'ont pas d'équipage, & qui fe veulent faire traiter : & on remarque que plus l'affluence des bûveurs eft grande, plus les Païfans apportent des vivres. Le gibier y eft excellent. On mange de très-bon pain à Vichy : on en a de frais tous les jours. La groffe viande y eft bonne, fur-tout le veau qui y eft excellent : on y engraiffe des poulets, on a des pigeonneaux, perdrix, cailles, dindonnaux, & toute forte de gibiers : les levraux y font admirables : le vin de Vichy eft bon : les côteaux d'Abret, de Crotte, de Longe-Vigne, du cru des Celéftins, de Ris, de Châteldon, de l'autre côté de la riviere Grave-la-Rama ; tous ces vins font bons, & fe tranfportent à Paris. Si les habitans vouloient faire leur vin, & y prendre peine, comme on fait en Champagne & en Bourgogne, ils le feroient encore meilleur, car ils ne fument jamais leurs vignes.

Ceux qui veulent boire du vin de Bourgogne, ont coûtume d'en apporter ou d'en faire venir, & je loüe la précaution.

La Ville de Vichy a eu ses revolutions comme les autres dans le tems
des guerres civiles qui ont regné dans
presque tous les siecles, depuis l'établissement de cette Monarchie. Les
Regnes de Charles IX. & de Henri
III. sont ceux qui dans les derniers
tems ont été les plus agités de cet ora-
ge, parce que sous pretexte de religion
ou du bien public, on y a vû citoyen
contre citoyen, armé pour la défense des
Autels, ou pour mieux dire, des in-
terêts particuliers. Que de désolations
dans ce Royaume : que de Villes sacca-
gées : que de Temples, que d'Eglises
profanées : que de maisons Religieuses
pillées & brûlées ! On a vû dans ces
tems mille fois plus malheureux que
ce que nous avons vû, les ennemis
secrets de l'Etat prendre les armes,
non pas peut-être pour en sapper les
fondemens, mais seulement à dessein
d'éloigner du Trône celui qui en étoit
l'héritier légitime. C'est dans ces tems
où les partis & les differentes factions
partageoient & désunissoient les membres de leur chef, & d'un Etat en
auroient fait plusieurs, si le Ciel lassé
de cette tyrannie, ne l'avoit défendu

A iiij

du naufrage dont il étoit menacé, en mettant le gouvernail de ce vaisseau battu entre les mains de ce sage Pilote Henry le Grand, né pour le calme & pour le repos de la France. De toutes les Provinces du Royaume, le Bourbonnois ressentit le plus les rigueurs de ces guerres; & Vichy qui en fait partie, fut souvent le théatre sanglant des plus violens combats, parce que chaque parti faisoit ses efforts pour s'emparer du pont de cette Ville, qui est un très-grand passage sur l'Allier. C'est peut-être celui dont Cesar parle dans ses Commentaires, puisqu'il est sur le grand chemin d'Autun à Clermont. Ainsi comme Vichy fut pillé, brûlé & saccagé (comme nous ferons voir ci-après) c'est ce qui a fait que quelques soins que nous ayons aporté pour trouver des memoires justes de ce qu'a autrefois été cette Ville, nous n'avons pû rien découvrir. Nous nous contenterons donc de dire ce que nous en avons appris par quelques histoires, procès-verbaux, & de la tradition. Nous parlerons seulement des avantages que la fureur des guerres ne lui a pû enlever, & que les tems ont respecté ; & entre ceux-ci, nous nous retrancherons à ceux qui sont à nôtre sujet.

Les Reverends Peres Célestins ont à Vichy un très-beau Monastere des mieux situés de l'Europe ; il a été fondé l'an 1401. par le même Prince Loüis XI. troisiéme Duc de Bourbon, dont la grandeur d'ame, le zele de la Religion, & l'abondance des richesses lui firent fonder un très-grand nombre d'Eglises, de Chapitres, de Monasteres, & d'Hôpitaux dans ses Etats. C'étoit la mode dans ce tems-là. La Fondation des Reverends Peres Célestins ne fut d'abord que de cinq cens livres de rente pour douze Religieux, qui ne l'accepterent que neuf ans après. Anne Dauphine d'Auvergne, & Comtesse de Forest, femme de nôtre Loüis XI. ratifia cette Fondation après le décès de son époux. Quoique cette Maison soit le monument sacré & perpetuel de la pieté des Ayeux de nos Rois, elle n'a pas laissé d'avoir ses revolutions au même tems que la Ville fut démentelée. Ce Monastere fut pillé, saccagé & brûlé par les Vicomtes de Morvan, Bourniquet, & autres com-

mandans les troupes des Huguenots en
l'année 1568. & huit ans après cette
Maison fut achevée d'être défolée,
ainfi que l'on voit par les procès-verbaux des Lieutenans generaux de Moulins, Cuffet & Aygueperfe, & du Bailli
de Billy, qui accompagnoient les Com-
miffaires que le Roy Henri III. avoit
envoyés dans la Province de Bourbonnois pour informer de l'état des lieux
que les Huguenots avoient ruinés. Ce
Monaftere foutint le fiége trois femaines contre le Comte d'Auvergne, ou
Grand Prieur de France, fous le com-
mandement du Capitaine Beauregard,
qui s'y jetta pour le défendre par ordre du Gouverneur de la Province,
qui étoit Monfieur de Chazeron en
l'année 1590. *

Ce fût en cette rencontre que le remede fut pire que le mal : car les troupes
de Beauregard acheverent de ruiner cette
Maison, laquelle pourtant s'eft remife
par l'économie & fage conduite de ceux
qui en ont eu le gouvernement & ad-
miniftration. Ce Monaftere eft joignant
les murs de la Ville, bâti fur un rocher
inaceffible du côté de la riviere d'Allier

* Mezeray, tom. 3. fol. 806.

qui flotte au pied : sa vûë s'étend sur
la Limagne d'Auvergne , découvre ses
montagnes , & celles du Forest : les
prairies , les boccages , & les côteaux
de vignes l'entourent presque de toutes
parts : il y a un jardin fort agréable ,
à cause de sa situation : il y a une
terrasse du côté de la riviere , de laquelle on voit pêcher la nuit les saû-
mons aux flambeaux : il y a dans ce
jardin de grandes allées couvertes , im-
penetrables à la chaleur du soleil dans
le plus fort de l'Eté , & aussi de petits
jardins particuliers bien cultivés , &
émaillés de fleurs dans les saisons , que
les Novices cultivent au bas de la terrasse dans le rocher , au travers duquel
ils ont taillé un chemin à force de travail des mains. C'est là où nos malades
de l'un & de l'autre sexe trouvent dequoi charmer leurs maux , car les pei-
nes du corps sont comme balancées &
suspenduës par les douceurs & la tranquillité que l'esprit goûte en ce lieu ,
dont les charmes naturels triomphent
si aisément de ceux de l'art. Ce Monastere est habité , ou plû-tôt animé
par la presence de ces Enfans de saint
Pierre Célestin , parfaits imitateurs de

la vertu de leur Pere, vivans fous la Regle de faint Benoît. Leurs Superieurs font un Prieur, & un Sou-Prieur, qui font toûjours des perfonnes choifies, au fujet du grand concours des perfonnes de qualité & de confideration dans les faifons des eaux.

Les Reverends Peres Capucins dont le zele & la charité veillent toûjours pour le foulagement du prochain, ont fait bâtir un Convent auprès des Bains pour la commodité & la confolation des malades. C'eft un hofpice prefentement, mais cette Maifon par la fuite deviendra un de leurs plus beaux Convents avec le fecours de la providence & par les foins des Superieurs, qui font toûjours des meilleures têtes de l'Ordre. Il eft vrai que leur mifere, qui eft grande, l'eft encore plus en ce lieu qu'en tous les autres, par deux raifons : l'une, qu'ils n'ont point de quête ordinaire, à caufe de la pauvreté des lieux voifins ; & l'autre, parce qu'ils font accablés de tous les malades de leur Ordre, qui y viennent de toutes les Provinces, même des Royaumes étrangers, pour y prendre les eaux & les bains. Il y a encore une petite ri-

viere appellée Chisson , qui se jette
dans l'Allier auprès des bains , tout le
long de laquelle il y a des promenades sur le gazon en païs sec sous des
saulsayes , dans lesquelles la chaleur
ne pénetre pas. Tout est naturel dans
ce beau païs : la nature y repand ses
tresors : il seroit néanmoins à souhaiter
que l'art perfectionnât ce qu'elle a si
richement & liberalement commencé.

Dans ce beau territoire se trouvent
les eaux minerales , dont nous entreprenons l'histoire. Il y a six fontaines
peu éloignées les unes des autres. Il
y a dans la Place des bains , le grand
puits quarré , ou reservoir enfermé dans
un pavillon vouté : la grande grille
sur laquelle est un grand pavillon en
forme de peristille , soutenu sur des
colomnes de pierres de Volvic , avec
des bancs pour mettre les bûveurs à
couvert du soleil & de la pluye. A
cent pas de celui-ci on trouve le petit
Boulet , dans lequel s'est déchargée
une seconde source , lesquelles deux
on nommoit Fontaines garnies , à cause
qu'elles ont été construites par Monsieur Garnié Medecin. Le gros Boulet
est proche la Ville ; la fontaine du

Rocher au-dessous des Célestins : &
enfin le petit Bourbon ou la fontaine
Chomel, nouvellement découverte dans
la place des bains à l'angle du bâtiment ou maison du Roy du côté des
Capucins, dont l'eau est plus chaude
de deux degrés que celle de la grande
grille. Elle est enfermée dans un bassin
de marbre blanc, & couverte d'un
pavillon soutenu sur des colomnes.
Entre la grille & le puits quarré est
bâti tout à neuf par la liberalité de
Sa Majesté Loüis XV. le bâtiment,
dit maison du Roy, où il y a deux
bains voutés, l'un de l'eau de la grille,
& l'autre du puits quarré ou reservoir,
& de toutes les sources qui s'y rendent. Il y a plusieurs belles chambres
dans ce bâtiment qui a 52. pieds de
longueur sur 21. de largeur, dans lesquelles il y a des étuves. Ceux qui
veulent suër dans ces chambres en sortant de la douche & du bain, y trouvent des lits, & y sont servis par les
doucheurs & baigneurs dont on aug-
mentera le nombre au sujet de l'affluence des malades qui augmentent
tous les jours. Ceux qui veulent suër
dans leurs lits chez eux, sont portés

par les baigneurs dans des chaiſes à
porteurs, ſortans du bain.

La maiſon Roy eſt iſolée au milieu
d'une place où ſe trouvent les ſources
chaudes dans un beau baſſin orné de
côteaux de vigne à une belle diſtance.
Le Convent des Capucins eſt au bout
de la place bien bâti, avec un jardin
& des allées d'arbres pour la promenade des bûveurs. Il y a deux pavil-
lons aux deux extrêmités du bâtiment,
comme nous l'avons dit ; l'un du côté
d'Occident, fermé & vôuté pour conſerver la chaleur des eaux & les tenir
propres ; & l'autre du côté d'Orient,
à découvert. Vis-à-vis les bains au
milieu de la place eſt la maiſon du
Medecin, Intendant des eaux, qui eſt
commode, bien aërée, avec un jardin;
les Armes du Roy ſont ſur le frontiſpice.
Toutes les fontaines ſe vuident par le
pied par le moyen d'un regard qu'elles
ont chacune, pour que les eaux ſoient
tôûjours nouvelles & propres le matin
lorſqu'on vient ſur la place pour les
boire, & elles ſe déchargent dans un
grand canal vouté par-deſſous la place,
paſſent au travers du clos des Capucins, pour ſe rendre dans la riviere

d'Allier qui bat les murs & la terraffe de leur Convent, d'où l'on découvre une belle vûë, auffi-bien que de deffus la terraffe des Céleftins, dont la vûë eft magnifique, & au-deffous de laquelle il y a plufieurs jardins de terraffe en terraffe jufqu'à la riviere, bien cultivés & ornés de toutes fortes de fleurs & orangers, par les Religieux de cette Maifon, qui y reçoivent les étrangers avec beaucoup de politeffe. Au refte ces fontaines & ces bains mériteroient tous d'être revêtus de marbre à l'imitation de ceux de Bourbon-Lancy. Je fuis perfuadé que s'ils étoient dans les environs de Paris, l'Architecture épuiferoit ce qu'elle a de plus beau & de plus riche pour les orner & les embellir. Monfieur de Vanolles, Intendant de la Generalité, qui veille au bien public, & embellit la Province par des édifices publics & des chemins bien plantés d'arbres, a fait rebâtir à neuf ces bains, & vient de faire venir avec lui l'Ingenieur de la Province, pour orner la place d'arbres pour la commodité des bûveurs, & fait planter des arbres dans tous les chemins des environs des bains.

CHAPITRE

CHAPITRE II.

Des Principes & des Termes de la Doctrine, sur laquelle cet Ouvrage doit être fondé.

COMME la plû-part des personnes qui liront cet Ouvrage, pourroient se rebuter, parce qu'ils n'en connoîtroient pas les principes ; nous avons jugé à propos, avant d'entrer en matiere, d'en donner quelques idées, afin d'en faciliter l'intelligence. Nous nous servons des lumieres de la Chimie, qui seule peut nous faire pénetrer dans les mysteres de la nature, puisqu'elle seule a trouvé les moyens de resoudre les composés en leurs premiers principes.

Le sein de la terre est, pour ainsi dire, le grand laboratoire de la nature : c'est où presque tout se forme : c'est où les glébes, les crayes, les boles, les sucs nourriciers des plantes ; où les mineraux, les pierres, les diamans, les pierreries, les sables, les sels, les souffres, les vitriols, les alums, les nitres, les bitumes ; où les métaux,

B

l'or, l'argent, le fer, le cuivre, le plomb, l'étaim, le vif-argent; où, en un mot, tout végete continuellement. Dans ce fécond laboratoire ce ne font qu'infufions, que macérations, que digeftions, que calcinations, que fufions, que diftillations, que folutions, que filtrations, que précipitations, qu'évaporations, que circulations, que congélations, que criftalifations, par lefquels, les corps, de folides qu'ils étoient, deviennent liquides, de liquides deviennent folides, & font ainfi fucceffivement les embrions les uns des autres. L'eau peut-elle couler au travers de ces preparations, fans entraîner quantité de corpufcules des matieres par où elle paffe?

Les os & les cornes des animaux, les perles qui naiffent dans certains poiffons, les pierres qui naiffent dans le corps humain, les arteres, les tendons qui s'offifient, les verres qu'on fait former de matieres molaffes, les fels extraits des eaux, le bois des arbres, toutes ces matieres font liquides dans leur origine. La raifon le montre encore mieux. Un diamant n'acquiert pas tout d'un coup fa groffeur ; ce n'eft d'abord qu'une particule , peut-être auffi ténuë qu'un atome d'eau , & auffi fufceptible de liquidité & de fluidité : il s'y en joint une feconde , une troifiéme , une quatriéme , & voila un corps d'une dureté prodigieufe , & d'une beauté qui fait plaifir , dont les commencemens étoient auffi liqui-des que l'eau.

C'eft le fentiment commun que les coraux dans la mer , les pierres dans la terre , les mineraux & les metaux dans leur matrice , n'ayent qu'une fubf-tance affez molaffe.

L'eau coulant au travers de ces em-brions liquides ou mollaffes en éle-ve des particules très-petites & très-legeres , & femblables à ces vapeurs que le foleil enleve de l'eau , & qui vont fervir à former en l'air les nuées , les pluyes , les grêles , les neiges & les brouillards.

Entrons dans le fein de la terre , jufqu'à l'endroit le plus profond. L'on dit qu'on ne peut penetrer plus avant que trois cens pieds , c'eft-à-dire , cinquante toifes , felon le rapport de ceux qui font travailler dans les mines du Perou, où l'on pompe inceſſamment l'eau, les mineurs ſentent alors une chaleur qui les ſaiſit & leur ôte la reſpiration : ce qui fait pour ceux qui ſoutiennent qu'il y a un feu central, & que la terre étoit originairement une planete de feu, autour de laquelle il s'eſt fait une croute de trois cens pieds d'épaiſſeur, qui eſt la terre ; mais je ne déciderai pas cette queſtion.

On diſtingue cinq couches très-differentes : La premiere, qui forme la ſuperficie de la terre, & couvre les autres, eſt une terre franche, épaiſſe de deux pieds plus ou moins. La ſeconde eſt le tuf où ſont les carrieres.

La troiſiéme eſt une terre glaiſe telle qu'on l'employe pour former des vaiſſeaux de terre : elle a ſelon les differens endroits deux, trois & quatre pieds d'épaiſſeur.

La quatriéme couche eſt très-remarquable : elle a ſix pieds d'épaiſſeur plus ou moins : c'eſt une maſſe dure, caſſante, compacte, peſante, cependant ſi poreuſe que l'eau verſée deſſus s'y imbibe à l'inſtant, & ſe filtre à travers,

La cinquiéme couche est une terre noire, violette, ferme, dure, fondante dans l'esprit de vin, remplie de petits corps en forme de marcasites, d'une odeur desagréable de soufre & de bitume.

Ce seroit ici le lieu de rapporter les differentes opinions des Philosophes, dans lesquels il y a tant de contrarieté par le mauvais usage qu'on fait de la Philosophie. Au commencement Platon l'avoit renduë tout-à-fait recommandable. Aristote qui lui succeda, l'attaqua par de nouveaux sentimens. Les Stoiciens détruisirent celle-ci, & les Carthesiens ont méprisé toutes les opinions qui les ont précedé. Quelqu'un est né, ou à naître, qui effacera peut-être tout ce que les Sages de l'antiquité, & les Modernes ont pû dire de beau & de bon sur la Philosophie.

La difference des sectes a fait beaucoup de tort à la Philosophie. La Dogmatique se vantoit d'avoir trouvé la verité que les Epicuriens, les Stoiciens & les Peripatéticiens suivoient. La Sceptique, ou Pyronienne, au contraire a prétendu qu'on ne pouvoit jamais la rencontrer.

Et fous celle-ci on a rangé les trois differentes claffes des Academies qu'on comprenoit fous celles des Syrenaïques, d'Heraclite, de Democrite, d'Anaxagore, d'Empedocles, d'Homere, d'Hippocrate, & des fept fages de Grece.

On ne fçait plus fur quoi s'en tenir ; la nouveauté prime toûjours, mais elle n'eft recommandable que pour certains temps.

Les Mathematiques même, que les hommes regardent comme les plus certaines de toutes les fciences de dix-neuf, & tant de fujets differens dont elles traitent, à peine en a-t'on pû trouver deux de parfaits, comme font l'Arithmetique & la Geometrie aufquelles on pretend qu'il y a même beaucoup à redire.

De quoi les fçavans n'ont-ils pas broüillé ces fciences par des figures & des termes obfcurs, lorfqu'ils veulent expliquer ou demontrer des nouveaux problémes avec des termes d'Algebre fi abftraits, qu'ils n'ont inventé que pour s'entendre avec eux-mêmes, & exclurre de leur focieté tout le refte des demi-fçavans ; toute cette nouvelle &

profonde érudition fait-elle qu'on ſoit
plus habile aujourd'hui qu'Archimede
& qu'Euclide l'ont été autrefois? A-
t-on trouvé quelque choſe de mieux
que tous ces Grands hommes, après
tant de recherches & de nouvelles
découvertes dans les aſtres & par-tout
ailleurs? Tout ce qu'on fait aujour-
d'hui eſt certainement bien à loüer,
mais on n'en doit pas tirer aſſez de
gloire pour qu'on puiſſe dire qu'on
eſt plus heureux à preſent qu'au commencement que les Sciences étoient
encore fort imparfaites. Si on étoit
moins ſçavant alors, peut-être en
étoit-on plus content, plus heureux
& de meilleure foy.

La belle choſe que c'eſt que ce
nouveau ſyſtême de Medecine, de
l'équilibre, des ſolides & des liquides: que de changemens & de nouvelles opinions!

Hippocrate a réduit dans la plus
belle methode du monde la Medecine
que des Empiriques pratiquoient avant
lui. Paracelſe qui lui a ſuccedé, s'eſt
mocqué de la methode des Galeniſtes.
Les Alkalis & les acides ont été enſuite inventés. Les levains & les pré-

cipitations ne font plus gueres à la mode ; & le mouvement d'ofcillation nouvellement inventé , par le moyen duquel on pretend que les liquides font pouffés & fubtilifés pour être entraînés par le torrent de la circulation , ne durera pas plus que les autres.

On les oubliera comme on a fait la methode dont Hippocrate & Galien fe font fervis fi utilement de leur tems. Il l'ont reconnuë fi bonne , que par fon moyen ils ont trouvé le fecret de vivre bien plus long-tems que les nouveaux.

C'eft affez parlé de la contrariété qui regne dans les opinions des Philofophes , revenons à nôtre fujet.

Nous n'emprunterons prefque rien des Paracelfes , des Raymond-Lulle , des Hermes, des Bafile Valentin, ni des Cofmopolite , pas même des Vanhelmont, parce qu'ils ont voilé leur fcience fous des énigmes trop obfcurs & fur des raifonnemens qui guindent & bandent trop l'efprit. Mais les Modernes qui ont dévelopé leurs myfteres , & mis cette fcience dans fon plus beau jour , s'étant rendus clairs & fenfibles par des experiences méchaniques ,

méchaniques, nous fourniront toutes nos lumieres & pensées, qui ne seront, autant que nous pourrons, que la copie des leurs, dont nous avons recueïlli ce qu'il y a de meilleur & de plus intelligible dans chacun en particulier, en quoi nous esperons faire plaisir aux personnes qui dans les Provinces n'ont pas les Auteurs du temps qui sont en grand nombre, parce que cette Physique, comme les autres, a plus fait de chemin en trente années en France qu'elle n'en avoit fait depuis sa naissance. Elle doit son progrès aux soins & aux liberalités de Loüis le Grand de glorieuse mémoire, qui, comme un autre François premier, s'étant déclaré le pere & le protecteur des Lettres, a attiré dans son Royaume tous les plus grands hommes de l'Europe, & les a animé par ses recompenses à la recherche & à la découverte de la verité, particulierement dans la Physique.

Quelques-uns des premiers Philosophes Chymistes ayant examiné la nature de près, & fait l'Analyse des composez, ont trouvé cinq substances differentes, ce qui les a obligé d'établir

C

cinq principes de chaque mixte : fçavoir trois actifs , qui font le mercure,
le foûfre & le fel , deux paffifs qui
font le flegme & la terre. Ils ont attribué aux premiers toute l'action, le
mouvement & les effets des compofez,
& ont reconnu les paffifs comme des
matrices mortes & fteriles dans lefquelles les principes actifs produifent
tous leurs effets , fans que les paffifs
y contribuent en aucune maniere , fi
ce n'eft d'une façon paffive , en leur
fervant de lien & d'union. Ils prétendent que le mercure foit la partie la
plus fubtile , la plus pénetrante & la
plus vive du corps Phyfique , ils ont
dit qu'il étoit toûjours en mouvement
lorfqu'il étoit à lui-même , & qu'il faifoit tous fes efforts pour le procurer
dans les mixtes. C'eft pour cette raifon
que quelques-uns d'entre-eux l'ont appellé efprit , d'autres l'ont nommé avec
Platon l'Ame du monde, qui informe
toutes chofes , qui leur donne l'être ,
la vie & le mouvement , & lui ont
attribué de plus grands avantages. Le
foûfre qui eft le fecond de leurs principes actifs eft la partie huileufe , la
plus graffe & la plus inflammable des

mixtes ; c'est lui qui fait la diversité des couleurs & des odeurs ; c'est lui aussi qui fait la beauté & la difformité des corps. Le sel qui est le troisiéme principe actif est la cause des saveurs ; c'est lui seul qui fait impression sur les organes du goût ; c'est lui, disent-ils, qui fait la solidité, la fermeté & la durée des corps. Quelques-uns reconnoissent trois sortes de mercure ou esprit, un esprit acide comme celui de vitriol, de soûfre, de sel marin, d'alum, de cuivre & de salpêtre, un esprit acre comme celui de Vipere, de corne de Cerf, d'urine, de sel armoniac, & un esprit ardent comme celui du vin, de biere, de cidre, de geniévre & de romarin. Le soûfre qui est la partie du mixte la plus susceptible du feu, quoiqu'il soit toûjours le même dans chaque mixte, est pourtant leger ou pesant suivant la nature du corps dont on le tire ; quelquefois il va au fond des liqueurs, & quelquefois il y surnage : mais qu'il soit pesant ou leger, il a toûjours la disposition prochaine de devenir feu ; à suivre sa nature, & à l'imiter dans ses effets. Pour le sel quelques-uns n'en

reconnoiſſent qu'un premier & univerſel dont tous les autres ſont faits, &
quelques autres le diviſent en trois, en
fixe, volatil & eſſentiel. Le fixe reſiſte
au feu qui n'a point d'empire ſur lui,
& dont à peine altere-t'il tant ſoit peu
la nature ; le volatil eſt celui qui ſe ſé-
pare d'abord des mixtes dans leur dé-
compoſition, & qui obéit plus promptement au feu ; l'eſſentiel eſt celui qui
ſe tire de l'extrait des plantes. On attribuë à celui-ci toute la vertu ſémi-
nale & exemplaire du végetal. Quoique les Sectateurs de ces principes nous
faſſent voir dans les Mécaniques qu'ils
tirent effectivement ces cinq ſubſtances
du mixte dans ſa reſolution ; néanmoins, comme on rafine tous les jours
& qu'on ſubtiliſe dans tous les arts,
quelques-uns avoüent bien qu'il y a
du mercure, du ſoûfre & du ſel dans
toutes choſes : mais ils ne les veulent
reconnoître pour premiers principes des
mixtes des corps naturels, parce que
l'eſſence du principe phyſique conſiſte
en ce qu'il ſoit ſimple ; & ils font voir
que le mercure, le ſoûfre, & le ſel
ſont compoſés. Et en effet ces trois ſor-
tes d'eſprits que nous avons rapportés,

font-ils fimples en eux-mêmes : l'efprit
acide n'eft-il pas compofé du fel effen-
tiel & du flegme : l'efprit acre n'eft-il
pas auffi un mélange de fel volatil
diffout dans un peu de flegme : &
l'efprit ardent eft-il autre chofe qu'un
foûfre : & ce foûfre n'eft - il pas lui-
même un affemblage de beaucoup d'a-
cides embarraffés dans eux-mêmes ou
dans un peu de terre ou de flegme :
& fa legereté ou pefanteur ne lui
vient-elle pas du plus ou du moins
de terre qui le précipite ou le fait nâger fur les liqueurs , quoique toûjours
plus ou moins inflammable ? Le fel
fixe n'eft-il pas un compofé de fel acide
& de terre poreufe , fi étroitement unis
enfemble par les loix de la nature , ou
de la figure & des pointes des uns ,
& de la differente difpofition des pores
des autres , que les diffolvans ont de
la peine à les feparer ? Le fel effen-
tiel n'eft-il pas un compofé de fel volatil & de fel acide, de telle maniere
pourtant que l'acide y domine ? Enfin
leur fel volatil eft-il autre chofe dans
leur penfée qu'un foûfre ou un acide
exalté, comme l'efprit de foûfre qu'ils
difent être le fel volatil de ce mineral

diſſout dans l'humide ? Ainſi les Auteurs les plus récens voyant que le mercure, le ſoûfre & le ſel n'étoient pas des corps ſimples, n'ont-ils pas eu raiſon de rechercher d'autres principes plus ſimples, qu'ils ont enfin découverts après pluſieurs courſes dans les trois Royaumes, c'eſt-à-dire, après avoir travaillé plus exactement que les premiers ſur les végetaux, animaux & minéraux; & après en avoir fait & refait ſouvent l'analyſe, ils ont enfin trouvé que toutes choſes étoient compoſées de deux principes actifs ſeulement, qu'ils ont appellés acide & alkali, leſquels ne pouvoient être réduits en aucune autre ſubſtance, quelque dexterité & ſubtilité dont ſe peut ſervir l'artiſte pour cela. Cependant ſi nous n'apprehendions pas le procès par écrit, nous dirions que Vanhelmont, un des premiers auteurs de l'alkali, l'a voulu dépoüiller de cette qualité de principe, en diſant qu'il n'étoit pas l'ouvrage de la nature, mais ſeulement une production du feu. Et Tachenius le plus zelé partiſan de cette doctrine, dans le livre qu'il a fait, pour nous prouver qu'Hippocrate a été un fin

& myſterieux Chimiſte, dit auſſi que l'alkali ne ſe trouve point dans la nature, mais qu'il doit ſa naiſſance aux ſoins de l'Artiſte, qui ſe ſert du feu pour le produire. C'eſt pour cela, dit-il au même endroit, que les Anciens ont aſſuré que cette vierge (parlant de l'alkali) étoit compoſée de trois parties, c'eſt-à-dire, de la diſpoſition de la nature, du travail du Philoſophe, & de l'operation du feu. Il dit encore dans le même livre * que les végetaux n'ont pas un grain d'alkali. Cependant ce même Auteur dit peu après que l'alkali entre dans la compoſition du mixte, dont il fait partie. Et comment pourroit-il entrer dans le mixte, s'il n'étoit pas avant la calcination de ce même mixte, ajoûté pourtant que le feu qui eſt acide & l'eau alkali, ſuivant ſon ſyſteme, ſoient les principes de toutes choſes. Nous ſou-haiterions apprendre comment l'alkali peut être premier principe d'une choſe, s'il n'eſt produit qu'après que le feu l'a détruit. D'autres plus récens, & pour leſquels nous avons plus d'eſtime, parce qu'il raiſonnent plus juſte, du moins ſuivant leur hypotheſe, diſent

* Chap. 3.

C iiij

que l'alkali ne peut être premier principe, ce qu'ils prouvent par de très-
folides raifons en apparence, & fe fervent de l'autorité de ce même Tachenius. Nous rapporterions ici leurs raifons, mais crainte d'en trop dire, &
de nous engager dans quelques chica-
nes ennuyeufes, nous obferverons feulement que, quoiqu'ils ne reconnoiffent
pas l'acide & l'alkali pour premiers
principes, ils avoüent néanmoins qu'il
fe trouve dans tous les corps phyfiques
du plus au moins, & qu'ils font la
caufe, du moins occafionnelle, de la
plû - part des phenoménes que nous
voyons dans la nature, ce qui fuffiroit
pour l'établiffement de nôtre fyftême.
Il ne fera pourtant pas inutile de répondre fuccintement que le feu peut
bien décompofer le mixte, & défunir
leurs pri   mais que de quelque
manière qu'on le tourne, & à quél-
que degré qu'on le pouffe, il ne lui
fera jamais poffible de faire naître une
chofe d'un fujet dans lequel elle n'é-
toit pas auparavant. De dire que le feu
qui eft un acide, produife l'alkali qui
eft fon contraire, cela eft abfurde.
Nous avoüons bien que le feu peut

alterer ; mais non pas entierement détruire ni auſſi produire l'alkali : c'eſt-
à-dire, qu'il peut bien en quelque façon changer la figure & émouſſer un
peu les angles des ſels, & puis c'eſt
tout. Ainſi nous croyons avec la plûpart des Phyſiciens d'aujourd'hui, que
l'acide & l'alkali ſe trouvent dans la
nature, & que l'art ne contribuë rien
à leur production, mais les débarraſſe
ſeulement. N'avons-nous pas des alkalis ſur leſquels le feu n'a point
travaillé ? Le nitre des anciens dont
l'eau du Nil eſt fort impregnée & le
Borax foſſille, ne ſont-ils pas tels que
la nature nous les donne ? Cependant
ils ſont alkalis, car ils précipitent en
couleur orangée le mercure ſublimé,
comme font le ſel de tartre & autres
alkalis tant fixes que volatils. L'eau
que Tachenius veut qu'Hippocrate ait
reconnuë * être veritable alkali, eſt-
elle la fille du Feu, ou ſa ſœur : les
alkalis que les animaux ont dans le
corps, & qui leur donnent & entretiennent la vie par le moyen de la
fermentation, ſont-ils l'ouvrage du
feu : l'alkali du raiſin, celui de la

* Lib. Hyp. Chym.

farine , celui des végetaux vivans, particulierement ceux du romarin , de la fauge , du thim , de la menthe, de la lavende , de la joncquille , de la tubereufe & d'une infinité de cette nature , doivent-ils leur être au feu, dont ils n'ont jamais éprouvé l'action ? Enfin celui qui fe trouve dans le fétus au moment de la conception , y eft-il produit par le feu ? En un mot, ou il fe fait des fermentations dans les corps vivans , ou il ne s'en fait point : qu'il ne s'en faffe point , tous ces Meffieurs s'empêcheront bien de le dire , même de le penfer ; mais s'il s'en fait , comme l'experience & leur autorité nous le font voir , il faut néceffairement conclurre qu'il y a des acides & des alkalis naturels , puifqu'il n'y a jamais de fermentation que par le combat & agitation de ces deux corps qui ne peuvent demeurer en prefence fans fe heurter & s'accrocher , foit qu'ils s'entraiment , & qu'ils ne puiffent fubfifter l'un fans l'autre , ou plû-tôt qu'ils cherchent à fe détruire , à s'unir ou à fe défunir. Quant à ce que quelques-uns prétendent que les végetaux avant l'incineration ne produifent que

des ſels acides. Nous ſommes ſurpris
qu'ils n'ayent pas fait reflexion avant
nous que de la maniere qu'ils tirent
ces ſels des végetaux, ils ne peuvent
qu'ils ne conſervent beaucoup d'acides, parce qu'en tirant ſeulement le
ſuc ou l'extrait des plantes, l'acide ne
ſe ſepare pas pour cela de l'alkali,
auquel il eſt uni intimement dans le
mixte, & quand l'acide principe ſe
ſepareroit, & s'inſinueroit dans la liqueur, & s'embarraſſeroit facilement
dans les pores du ſel alkali, ſoit fixe
ou volatil. Auſſi à ne point cacher
nôtre penſée qui ne ſera peut-être pas
du goût de tout le monde, nous
croyons que le ſel principe eſt plû-tôt
un alkali qu'un acide, parce que celui-
ci nous paroît compoſé de l'acide & de
l'alkali; & celui-là eſt ſimplement alkali, & ne peut par la violence du
feu ceſſer d'être tel : & du ſel acide
on fait fort bien de l'alkali dés-que
le feu a pouſſé & fait déloger l'acide; & pour parler plus juſte, il faut
dire que l'acide n'eſt pas ſel en lui-
même, & ne devient ſel que lorſqu'il
s'unit & s'incorpore au ſel alkali,
dans lequel prédominant quelque fois,

il se fait sentir comme acide, & de là
vient qu'on nomme des sels acides.
Nous pousserions cette question plus
loin, mais nous ne finirions, & nous
croyons avoir suffisamment prouvé que
l'alkali est un enfant legitime de la
nature, & non pas de l'art. Il s'agit
presentement de donner la définition &
la division de ces deux principes, après
en avoir prouvé l'existence ; afin que
connoissant leur nature & leurs effets,
on puisse concevoir aisément la justice
& le mérite des propositions que nous
ferons dans la suite du discours, &
la force & la justesse des conséquences
que nous en tirerons. Nous disons donc
que l'acide auquel on a donné tant de
noms métaphoriques, est en lui-même
un corps actif & subtil, (c'est pour
cela qu'on l'appelle esprit) dont les
parties sont aiguës & penetrantes ; &
si nous voulons le considerer par les
effets qu'il produit, c'est ce qui fermente, boüillonne & excite du mouvement avec tous les alkalis, soit que
ce mouvement soit sensible ou non.
C'est lui qui tantôt coagule & fixe les
matieres, & arrête leur mouvement
dans le grand & petit monde. C'est

lui aussi qui quelque fois dissout &
décompose les mixtes. Il coagule, par
exemple, les matieres sulfureuses, comme le lait, le sang des animaux, les
serosités & la lymphe, & qui fait les
obstructions dans les corps, parce que
ses parties fines & aiguës s'embarrassent
& s'empâtent dans les parties rameu-
ses & branchuës des soûfres ; il dissout
au contraire, & décompose les métaux
(excepté l'or) en penetrant, rongeant,
divisant, ébranlant, écartant & brisant
leurs parties. C'est l'acide, qui renfermé dans la terre, y excite ces tremblemens & ces agitations étonnantes,
mais naturelles, par les violens efforts
qu'il y fait à la rencontre de quelque
matiere qui lui est contraire, ou bien
seulement lorsque les feux soûterrains
l'exaltent. Il se rarifie & dilate, se fait
place, & enfin il ne cesse qu'il ne se
soit fait jour aux dépens quelquefois de
lui-même, pour retourner à son centre
qui est l'air, où il fait son séjour ordinaire, & d'où il ne part que pour la generation des corps naturels, loy que lui
a imposé dès les commencemens le Souverain des êtres. C'est l'acide qui a commerce avec les astres ; & si les corps sub-

lunaires en reçoivent quelques impref-
fions, c'eft par l'entremife de l'acide,
qui eft comme le vehicule de leurs in-
fluences : & comme il eft dans l'air
à lui-même, auffi y eft-il toûjours en
mouvement. Mais fouvent les vapeurs
le fixent & l'arrêtent, & à peine y eft-il
embarraffé, qu'impatient de fon fort,
il y donne des marques de fa prefence,
car dans l'Eté la chaleur l'exalte dans
ces matieres, & les mettant en mouvement, il excite par là les tonnerres,
les éclairs, les orages & beaucoup de
météores. L'Hyver il fait la nége, la
gelée, les frimats & la broüée, en
s'embarraffant dans les vapeurs dont il
lie & unit les parties. En un mot il eft
cet efprit univerfel que Platon appelle
l'ame du monde. Il eft cet efprit vivifiant que le foleil envoye fur la terre
comme une partie de lui-même pour
la rendre féconde, donner la vie &
le mouvement aux mineraux & aux
végetaux. Il lui fait penetrer cette maffe
lourde pour y produire les métaux &
les mineraux aufquels il donne la perfection, & pour exciter les germes
que cette mere commune cache dans
fon fein, les faire croître & venir en

maturité. Pour la diviſion de l'acide,
il eſt un en lui-même : mais ſes figures ſont autant differentes, qu'il y
a de differens mixtes dans la nature,
puiſque c'eſt lui qui en eſt la forme,
& qui en fait la difference ſpecifique
& numerique auſſi. L'alkali eſt un corps
ouvert, vuide, inégal à ſa ſurface,
poreux & capable des impreſſions de
l'acide qui en eſt comme le maître
& le recteur. Ses parties ſont rabo-
teuſes, irregulieres, & ſes angles ſont
quelquefois obtus & émouſſés, quelquefois tranchans. C'eſt pourquoi il
eſt déterſif, il décraſſe le linge, emporte les taches des étoffes comme les
cendres & le ſavon qui en contiennent
beaucoup ; il devient humide à l'air,
parce qu'il ſe charge de la partie aqueu-
ſe de cet élement qui remplit ſes vuides ; il excite du mouvement avec tous
les acides ; tantôt ſenſible, tantôt inſenſible, tantôt violent, tantôt léger ;
quelquefois il fermente avec chaleur,
quelquefois ſans chaleur, mais jamais
on ne mêlange un alkali pur, & ra-
rément une matiere dans laquelle elle
domine, avec un acide pur & débar-
raſſé, qu'ils ne boüillonnent, & comme

on voit par le mélange de l'efprit de
vitriol , d'alum , de foûfre , de fel
marin , de falpêtre , &c. avec le fel
de tartre , ou avec fon huile , l'efprit
de fel armoniac , avec la craye , la tu-
thie , le diaphoretique d'antimoine , les
yeux d'écrevilfe , les coquilles d'œuf:
& ce boüillonnement fe fait quelquefois avec odeur , quelquefois auffi avec
bruit & fiflement , quelquefois non ,
fuivant la ftructure & configuration
de fes parties & de fes pores , ou la
nature de l'acide ; quelquefois il diffout , & d'autres fois non : cela dépend de la nature des corps avec lefquels on le mêle. Il diffout les foûfres
qui ne font que des acides envelopés ,
& les matieres que l'acide a coagulées
& fixées , par exemple , le lait , le fang,
la limphe , les glaires & les flegmes ,
la pierre même dans les reins , en ab-
forbant & mortifiant l'acide qui tenoit
ces matieres coagulées & pétrifiées , de
même il léve les obftructions dans nos
corps , en adouciffant & détruifant les
acides qui avoient fixé ces humeurs.
C'eft lui qui fait la précipitation des
matieres que les acides tenoient en diffolution , comme le vitriol de Mars,
le

le mercure sublimé dissous dans l'eau
commune, car en jettant qulque alkali dans ces dissolutions, il heurte
& ébranle l'acide qui tenoit le fer &
le mercure suspendus : & nageant dans
la liqueur, lui fait quitter prise, &
comme il est vuide & poreux, il reçoit l'acide dans son sein, pour lors
la matiere se précipite, ce qui n'arri-
veroit, si dés-qu'on a jetté un alkali
sur ces dissolutions, on jettoit promptement un acide qui occuperoit les
vuides & les pores de cet alkali, &
ainsi point de précipitation : & s'il s'en
étoit déja fait une, en y jettant de
l'acide, le précipité disparoît, & la
liqueur, de trouble & confuse, devient claire & liquide, pourvû qu'on
proportionne les choses. Il se fait de
même dans nos corps que dans les
mécaniques, car l'alkali dissout & fond
les matieres que les acides avoient coagulées ou tenoient en dissolution, &
absorbant ces acides, les matieres glaireuses ou autres se précipitent. Les alkalis verdissent le syrop violat, comme les
acides le rougissent ; l'alkali se divise en
fixe & en volatil : & comme nous avons
observé qu'il y a plusieurs sortes d'a-

D

cides, nous croyons auffi qu'il y a plufieurs fortes d'alkalis, dont les parties
font differentes : les pores des uns font
plus ouverts que ceux des autres : la
furface des uns plus polie, plus égale,
moins raboteufe que celle des autres ;
les uns ont leurs extrêmités tranchantes, & les autres les ont émouffées.
En un mot, la ftructure de tous les
alkalis n'eft pas uniforme : leur configuration eft differente auffi-bien que
des acides. Nous pouvons nous figurer
les acides comme autant d'aiguilles fines qui picquent également & excitent
en nous une fenfation d'acidité agréable,
au lieu que nous devons nous figurer les
alkalis comme autant de limes raboteu-
fes qui déchirent & brifent en tout fens,
& excitent en nous une acerbité, pour
ainfi dire : c'eft pour cela que je ferois
volontiers du fentiment de ceux qui
croyent le ferment ftomacal alkalin plû-
tôt qu'acide, parce que le propre des
acides eft de coaguler, cailler & fixer,
au lieu que les alkalis, comme nous
avons dit, brifent & divifent les alimens
dans l'eftomac pour en faire un fuc
loüable & balfamique, qui eft le chile :
nous en parlerons affez dans la fuite.

CHAPITRE III.

Analyse de ces Eaux.

NOS Peres avoient une veneration un peu trop superstitieuse pour les opinions de nos Anciens, qui certes nous ont communiqué beaucoup de lumieres. Cela voiloit & captivoit l'entendement des Etudians à un point qu'ils se faisoient une religion d'embrasser leurs opinions, sans croire avoir droit de les examiner, comme si la raison n'étoit pas de tous âges & de tous les hommes. On avoit peur d'approfondir les difficultez de la nature, ce qu'un grand homme * de nos jours a surmonté avec beaucoup de gloire ; ses soins, ses veilles, ses méditations & ses experiences réïterées ont forcé ces obstacles, & il a banni l'autorité & a renoncé aux prejugez & aux preventions. Il n'a pas eû ouvert le chemin, que beaucoup d'autres ont recherché la verité : aussi la posterité rend justice à ce guide éclairé, & confesse qu'elle lui est redevable de toutes les belles découvertes de la Physique, puis-

* M. Descartes.

D ij

que c'eft lui qui a reveillé les efprits.
C'eft en imitant ce grand homme que
nous dépouillant de toutes préventions,
nous avons examiné & analifé toutes
les Eaux de nos Fontaines. Après les
avoir goûtées, nous avons commencé
par le grand Refervoir, ou Puits quarré, & les nouvelles Fontaines dont nous
avons trouvé l'eau confiderablement
chaude, mais fort douce & infipide:
celle de la grille moins chaude tant foit
peu, ayant un peu plus de faline, tirant
fur l'amer: celle du gros Boulet beaucoup moins chaude que les deux precedentes, mais faifant beaucoup plus
d'impreffion fur la langue, la faveur
en eft auffi faline en la bûvant, mais
après cette falûre dégenere en amertume légere. L'Eau du petit Boulet qui
n'eft que dégourdie, fait auffi beaucoup d'impreffion fur les organes du
goût, comme l'Eau du gros Boulet:
l'Eau enfin de la Fontaine qui eft fous
le Convent des Céleftins, a plus de
faveur qu'aucune, & eft fort froide.
Nous avons encore goûté de toutes
ces Eaux quelque temps après les avoir
tirées de leurs fources, elles ont paru prefque de même goût & pref-

que insipides. Après cela nous avons
voulu faire l'analyse de ces Eaux , &
pour cet effet nous avons pris de l'eau
de chaque Fontaine séparement , &
nous l'avons faire évaporer à feu lent
sur un petit fourneau , ayant toûjours
l'œil dessus les vaisseaux de grés ou de
terre : l'eau qui s'est élevée en vapeurs ,
& s'étant après condensée , est fort insipide & de la nature presque de l'eau
commune ; nous avons trouvé au fond
du vaisseau , (après l'évaporation totale de l'eau ,) une residence blancheâtre , laquelle nous avons goutée :
après l'avoir bien faite sécher , elle nous
a paru d'un goût salin , mais amer à
la fin. Nous avons mis de cette residence dans l'eau commune , il a fallu
du temps à l'eau froide pour la dissoudre , mais moins à l'eau chaude , &
encore moins au vinaigre distillé qui
fait un grand boüillonnement avec cette
résidence accompagnée de bruit. Nous
avons filtré la dissolution de l'eau froide , nous avons trouvé un peu de terre
blanche. Nous avons fait évaporer la
dissolution filtrée jusqu'à siccité : le sel
séparé de sa terre a paru blanc comme
de la neige ; & par les filtrations réï-

terées, il femble qu'il eft devenu toûjours d'un plus beau blanc ; mais il
eft à remarquer que par les lotions il
perd beaucoup de fa faveur, comme
nous avons fort fouvent obfervé que
tous ceux qui font évaporer ces eaux,
même ceux qui croiroient pouvoir
regenter fur cette matiere, fe fervent
des vaiffeaux de cuivre, d'airain ou
de quelqu'autre matiere diffoluble, ce
qui fait que la refidence qu'ils en tirent
eft toûjours impure, tantôt d'une couleur, tantôt de l'autre ; par exemple,
celle qui fe fait dans des baffins de
cuivre eft de couleur bleüe & reffemble
au vitriol de Chypre, & ainfi des autres, parceque le fel de ces eaux fe
charge d'une partie de la fubftance
de ces vaiffeaux, d'où il emprunte fa
couleur : mais la refidence du vaiffeau
de grés, eft pure, blanche & nette,
parceque le grés ne communiqne rien :
ainfi nous avertiffons ceux qui voudront
par l'analyfe avoir de nos fels dans leur
pureté, de fe fervir toûjours de vaiffeaux de grés, & au défaut de ceux
de verre ou d'argent. Nous nous fommes fervis quelquefois de la refidence
de ces eaux pour aider & favorifer ceux

qui avoient le ventre paresseux , & nous
en avons donné aussi dans l'eau commune pour purger ; nous avons trouvé
que trente grains de cette résidence ,
faisoit plus que le double du sel filtré
plusieurs fois , & que celui-ci ne fait
pas tant d'impression sur la langue que
l'autre : cela vient apparemment que
ces dissolutions & lotions changent la
figure & l'arrangement des parties de
ce sel , ou bien que la terre est aussi
fort purgative , sur-tout lorsqu'elle est
mêlée avec ce sel. Nous avons mis de
ce sel filtré dans l'eau froide qui a demeuré plus long-temps à le dissoudre
qu'avant qu'il fût dépouillé de sa terre:
la raison est que sa terre le tient plus
ouvert , & fait que l'eau penetre &
s'insinuë plus facilement. Nous avons
fait évaporer cette dissolution à feu lent
jusqu'à ce qu'il se soit formé une pellicule à la surface , après quoi nous
avons mis le vaisseau qui contenoit la
dissolution dans un lieu froid ; ce sel
s'est cristalisé au fond du vaisseau ,
comme font presque tous les sels fixes
separez de leurs excremens qui empêchent la concrétion & cristalisation ;
les cristaux ont paru sensiblement sans

le fecours du microfcope, ni de la loupe, d'une figure un peu aiguë, non crochus ni recourbez, & fort diaphanes ; mais cette tranfparence s'eft bientôt évanoüie lorfque nous avons expofé ces criftaux au foleil ; car à peine le foleil a-t-il donné deffus qu'ils deviennent opâques : peut-être que comme ce fel eft fort poreux, les rayons du foleil qui font de petits corps fins, fubtils & pénetrants, s'infinuent dans ces pores & s'y embarraffent, au lieu que pour favorifer la tranfparence, il faudroit qu'ils euffent leur entrée & fortie libre, & que les pores du fel fuffent droits, ou bien difons que le foleil confomme quelques parties aqueufes qui étoient renfermées dans ce fel qui lui donnoient cette tranfparence & la nature de ce cryftal. Nous avons jetté de ce fel de nos eaux fur les charbons ardens, il n'a point crepité ni pris feu en aucune maniere ; après toutes ces évaporations, diffolutions, filtrations & concretions, nous avons jetté de l'efprit de vitriol, de foûfre, d'alun, de Venus & de fel marin, & l'huile de vitriol fur ces eaux à leurs fources, ce mélange a toûjours été fuivi de fermentation

mentation & bouillonnement tantôt
plus prompt & plus violent, mais sans
augmentation de chaleur; l'esprit de salpêtre bouillonne aussi, mais moins :
le suc de limon, d'orange, d'oseille,
le verjus aussi, & autres acides fermentent & bouillonnent jettez sur ces
eaux, la crême de tartre même & quelques autres sels essentiels des vegetaux
qui sont des acides, ou du moins qui
passent pour cela. Lorsque ces eaux ont
demeuré quelque temps hors de leurs
sources, la fermentation n'en est pas
si grande ni si prompte. Le sel armoniac ni son esprit, celui d'urine, le
sel de tartre, les yeux d'écrevisse calcinez, l'esprit de corne de cerf, ni
aucuns autres alkalis, comme le borax
fossile, les coquilles d'œufs calcinées
n'ont fait aucune fermentation.

Nous avons fait les mêmes experiences sur le sel, tout s'est trouvé de
même ; le sel mortifie & adoucit tous
les acides, les uns plus, les autres
moins, & quelquefois plus promptement les uns que les autres : nous
avons dissous de ce sel, & nous avons
jetté de cette dissolution sur le sirop
violat dont la couleur s'est changée en

E

un très-beau verd. Combien de fois avons-nous pris plaisir en presence de bien des gens de jetter de fort esprit de vitriol, ou quelqu'autre acide sur ce sirop qui est devenu rouge, & ayant jetté de la dissolution du sel de nos eaux sur ce sirop rougi il devenoit verd, & y rejettant une plus grande quantité d'esprit de vitriol, cette couleur verte se changeoit en un très-beau rouge couleur de cerise, & y mettant de la dissolution du sel des eaux plus que d'esprit de vitriol, cette couleur rouge se changeoit d'abord en un plus beau verd. Nous avons jetté de la dissolution de la résidence de ces eaux sur la dissolution du mercure sublimé corrosif, il s'est fait d'abord une confusion de ce mélange, & ces deux dissolutions qui étoient limpides & transparentes séparées, étant mêlées deviennent troubles & d'une couleur orangée ; & ayant laissé reposer ce mélange, il s'est fait un très-beau précipité dont l'esprit de vitriol a changé sa couleur en un instant, & a redonné à ce mélange sa premiere limpidité & transparence, & ce precipité a disparu, & jettant de nouveau de la disso-

lution de la residence des eaux sur ce
mélange, la même couleur orangée a
paru & il s'est fait un précipité de même
couleur qu'avec la dissolution du sel de
tartre, de son huile, du borax fossile
& autres alkalis de cette nature; la
residence de l'eau de la grille & de
toutes les autres Fontaines est semblable
à celle du Puits quarré, car après l'a-
voir faite évaporer, & les eaux de toutes
les sources dissoudre leur residence,
filtrer & évaporer de nouveau & cris-
taliser, nous y avons mêlé des mêmes
acides & des mêmes alkalis; nous y
avons remarqué les mêmes effets qu'en
celle du grand Puits quarré; nous avons
jetté de leur residence sur les charbons
ardens, elle n'a pas fulminé ni pris feu;
versée sur le sirop violat, elle l'a changé en couleur verte aussi; la dissolution de toutes ces residences versée sur
la dissolution du mercure sublimé a fait
une couleur semblable à celle de la résidence de l'eau du Puits quarré, & un
precipité aussi orangé.

On dit que les Eaux minerales tirent une teinture noire des mirobolans
de l'écorce de grenade, des feuilles de
chêne & de la noix de galle pulveri-

fée, nous avons pris de cette poudre de noix de galle, & nous avons suivi toutes les Fontaines, nous avons commencé par l'eau du grand reservoir & des nouvelles sources, nous avons mis de cette poudre dans cette eau à sa source, il a paru d'abord une couleur de roses pâles ; nous avons fait la même chose avec l'eau des autres Fontaines, la même teinture a toûjours paru du plus au moins : la Fontaine du rocher des Celestins tire plus promptement, mais rien de noir. Il faut observer que celles qui tirent plus de teinture purgent davantage, parce qu'elles sont plus pénetrantes & ouvrent davantage; & dès qu'elles ont été un peu évaporées ou hors de leurs sources pendant quelque temps elles ne colorent plus ou très-peu, ce qui feroit croire que cette couleur ou teinture est l'effet de la partie mercuriale ou de l'alkali volatil. Dès qu'on approche de ces sources, l'on sent la même odeur plus ou moins, car en buvant l'eau de la Fontaine du rocher des Celestins des deux Boulets, l'odeur frappe le nez à quelques personnes plus sensiblement, à peu près comme l'esprit du sel armoniac.

C'est-là qu'il y a plaisir d'entendre raisonner non seulement le peuple, mais même des personnes d'esprit & éclairées visitant ces Fontaines ; l'un dira je sens le fer, l'autre du soûfre, l'autre du bitume, & quelqu'autre du vitriol, chacun dit ce qui lui vient en pensée, à quoi nous ne contredisons pas toûjours, crainte d'avoir trop de procès inutiles. Il n'est pas difficile de juger que cette difference de jugement vient de la differente disposition des organes, de l'odorat & du goût, & le plus souvent parce qu'ils auront lû quelques Auteurs qui auront admis ces mineraux dans des Fontaines qui paroîtront semblables à celles-cy ; ainsi l'autorité seule les entraîne & non pas la vérité, parce qu'ils ne se donnent pas la peine de travailler pour la découvrir.

Nous avons visité toutes ces Fontaines en Eté, jamais elles n'augmentent d'une seule ligne ni ne diminuent, quelques pluïes qu'il fasse ou quelque secheresse qu'il y ait ; l'Hyver elles ne gélent jamais dans leurs bassins. Les eaux chaudes paroissent plus chaudes en Hyver qu'en Eté, soit parce que les corpuscules ignés se réunissent à la sur-

E iij

face des sources , ou que cela nous paroît ainsi à cause de l'air froid que nous
ressentons aux mains en ce temps là ;
lorsque l'air est épais ou pluvieux , la
fumée de ces eaux est plus sensible que
lorsque l'air est net & rarefié.

Nous avons suivi leurs ruisseaux en
Hyver & Eté : il reste sur les pierres &
sur les cailloux que ces eaux arrosent
un sel semblable à celui de leurs résidences : la terre aussi de leurs ruisseaux
est chargée d'un semblable sel , mais
qu'on a peine de blanchir après plusieurs lessives & filtrations. La surface
de leurs bassins ou de leurs ruisseaux est
tantôt verte & tantôt jaune , verte pendant que l'eau n'y fait que passer , mais
si l'eau demeure long-temps sans y couler , cette couleur verte se change en
jaune pâle ; le marc & les bouës sont
noires , & si on les expose au soleil ou
qu'on les applique sur une partie affectée , elles deviennent grifes , apparemment par la perte de quelques parties
subtiles qui s'étoient précipitées avec
la terre & le sel fixe , lesquelles se dissi-
pent & s'exhalent dès qu'elles font exposées à l'air , ou que quelque chaleur
les pousse.

En Hyver l'on trouve à la surface des ruisseaux de ces Eaux, s'éloignant de leurs sources à environ cent pas, une taye grasse & épaisse, laquelle nous avons souvent goûtée, & nous a paru presque toûjours insipide; bien des personnes disent ordinairement que c'est du soûfre & du bitume, mais cette taye n'est point inflammable en aucune maniere; & si c'étoit du soûfre ou du bitume elle auroit plus de faveur; après l'avoir long-temps gardée dans un lieu sec elle n'a point changé, elle ressemble à des fragmens de pain à chanter, aussi plusieurs personnes la voyant ont crû que c'étoit pour cacheter des lettres. Nous l'avons dissoute facilement dans l'eau commune, & nous l'avons faite évaporer, mais nous n'y avons trouvé qu'une terre subtile & comme alcolisée, & qui a passé par le papier comme la dissolution du sel. C'est ce qui nous à fait croire que c'est la partie la plus subtile de la terre que ces Eaux charient, que ces esprits ou sels volatils enlevent avec eux lorsqu'ils s'exhalent, & comme l'air en Hyver est plus condensé & moins ouvert, cette terre ne peut être portée plus haut ni s'insinuer dans l'air, elle refte à la furface de ces Eaux, à la faveur pourtant de quelques ef- prits qui la foutiennent en ce lieu qui eft contre fa nature qui tend toûjours en bas ; mais en Eté cette taye ne pa- roît pas, la raifon eft que dans cette faifon l'air eft plus rarefié & plus ou- vert, & que cette terre fuit le parti des efprits qui lui fervent de vehicule en l'air, & après qu'ils l'ont abandonnée, elle tombe apparemment.

Il y a une chofe à obferver qui eft affez furprenante, qui eft qu'en Hyver ces efprits ne penetrent pas l'air à caufe qu'il eft condenfé, ce qui fait que ceux qui approchent les fontaines fentent une plus forte odeur ; quelquefois auffi ces efprits fe réuniffent avec la partie la plus fubtile de l'eau qui s'éleve des fources & forment une vapeur groffiere & épaiffe, mais en Eté l'air étant plus ou- vert & plus rarefié, ils fe portent plus loin ; & comme il y a beaucoup de vaches dans les villages voifins, elles fentent ces efprits, & en font fi agréa- blement touchées qu'on les voit venir en foule de près de trois lieuës, quel- quefois malgré les bergers qui font con- traints de les fuivre à cheval, car elles

courent à toutes jambes chercher les
sources de ces deux atômes dont elles
sont fort friandes ; plus elles s'approchent des fontaines plus elles s'assem-
blent , & montrent par-là qu'elles ont
trouvé le chemin qu'il faut tenir , &
étant arrivées se heurtent & se battent
pour en boire des premieres , ce qu'elles
font jusqu'à regorger & ce qui est encore plus surprenant , c'est qu'elles passent la plûpart la riviere d'Allier sans
y boire , quoiqu'alterées. C'est ce qui
est cause que nous avons mis de grosses
grilles de fer par petits quarrés , en
sorte qu'à peine y peut-on passer la
main , non seulement pour que les animaux n'y puissent pas boire , mais même
pour la propreté , afin que toutes sortes
de personnes n'y mettent pas la main
en puisant l'eau dans des vaisseaux ou
gobelets , y ayant toûjours une fille avec
un grand bassin d'argent à deux becs
qui donne à boire le matin à droit &
à gauche aux bûveurs qui presentent
leurs gobelets , ainsi les animaux vont
boire dans les décharges ; les bergers
du voisinage les y amenent quand elles
n'y sont point attirées , à cause des
vents contraires qui détournent ces es-

prits : nous ne fçavons pas quel eft l'effet de ces eaux à l'égard de ces animaux , mais nous voyons qu'au voi-
finage de Vichy le bétail y eft toûjours
gros & d'un poil vif. Après avoir examiné l'odeur de ces eaux , tiré leurs
fels , l'avoir goûté , l'avoir diffout, filtré & évaporé, criftallifé ; après y avoir
jetté de toutes fortes d'acides qui ont
tous fait un bouillonnement ou fermentation , & que les acides ont été dé-
truits ou fe font adoucis ; après avoir
mis fur ce fel de la diffolution de fel
de tartre , de fon huile , du fel armoniac & de fon efprit , & plufieurs autres alkalis qui n'ont excité aucun mouvement ; après en avoir tiré la teinture
avec la noix de galle à leurs fources
qui a été plus ou moins colorée, mais
toûjours d'un rouge ; après avoir jetté
de la diffolution de ce fel fur le fyrop
violat , & qu'il eft devenu verd par la
diffolution de ce fel ; après avoir jetté
de cette diffolution fur celle de mercure fublimé corrofif,que la même couleur a paru , & qu'il s'eft fait un même
precipité , & que ce fel eft devenu humide dans un lieu humide , tant fes pores font vuides ; après que nous avons

vû que le fel de toutes les fontaines empêchoit la coagulation du fang & du lait, & les diffolvoit étant coagulez ; après avoir enfin examiné toutes ces chofes & reflechi ferieufement & fans préoccupation fur tous ces effets qui font en tout femblables, nous nous fommes déterminez à croire que toutes ces fontaines font impregnées d'un même mineral, & que c'eft un alkali naturel tel que nous l'avons décrit cy-devant. Ceci eft fondé fur une experience fouvent réiterée & authorifée par de puiffantes raifons, acquife par un travail plus grand qu'on ne pourra fe figurer & d'une grande dépenfe ; mais nous n'avons rien voulu épargner pour découvrir la verité & la communiquer au public qui en jugera par les fens, comme nous, qui avons vû, goûté & fenti ce que nous avons dit fans préoccupation. Nous croyons qu'il n'y a gueres d'opinion plus certaine que celle qui eft fondée fur le rapport des fens ; leur autorité eft d'un grand poids dans la Phyfique, & plus particulierement chez les Medecins qui fuivent en cêla le fage confeil d'Ariftote, qui dit * que

* Liv. 8. de la Phyfique.

c'eſt une foibleſſe & maladie d'eſprit, pour ne pas dire folie, de bannir l'authorité des ſens pour avoir recours à la raiſon qui établit ſouvent des conſéquences ſur de faux principes, ce qui fait qu'après pluſieurs ſillogiſmes qui paroiſſent démonſtratifs, tant de la part de la matiere que de la forme, l'on ſe trouve enſeveli dans l'erreur ou pour le moins on eſt encore chancelant & indéterminé entre l'opinion ſimplement probable & la ſcience. C'eſt ce qui fait dire à Gallien reprenant les Sophiſtes de ſon temps qui rejettoient le rapport des ſens pour ſe ſervir de leurs faux raiſonnemens, que les ſens ſont les ſources les plus fecondes d'où naiſſent & ſe puiſent les principes les plus infaillibles de la démonſtration. Cela poſé nos ſens ne trouvant rien dans ces Eaux qui nous laiſſe dans le ſoupçon de la pluralité des mineraux, & ne nous permettant pas d'héſiter à reconnoître ce mineral ou ſel pour un alkali, nous ne pouvons nous diſpenſer de dire hautement qu'il n'y en a qu'un. Nous croyons avec tous les Phyſiciens les plus éclairez que les ſens ſont les juges naturels de cette matiere qui eſt toute de leur competence & de leur jurifdiction. Nous fçavons à la verité , & nous n'ignorons pas que l'autorité des fens eft quelquefois infidelle & qu'elle nous trompe , mais c'eft plus en matiere de morale , lorfque l'on ne confulte point la lumiere interieure , qu'en matiere de Phyfique. Il s'agit prefentement de déterminer de quelle nature eft cet alkali.

CHAPITRE IV.

De la chaleur de ces Eaux.

VOici un phenomene qui fait l'admiration de tout le monde , & qui travaille & donne de l'exercice aux fçavans. Nous allons rapporter les differens fentimens des Philofophes fur ce fujet. S'il y a un feu central perpetuel , comme plufieurs le foutiennent , il ne faut pas chercher d'autres caufes de la chaleur de nos eaux , mais c'eft la queftion , s'il n'y a point de feux fouterrains perpetuels , la chaleur des eaux mineralles qui continuent d'être chaudes depuis plufieurs milliers d'années , (& peut-être l'ont toûjours été) ne leur peut être attribuée. On pourra dire qu'il y a en plusieurs endroits de la terre des vapeurs & des exhalaisons chaudes, dont la chaleur se conserve dans les lieux profonds & bien fermés, où l'air ne penetre point pour les refroidir, & où ces matieres rarefiées n'ont pas assez d'espace pour se rarefier davantage & recevoir quelque affoiblissement de leur chaleur, ou quelque dissipation par une rarefaction plus grande. Mais la chaleur de ces vapeurs peut être augmentée par leur pressement dans des conduits étroits où elles s'insinuent ; & si elles rencontrent des eaux qui ayent cours dans ces mêmes conduits, elles les peuvent échauffer en se mêlant avec elles.

Monsieur Duclos raporte quelques observations de l'Academie Royale des Sciences, qui donnent sujet de juger que les eaux des sources chaudes & des bains naturels sont échauffées par des vapeurs chaudes qui passent avec elles.

1. Les eaux minerales chaudes ne brûlent pas la bouche & la langue de ceux qui en boivent à la sortie de leurs sources, comme feroit de

de l'eau commune échauffée au feu en pareil degré : ce qui semble proceder de la tenuité de la matiere qui fait cette chaleur en l'eau. La flamme de l'esprit de vin ne brûle pas si fort la main qu'elle touche, que feroit un charbon ardent.

2. La chaleur des eaux minerales n'agit pas sur certaines matieres tendres, comme fait celle de l'eau commune contractée au feu en même degré ; car on a vû que des feüilles d'oseille qui ramollissent & se cuisent assez facilement dans de l'eau commune, médiocrement échauffées sur le feu ne se ramollissent point dans les eaux minerales de Nery en Bourbonnois, qui sont les plus chaudes qui soient en France, & que l'excès de la chaleur rend difficiles à boire; mais ces feüilles changeoient seulement de couleur, & devenoient jaunâtres comme des feüilles mortes desséchées : ce qui fait juger que cette chaleur vient de quelque vapeur ou de quelque exhalaison differente de l'eau, & plus propre à dessecher qu'à ramollir, comme fait l'eau commune qui humecte.

3. Ces eaux paroiffent plus chaudes la nuit que le jour : ce qui peut
être caufé par la fraîcheur de l'air,
qui empêche la diffipation des vapeurs & des exhalaifons chaudes qui
font mêlées dans ces eaux.

4. Ces eaux expofées à l'air hors
de leurs fources ne fe raffroidiffent pas
fi-tôt que fait l'eau commune chauffée
au feu, parce que l'air froid qui fait
bien-tôt ceffer le mouvement excité
dans l'eau commune par le feu, retient les vapeurs chaudes qui échauffent les eaux minerales par leur mélange, & les empêche de fe diffiper
fi-tôt.

5. Les eaux chaudes minerales n'ont
pas plus de difpofition à boüillir fur
le feu que les eaux communes froides, car il faut autant de temps pour
faire boüillir au feu les unes que les
autre. Ce qui montre bien que la
chaleur que les eaux minerales con-
tractent en la terre ne vient pas du
mouvement de leurs particules excité
par quelque feu foûterrain ; car ce
mouvement continué & augmenté par
le feu d'une cheminée ou d'un fourneau, les feroient boüillir plûtôt que
celles

celles qui sont froides , & qui n'ont pas
cette disposition par un mouvement
commencé , cette chaleur des eaux minerales vient donc probablement de
quelques vapeurs ou exhalaisons chaudes qui s'y sont mêlées , & que le feu
en chasse avant qu'elles puissent boüillir
sur le feu. S'il y a sans feu dans la terre
quelque chaleur assez forte pour échauffer les eaux de certaines sources , il
faut que cette chaleur qui se communique à des eaux qui sont chaudes de
tout temps & dont la chaleur est per-
petuée se conserve dans les endroits
plus profonds de la terre , & plus
éloignés de la surface de son globe ,
où l'air qui l'environne la pourroit
affoiblir par sa froideur qui semble
être la plus extrême. Selon cette supposition la difference des eaux des
sources chaudes & des sources froides, dont quelques-unes se sont trouvées faire de pareilles résidences , &
avoir des sels de même espece , vien-
droit de ce que ces eaux passent dans
la terre par des lieux plus ou moins
profonds ; & de fait on remarque que
les eaux chaudes à Vichy , qui jettent
de gros boüillons à leurs sources , pic-

F

quent & viennent profondément, au lieu que les froides ne boüillonnent pas & ne viennent pas si profondément : elles ont pourtant le même sel de nitre mineral , mais la configuration en est differente.

Nous remarquerons que les eaux qui coulent sur la terre sont froides si le Soleil ne les échauffe , & nous ne trouvons point de chaleur bien manifeste aux parties de la terre qui ne sont pas fort profondes : ce qui donne occasion de juger que ce qu'il y a de chaleur notable dans la terre y doit être bien avant , comme on le voit dans les mines d'où l'on tire l'or ; si l'on creuse jusqu'à trois cens pieds , qui est le plus avant qu'on puisse aller , les mineurs ne peuvent plus aller plus loin , & sont incommodés par ces vapeurs & exhalaisons chaudes qui leur bouchent la respiration.

Il n'est pas facile de bien connoître les qualitez de ces vapeurs ou exhalaisons , qui se mêlent dans les eaux minerales , & qui les échauffent , il ne semble pas necessaire qu'elles soient toutes bitumineuses ou sulfurées , quoique quelques-unes soient telles. A Aix-

la-Chapelle , on trouve des fleurs de
ſoûfre élevées contre les murailles des
ſources chaudes qui y ſont ; & en la
fontaine brûlante du Dauphiné l'on voit
de la flamme qui ſort avec l'eau & qui
vraiſemblablement n'étoit pas flamme
ſous la terre , où elle n'avoit pas aſſés
d'air pour brûler , & à peine l'eau qui
ſort avec elle en eſt échauffée. Mais
en pluſieurs autres ſources d'eaux chaudes minerales on ne voit rien ni de
ſulfuré ni d'inflammable. Il y a bien
d'autres matiéres qui s'échauffent ſans
prendre feu & dont les vapeurs ſe mêlent dans les eaux minerales chaudes ,
mais dont les qualitez ne ſont reconnuës que par les effets qu'elles produiſent.

D'autres diſent que le mêlange du
ſoûfre , du fer , du ſel avec l'eau produiſent cette chaleur , mais on ne trouve
point de fer dans la plûpart des eaux
chaudes. Ils répondent que c'eſt manque de penſer juſte dans la connoiſſance qu'on doit avoir de la diviſion ,
& du mouvement de tous ces corps ;
car enfin il peut être vrai que les parties du fer ſont ſi peſantes & compactes dans la mine où tous ces fer-

mens fe font avec celles qui échauffent l'eau qui en fort, qu'elles ne peuvent point être entraînées par le courant de la fource, comme plus folides,
plus ferrées & plus pefantes que pareil volume de liquide qui les entoure,
ou qui les envelope, & qui ne peuvent point fouffrir certaine divifion au-
delà de leurs atomes pour devenir auffi
legers que font les parties de l'eau,
avec lefquelles elles ont fermenté mêlées avec le fel, au lieu que ces derniers peuvent fe divifer infiniment au-
delà même des particules de l'eau,
puifqu'ils deviennent fi volatils qu'ils
prennent leurs efforts dans l'air, car
ils ne peuvent demeurer en équilibre
dans le liquide où ils fe mouvoient auparavant comme beaucoup plus legers,
c'eft ainfi que les eaux de Vichy fortent mélangées de fel fixe & volatil,
fans aucune apparence de fer ou marc;
ces conjectures feront plaifir à ceux qui
foutiennent l'équilibre des corps entre
les fluides & les folides, qu'on ne peut
expliquer que par ce mecanifme d'autant plus qu'elles ne font fondées que
fur des experiences très-naturelles.

Si le fel feul comme quelques uns pre-

tendent pût rendre les eaux auſſi chaudes qu'on les trouve comme ſont celles
de Bourbonne & de Ballaruë qui ſont
impregnées d'un ſel marin , les eaux
de la mer qui en ſont infiniment plus
empreintes le devroient être beaucoup
plus , & comme boüillantes. A l'égard
de celles qui ſont empreintes de nitre ,
elles devroient être glacées , puiſque
tous les nouveaux Philoſophes veulent
que le froid & la glace ne ſont tels ,
que par des molecules de nitre qui en
embarraſſent les parties. Peut-on dire
que le ſel volatil en ſoit la cauſe ? encore moins , puiſque ce dernier qu'on
ramaſſe au-deſſus des ſources & où
il s'attache aux parois des murs , en
s'évaporant ne petille point ſur les charbons ardens , comme celui qu'on a
tiré des eaux par évaporation & qui
a beaucoup d'analogie avec ceux de
la mer : ainſi il faut qu'il y ait autre choſe que des ſels qui les rendent chaudes , d'où ils concluent que
la mine de fer avec le ſoûfre comme
extrêmement peſant , ne pouvant pas
être entraînés par le liquide de la ſource,
reſtent dans les ſillons où ils ſe trouvent , où ils fermentent ſans ceſſe avec

les nouveaux fels qui y font entraînez par le fluide des eaux qui y font empreintes & qu'il n'échape de la mine de fer , que les foûfres les plus volatils dont elle eft chargée qui fe font fentir quelque peu en approchant ces eaux ; les étrangers fur-tout en arrivant y font plus fufceptibles que les naturels du païs qui y font accoûtumés ; tous ces principes mêlés enfemble font ces merveilleux effets dans le corps des malades que toute la Chymie avec les preparations des plus habiles Artiftes ne fçauroient imiter au point où la nature les a reduits pour rendre ces Eaux fi falutaires.

Cette chaleur donc qui eft fenfible & connuë de tout le monde eft l'effet d'une caufe qui partage grandement les efprits , les boüillons que l'on voit dans les baffins ne-font pas l'effet de leur chaleur , ils font caufés par l'impetuofité de l'eau qui fort avec violence des canaux qui font étroits à leur embouchure. Les vents même fouterrains peuvent contribuër à ces fecouffes.

Nous ne prétendons pas déveloper ces myfteres qui ont eté l'écueil des

plus grands Philosophes de l'antiquité ;
& sans nous ériger en arbitre souverain , nous raporterons ici une partie
des opinions qui ont eu autrefois plus
de partisans , & nous examinerons sans
préoccupation les raisons sur lesquelles
elles sont fondées.

Milæus & Heliodore ont soutenu
que les vents excitoient & fomentoient
cette chaleur , * parce que , disent-ils ,
ce sont des exhalaisons sulfureuses ,
chaudes par conséquent de leur nature , qui étant comme incarcerées dans
les cavernes & autres soûterrains , &
pressées par le froid qui les avoisine ,
se heurtent & s'entrechoquent , & par
ce mouvement s'échauffent & s'enflamment à peu près comme l'on voit qu'il
arrive dans l'air par la rencontre des
vapeurs froides & humides , & des
exhalaisons chaudes & seiches qui par
leur choc produisent les tonnerres &
les éclairs qui échauffent & mettent
l'air voisin tout en feu : de même ,
disent-ils , les vents soûterrains enfermés communiquent leur chaleur à ces
eaux qui coulent auprès d'eux.

Thesmophile Astrologue de son mê-

* *Hist. d'Æthiopie.*

tier , nous veut faire croire que les rayons du Soleil échauffent ces eaux. Il dit avec ſes partiſans qui ont auſſi-bien que lui autant de Lune que de Soleil, que les rayons de cet aſtre dont nous convenons de la chaleur ſur la terre , s'inſinuent & penetrent le ſein de cette maſſe , où ils ſont réunis & concentrés par le froid de cet élement glacé , ce qui conſerve leur chaleur , laquelle ils communiquent aux Nymphes leurs voiſines. Nous ſommes même ſurpris que comme ces Meſſieurs ont commerce avec les habitans de tous les élemens, ils ne nous confirment pas l'autorité de quelques gardiens & dépoſitaires des treſors & myſteres ſouterrains.

Ecoutons Democrite ce grand Philoſophe pour lequel nous devons avoir quelque ſorte de reſpect , puiſque nôtre Hyppocrate a eû grand commerce avec lui ſur les ſecrets de la nature. Le bon homme a crû avec Avicenne (à quoi Seneque ſouſcrit) qu'il y avoit de la chaux & des cendres dans les entrailles de la terre , & que ces eaux venant à la diſſoudre elles s'échauffent , comme nous voyons tous les jours lorſque l'on fond la chaux pour nos bâtimens.

Les

Les Philosophes d'aujourd'huy les plus suivis & les plus raisonnables reconnoissent le mouvement pour le pere de la chaleur, & nous veulent insinuer qu'il suffit à ces eaux d'être agitées pour devenir chaudes, que leur choc impetueux contre les rochers & les pierres contre lesquelles elles sont poussées par leur rapidité, ne peut qu'il n'y fasse naître la chaleur. Messieurs les Chimistes ausquelles personne ne peut contester la qualité de favoris de la nature, puisqu'eux seuls ont si bien sçû lui faire leur cour & la caresser qu'ils en ont joüi, & qu'elle leur a ouvert son sein pour leur faire voir les secrets les plus cachez qu'elle y renferme. Ces Messieurs donc s'éloignent fort peu de cette derniere opinion, puisqu'ils pretendent, fondez sur de très-belles experiences que le choc & l'agitation des acides & des alkalis soient la cause de cette chaleur. Aristote enfin veut être de la partie, & quoique son regne ne soit presque plus de ce monde, nous ne devons pas lui refuser audience ; peut-être nous établira-t'il quelque qualité occulte pour principe de cette chaleur : les qualités occultes n'ont plus

G

d'autorité, cette monnoye eſt décriée, & ceux qui ſont obligez de s'en ſervir aujourd'hui dans le commerce des ſciences avoüent qu'elle eſt d'un faux aloy. Ce Philoſophe a publié dans ſes écrits que les eaux chaudes paſſant dans les mines de ſoûfre en empruntoient leur chaleur. Voilà les opinions qui ont eû autrefois plus de credit comme les plus vrai-ſemblables, & dont nous allons examiner les fondemens.

L'opinion de ceux qui ſoutiennent comme Milæus & Heliodore que les vents échauffent les eaux minerales, ſi elle n'eſt pas vraye, du moins elle eſt jolie & bien penſée ; mais le peu de ſolidité du vent & ſon peu de conſtance ne nous permettent pas de donner dans cette opinion. Car comment concevoir que le vent qui n'eſt qu'un air agité ou retenu, puiſſe demeurer ſi long-temps en repos, ou concentré dans ſes cavernes, ſans qu'il fût enflammé & rarefié, & ſans exciter de plus frequens tremblemens de terre pour ſe faire jour ?

D'ailleurs on n'a jamais vû que les vents pour chauds & violens qu'ils ſoient, ayent échauffé la ſurface de la

terre ni les eaux qui l'arroſent. On ne
s'eſt jamais apperçû que la mer, ni
les fleuves & rivieres, quoique violemment agitées par les vents ſe ſoient
échauffez. La comparaiſon des effets de
ces vents à ceux des exhalaiſons qui
produiſent les éclairs eſt aſſez juſte,
quant à la durée de la chaleur.

Mais comme ces éclairs & feux aëriens diſparoiſſent fort promptement,
& ne reparoiſſent de long-temps, de
même ceux qui pourroient être dans la
terre ſont bientôt diſſipez, & leurs effets ceſſent de même. Ainſi comme la
chaleur de nos eaux eſt perpetuelle &
toûjours égale, il n'y a pas d'apparence de l'attribuer à une cauſe ſi legere & ſi volage que le vent. La penſée de Theſmophile & de ſes Adherans
eſt bien plus extravagante; car quelle
apparence que les rayons du Soleil
puiſſent penetrer le ſein de la terre qui
eſt un corps épais & peu poreux, qu'ils
n'embraſent pas dans le plus fort de
l'Eté les matieres combuſtibles qui ſont
à la ſurface de cet Element. Ils ne peuvent percer les toits des maiſons qui
ſont beaucoup plus ouverts, ou du
moins la chaleur qu'ils produiſent dans

l'eau commune que l'on y conserve pour l'usage, est bien legere; les mers & les fleuves qui sont au midy ne sont gueres plus chauds. De plus quand il seroit vrai que les rayons solaires penetrent la terre & l'enflamment, ce n'est tout au plus que pendant le jour, & encore ce ne peut être que la surface : ainsi la chaleur de ces eaux seroit inégale, quand même les rayons du Soleil pourroient atteindre jusques dans leurs canaux qui sont fort profonds : l'opinion de Democrite meriteroit mieux nos suffrages, tant par rapport à elle-même qu'au mérite de son auteur, si elle n'étoit pas fondée sur une supposition qui est qu'il y a de la chaux dans les entrailles de la terre, ce qui ne peut pas être, du moins personne ne s'en est apperçû, ajoûté qu'il faudroit pour entretenir cette chaleur, & celle d'une infinité d'autres fontaines qui sont dans le monde, que tous les rochers & les cailloux qui sont dans la terre fussent déja calcinez & consommez, & l'on auroit vû plus souvent des Villes, des Montagnes écroulées, des Provinces & des Royaumes entiers abîmez. Le sentiment

de ceux qui reconnoissant la chaleur
la fille du mouvement, attribuent celle
de ces eaux à leur rapidité, me paroît bien établi, aussi est-il bien reçû
aujourd'huy.

Le Soleil cet astre tout de feu n'est
pas chaud en lui-même, ou s'il l'est,
il emprunte cette qualité de son mouvement rapide, & s'il semble échauffer
les êtres inferieurs, ce n'est que par le
mouvement de ses rayons ; s'il con-
court aux generations, ce n'est que
dans le temps que ce mouvement n'est
pas ralenti. L'air qu'Aristote soutient
être chaud pour le faire symboliser avec
le feu de la Sphere, duquel il le pretend voisin, n'est chaud que par le
mouvement que lui imprime le premier mobile, ou les rayons du Soleil,
en le traversant pour venir sur la terre.
Le feu même n'est qu'un assemblage
& un enchaînement de petits atômes
dont la figure les tient toûjours en
mouvement, en quoi consiste son es-
sence. Et s'il échauffe les objets con-
tigus & voisins, ce n'est aussi qu'en
mettant leurs parties en mouvement.
Enfin si quelques êtres tant animés
qu'inanimés nous paroissent chauds,

ce n'eft que tant qu'ils font agités interieurement ou exterieurement. Le fang
dans nos arteres & dans nos veines
doit fa chaleur & fa vie au mouvement. C'eft dans ce fens que nous
avançons, que fi nous vivons, ce
n'eft qu'à la faveur & par le minif-
tere du mouvement qui fermente &
entretient la chaleur naturelle, principe certain de nôtre vie. Ces raifons
qui paroiffent démonftratives, nous
touchenr fi fort le cœur & l'efprit,
& nous avons tant de véneration pour
les fectateurs de cette opinion, que
nous nous faifons une violence extrême de ne pas l'embraffer : mais l'experience dans le cas pofé nous empêche de nous y rendre. Nous ne prétendons pas la combattre dans fon
principe, puifqu'il eft fûr, & que cette
opinion eft celle des beaux efprits. Nous
dirons feulement que nous nous fommes jamais aperçûs que le mouvement
pour violent qu'il ait été, ait échauffé
les eaux, au contraire les torrens im-
pétueux qui defcendent du haut des
montagnes & des rochers avec tant de
rapidité, & qui fe précipitent enfuite
dans des abîmes avec la même viteffe,

& qui nous paroissent ensuite, en sont
beaucoup plus froids. Qu'on batte,
qu'on remuë & qu'on agite l'eau tant
qu'on voudra, tous ces mouvemens
n'y sçauroient faire naître la chaleur,
& nos eaux conservent assez de mouvement dans leur décharge pour se maintenir chaudes : & cependant elles ne
laissent pas de se refroidir & de se
glacer peu éloignées de la source :
aussi, à dire le vrai, toutes sortes de
mouvemens ne produisent pas la chaleur, & il faut que les parties des
choses mûës soient propres par elles-
mêmes au mouvement, & qu'elles contiennent dans leur sein des parties ig-
nées que le mouvement ou froissement
dévelope, & les figures des parties de
l'eau ne sont guéres propres au mouvement, & contiennent très-peu de
ces atômes enflammés.

Passons à l'opinion de Messieurs les
Chymistes, & voyons si dans une matiere qui semble être toute de leur ju-
risdiction, ils ont parlé en maîtres,
& rendu des oracles ; on peut s'assu-
rer par avance que si nous la rejettons,
c'est que nous ne pourrons pas la soutenir : & si nous l'admettons, ce ne

fera pas parce qu'elle est d'eux simplement , mais parce qu'elle fera bonne. Ces Messieurs pretendent que par le choc & agitation des sels il se fasse des fermentations & des effervescenses dans ces eaux capables de les échauffer. Ce sentiment a de puissants Partisans qui nous fournissent de très grandes preuves , dont les meilleures sont des experiences : par exemple disent-ils, si l'on mêle l'esprit de nitre & l'esprit de vin , il se fait une ébullition avec une chaleur considerable , & plus si l'on verse l'esprit de vin sur l'eau forte : si l'on verse de l'esprit de vitriol sur la litharge d'argent , il se fait une grande effervescence ; l'esprit de nitre mêlé avec l'étaim fait une si grande effervescence , qu'il le convertit en charbon ; l'esprit de corne de cerf avec la dissolution du vitriol Romain , fait un boüillonement accompagné de chaleur sensible ; l'esprit de nitre ou de salpêtre avec de l'huile de tartre faite par défaillance , excite de la chaleur; le vinaigre distillé jetté sur de la chaux fait quelquefois paroître du feu & de la flamme. Tous ces boüillonnemens sont les effets des sels acides & alka-

lys ; & ces eaux étant chargées de ces
sels , disent-ils , il se fait dans leur
sein semblables effervescences par le choc
de ces corps diversement figurés. Nous
admirons le grand nombre d'experiences sur lesquelles l'opinion de ces Messieurs est établie , & nous avoüons de
bonne foy que nous avons fait tous
nos efforts pour entrer dans leurs sentimens : mais comme nous avons trouvé un très-grand nombre d'autres experiences qui combattent les leurs ,
nous déclarons avec regret que nous
ne pouvons l'embrasser : en voici quelques-unes qui paroissent incontestables.

La premiere , est qu'ils supposent
qu'il y a dans ces eaux differens sels,
c'est-à-dire , qu'il y a beaucoup d'alkalys & d'acides , & nous montrerons
cy-après qu'il ny a point d'acides , mais
seulement des alkalys ; & nous défions
les plus prévenus de nous montrer quelques apparences d'acides, & quand même il y en auroit , il faudroit qu'il
y fut dans une certaine proportion pour
y exciter de la chaleur moderée , & que
l'acide fut aussi puissant , & en aussi
grande quantité que l'alkaly pour y
produire une si forte chaleur. Voicy

une preuve fur l'experience : fi on verfe
fur de l'efprit de vin rectifié & bien
déflegmé beaucoup d'eau forte, chaleur confiderable ; mais fi au contraire
vous n'en jettez deux ou trois gouttes
fur de l'efprit de vin, point de chaleur ;
& fi vous verfez de l'efprit de nitre fur
de l'huile de tartre, grande chaleur ;
parce que l'acide & l'alkaly font d'é-
gale force ; & fi vous jettez de l'efprit ou de l'huile de vitriol qui eft un
puiffant acide fur l'eau commune qui
eft un alkaly foible, peu de chaleur :
par confequent comme il n'y a point
d'acide ou qu'il y en a très peu (pour
donner quelque chofe à cette opinion)
& beaucoup de l'alkaly, ces fels ne
peuvent être la caufe de la chaleur de
ces eaux, & à dire le vray, il y a fi
peu d'acides & d'alkalys qui par leur
combat & mouvement excitent de la
chaleur, qu'il eft difficile, pour ne pas
dire impoffible, que cette chaleur foit
l'effet du choc de ces fels. Par exemple
que l'on jette du vinaigre diftillé fur
de la cerufe, point de chaleur fenfible :
la crême de tartre fur le fel de tartre,
peu ou point du tout de chaleur ; du
vitriol diffout dans l'eau commune avec

l'huile de tartre , boüillonne sans chaleur : la pate avec le levain , & aucun
acide de quelque nature qu'il soit ,
jetté sur le sel de ces eaux , ne nous
a jamais produit une chaleur sensible
au degré qu'il faudroit qu'elle fut pour
riedir seulement ces eaux. Enfin , il
faut finir cette contestation par deux
preuves qui ne souffrent point de re-
plique. C'est que si nous convenions,
& qu'il fut vray qu'il y eut de l'acide
dans ces eaux , vraisemblablement ,
il y en auroit davantage dans nos eaux
froides & tiedes , parce qu'elles font
une plus grande impression sur la langue en les bûvant , & néanmoins elles
sont moins chaudes. L'autre preuve est
que quand ces sels acides & alkalys s'y
trouvéroient en même quantité d'égale
force , & qu'ils seroient capables d'exciter une grande chaleur , elle seroit bien-
tôt ralentie & comme éteinte par la
grande abondance d'eau , comme il
arrive dans toutes les fermentations
proposées dont quelques-unes augmentent par le mélange d'un peu d'eau
qui reveille & dissout ces sels , mais
beaucoup d'eau les assoupit & arrête
leur mouvement. Voilà les raisons qui

nous empêchent de donner en cette rencontre au sentiment de ces Messieurs dans une si méchante cause : ce qui surprendra peut-être bien des gens de voir que tout ce systême roulera sur les principes de l'acide & de l'alkaly, & que cependant nous ne pouvons les reconnoître pour principes de la chaleur de nos eaux : mais nous confessons hautement que nous n'épousons aucun parti que celui de la verité à laquelle nous nous rendrons toûjours d'où qu'elle vienne. Il est tems enfin de donner audience à Aristote, qui, (Dieu mercy) n'a plus de souveraineté Pitagorique, ainsi il nous sera permis d'examiner ses pieces pendant qu'elles seront sur le Bureau ; lui faire justice, & s'il est fondé en titre, le maintenir en possession. Il nous a avancé que ces eaux passoient dans les mines de soûfre, & qu'elles en empruntoient leur chaleur ; si ce Philosophe dont les sentimens ont passé pour des oracles dépuis plus de quatre cens ans en France, où on les a reçûs comme des proscrits de l'Eglise, ou de quelques Peres : si ce Philosophe donc n'avoit jamais parlé plus juste, il n'auroit pas

conservé sa souveraineté si long-temps ;
& quoyque Pline, qui semble avoir
foüillé dans les replis de la nature
& sondé ses abîmes, soit de ce sentiment avec bien d'autres, nous ne
laisserons pourtant pas d'en montrer
& découvrir l'erreur, qui est la plus
grossiere de toutes celles que nous avons
combattuës. Il suppose (pour parler
son langage) que le soûfre est chaud
en puissance, & que l'eau peut réduire cette puissance en acte, & que,
comme dit Seneque l'un de ses partisans, il se fasse de même qu'en la
fonte de la chaux, nous accorderions
bien que le soûfre est chaud en puissance, pour ne pas chicaner avec ce
Docteur, dont la doctrine n'est fondée que sur les termes & sur la chi-
cane, pourvû qu'il entende par là que
le soûfre contient une matiere inflammable, comme est son huile ; mais
ce n'est pas avoir un brin de bon
sens que de prétendre que l'eau froide
& humide de sa nature, puisse exciter le feu qui est son contraire : qu'on
prenne du soûfre vif ou artificiel qui
a deja souffert le feu : qu'on l'arrose
d'eau tant qu'on voudra : qu'on le

diffolve fi l'on peut, & l'on verra fi l'eau s'enflammera, ou s'il échauffera l'eau.

Il a y bien de la difference entre le foûfre & la chaux vive que Seneque nous apporte pour comparaifon. La chaux vive renferme en elle-même quantité de petits corps ou d'atomes ignés qui s'y font embarraffés dans la calcination, lefquels font dégagés par l'eau qui eft le vrai diffolvant de la chaux ; mais le foûfre n'a point de maticre actuellement enflammée, ouy bien d'inflammable : & quand il y en auroit, quoi ? Ariftote ce grand naturalifte ignoroit-il que l'eau n'eft pas le diffolvant du foûfre ? Ce que nous venons de dire fuffit pour détruire fon opinion, fans nous arrêter aux fauffes confequences qui fuivroient de fon erreur ; car il faudroit que toutes les eaux chaudes fuffent foûfrées, & que toutes les eaux foûfrées fuffent chaudes. Mais n'y a-t'il pas quelque impatient qui nous voyant rejetter tant d'opinions reçûës auttefois, veüille fçavoir la nôtre pour la critiquer à fon tour : nous voulons bien l'expofer à la cenfure : nous avoüons qu'il eft

facile de reprendre les autres , mais
très-difficile de mieux dire. Il faut cependant après avoir rejetté les pensées
des autres , que nous produisions les
nôtres , qui pour être accompagnées
de quelques petites nouveautés , n'en
seront pas moins agreables. Nous ne
voyons pas pourquoi les Péripateticiens
suivant le systême de leur maître , pla-
cent le feu au-dessus de l'air : nous
sçavons bien qu'ils nous fournissent
mille raisons pour appuyer leur cause ,
mais si on les examine sans préoccupation , on en découvrira facilement
la foiblesse , pour ne pas dire la faus-
seté , & nous serions ennuyeux de les
refuter ici. Il y a assez de grands hommes qui les ont détruites , nous disons
seulement que c'est mal connoître la
nature du feu & sa fin que de le loger dans un lieu où il seroit captif
& dans l'inaction. Sa nature est d'ê-
tre toûjours dans le movement , & jamais dans le repos , qui est le terme
de son être : sa fin est de produire
toutes choses , & de les détruire. Que
feroit-il sous le concave de la rerre ?
Veut-on qu'il produise les Cieux ? ils
sont faits avant lui. Veut-on qu'il les

détruife ? fon activité n'a point d'empire fur eux. Veut-on qu'il s'en prenne
à l'air ? il monte toûjours, difent-ils,
& quand il defcendroit, cette victoire
feroit indigne de lui, qui ne s'attache
qu'aux objets qui lui font refiftance.
Il eft bien mieux dans les entrailles
de la terre, & nous prenons droit par
Ariftote même qui dit que c'eft une
foibleffe d'efprit que de rejetter l'autorité des fens pour recourir à la raifon. L'on n'a jamais vû de feu au-
deffus de l'air, fi ce n'eft des éclairs
qui ne paffent pas la moyenne region
de l'air, auffi n'eft-il que chimerique:
& nous fçavons par nos yeux qu'il y
a des volcans & des feux foûterrains
qui fe manifeftent en tant d'endroits,
comme le Mont Vefuve proche Naples qui fut le fepulcre du grand Pline,
ainfi que nous l'apprenons par fon ne-
veu ; fa curiofité l'ayant fait approcher
de ce volcan pour en découvrir la nature, il fut étouffé par la vapeur. Le
Mont Etna en Sicile n'étoit pas moins
fameux autrefois ; car outre qu'il vo-
miffoit des flammes, il pouffoit des
pierres & des cendres avec tant d'impetuofité, que la mer qui en étoit
éloignée

éloignée de près de trois lieuës, en
étoit souvent couverte. Il a été aussi
le tombeau d'un grand Philosophe,
ce fût ce vain & superbe Empedocles,
qui se précipita dans ces flammes, non
pas pour en rechercher la cause, comme Pline, mais pour persuader à ses disciples qu'il étoit du sang des Dieux,
& qu'il alloit se rejoindre à eux. Le
Mont Chimera en Licie, le Mont
Olympe en Æthiopie, les Monts Hecla, Helsa & de Sainte Croix en Irlande, & une infinité d'autres dans
la France, même dans nôtre Province
à Menat, & en Forest à S. Estienne,
sont tous autant de soupiraux de ce
feu soûterrain.

Les deux Plines en parlent amplement, particulierement le jeune. Vitruve
en parle aussi. Cardan, Scaliger en font
mention en plusieurs endroits de leurs
écrits ; & Galien parlant du Mont
Vesuve qui étoit fort connu au sujet
de ses flammes, nous insinuë qu'elles
purifioient l'air des lieux voisins, puisqu'il y envoyoit ses malades conva-
lescens pour les rétablir promptement.
Enfin quantité d'Historiens, Lucresse,
Strabon, Diodore, Sicilien, nous par-

H

lent fi amplement de ces feux fouterrains, que perfonne ne peut douter de
leur exiftence : Virgile décrit agréablement les fecouffes du Mont Etna. Que
ces feux foient feuls dans la nature,
ou non, il fuffit qu'ils y foient pour
établir nôtre penfée : or, puifqu'ils y
font, ils n'y font pas inutilement, puifque tous les êtres font deftinez à quelque fin ; nous leur devons plûtôt qu'au
Soleil la generation de l'or : les influ-
ences de la Lune font trop foibles pour
penetrer la terre, & y aller produire
l'argent. Jupiter, Saturne, Mars &
Venus, ne contribuënt gueres aux métaux ; c'eft l'imagination de quelques
Partifans de ces Aftres qui nous ont
voulu perfuader qu'ils étendoient leur
empire dans les profondes cavernes de
la terre. Si le Soleil auffi paffe pour le
pere des végetaux, la terre en eft la mere,
elle les conçoit & les enfante ; mais
elle feroit fterile fi le feu ne la rendoit féconde : les rayons du Soleil ne
ne peuvent tout au plus qu'échauffer
fa furface pour les faire paroître à nos
yeux. C'eft au feu foûterrain que nous
devons la generation, la fonte, la fé-
paration & la cuitte des métaux ; &

ce ſeroit en vain que le Soleil échauf-
feroit la ſurface de la terre , ſi ſon
ſein glacé n'étoit échauffé par ces feux
qu'elle conſerve pour ſa fécondité. C'eſt
lui qui y excite les germes , & les met
en mouvement : c'eſt lui qui fait croître les plantes & qui produit les fruits.
Enfin nous le reconnoiſſons pour principe de la chaleur des eaux : car outre les raiſons que nous venons de dé-
duire en refutant les autres opinions,
nous trouvons que tous les Auteurs les
plus célebres de l'antiquité l'ont ſoû-
tenu , ainſi que nous allons voir parlant de ſon foment qui ne peut être
que quelque matiere graſſe , onctueuſe
& limoneuſe de la nature de celle qui
compoſe le charbon de pierre & les
tourbes dont ſe ſervent les Païs-Bas ,
& que Monſieur Patin fameux Medecin de la Faculté de Paris , avoit voulu introduire en France ; ou bien
même les ſoûfres & les bitumes qui
ſont les matieres que nous reconnoiſſons pour être les plus combuſtibles ,
& dont la terre abonde le plus. Le
ſoûfre prend feu plus promptement ,
& le bitume le conſerve plus long-
tems : Séneque eſt de ce ſentiment :

H ij

Pline en fait un grand discours. Claudian Auteur grave dans son Traité de la chaleur des eaux d'Apone, & au Traité de l'enlevement de Proserpine, & Vitruve soûtiennent la même chose. Apulée au Livre du Monde, Strabon au VI. Livre de sa Geographie, Aristote aussi entre dans cette pensée, & Ovide au XV. de ses Metamorphoses, Virgile parlant de l'Etna, Seneque le Tragique, & un très-grand nombre d'autres Auteurs, ont tous reconnu les feux soûterrains & leur matiere & foment, le soûfre & le bitume, & leur ont attribué l'avantage de communiquer la chaleur aux eaux minerales. La chose ne se passe pourtant pas comme l'a crû Albert le Grand, qui a avancé que ces eaux passoient dans les foyers du soûfre & du bitume allumés. Peut-être fondoit-il son opinion sur ce que dit nôtre Hipocrate au Livre de la Diete, que Tachenius dans sa Préface appelle Livre d'or, qui est le feu & l'eau quoique dissemblables en vertu, sont pourtant capables d'union & de raport dans l'usage &c. Ou plû-tôt ce grand homme appuye sa proposition sur les paroles myste-

rieuses de la Sagesse, où il est dit, que
le feu subsistoit en l'eau sans en être
alteré, & que l'eau avec lui oublioit
sa nature. Agricola est du sentiment
d'Albert le Grand ; il fonde sa pensée sur l'experience qui nous fait voir
que le feu qui est allumé aux matieres bitumineuses, s'anime & devient
plus violent par l'effusion de l'eau ;
les flammes du Mont Chimere en Phar-
selides, celles des Monts Hephestiens
en Lycie grossissent par les pluyes, aussi
les forgerons arrosent le feu de leurs
forges pour augmenter sa force & sa
vigueur. Mais quoique cette opinion
soit en quelque façon vraisemblable,
neanmoins il y a plus d'apparence que
les feux sont autour des canaux de ces
eaux. Leur limpidité cristalline nous
fait voir qu'elles ne se mêlent point
avec des matieres qui leur communi-
queroient une teinture noire & limo-
neuse, comme feroit le bitume : &
pour opposer Auteurs pour Auteurs,
Empedocles & Vitruve l'ont crû ainsi.
Celui-ci dit que lorsque le feu s'allu-
me au soûfre, au bitume & à l'alun,
qu'il échauffe la terre qui est autour
de lui, & celle qui est au-dessus de

lui par les vapeurs qu'il pousse : &
c'eſt ainſi, dit-il, que ſi quelque fontaine d'eau naît au-deſſus du feu, elle
s'échauffe en recevant cette vapeur dans
leurs canaux. Peut-être nous dira quelqu'un, l'on convient qu'il y a des feux
ſoûterrains, que le bitume & le ſoûfre
en ſont les matierés, & qu'ils échauffent les eaux minerales ; mais comment
eſt-ce que ces feux ſe maintiennent depuis ſi long-tems ? Car enfin le feu auroit deja conſommé toute la terre ſi elle
étoit de bitume & de ſoûfre : & la
raiſon nous dicte qu'il faut un foment
perpetuel à ce dévorant qui eſt inſatiable, aux termes de l'Ecriture qui dit,
qu'il conſomme tout, & qu'il ceſſera
d'être quand le bois manquera : ce qui
a fait dire au ſçavant Scaliger contre
Cardan, que tous les êtres étoient
quelque choſe en eux-mêmes ſans la
preſence de leur foment, mais que le
feu n'étoit rien ſans aliment. Il faut
tâcher de ſatisfaire à cette demande,
& aſſigner une matiere perpetuelle à
ce feu ; ce ne ſera pas le bois, puiſqu'apparemment il n'y a point de forêt ſous terre. Il faut donc que ce
ſoient les mêmes ſoûfres & bitumes

qui ne se consomment que lentement
ou qui renaissent de leurs cendres. Il
n'est pas difficile de persuader cette
proposition si l'on observe que les
cendres de ces mineraux sont des matrices propres à recevoir la partie la
plus onctueuse de la terre, qui fonduë
par ces feux soûterrains, fluë & dé-
coule sur ces cendres qui s'en impregnent de nouveau ; d'ailleurs l'esprit
universel circulant toûjours dans le sein
de la terre comme à sa surface pour
la formation des mixtes rencontrant
ces cendres, s'y loge doucement &
regénere ces soûfres & ces bitumes.
L'experience confirme nôtre sentiment
dans l'Isle d'Elbe qui est petite, &
qui abonde en fer, quand on l'a tiré
du sein de ses montagnes, il s'y re-
produit en très-peu de tems : & s'il
ne se regéneroit pas depuis le tems
qu'on en tire, toute cette Isle seroit
consommée.

Tout le monde sçait que lorsqu'on
a épuisé les mines de vitriol dans la
Carinthie, on les laisse découvertes &
exposées à l'air pendant quelque tems,
& après on les couvre, & peu de temps
après on y trouve du vitriol comme

auparavant. Mais pourquoi avoir recours aux païs étrangers & aux experiences éloignées, & nous en avons parmi nous : car la tête morte de vitriol qui n'eft plus que la cendre après qu'on en a tiré l'efprit, expofée à l'air, redevient veritable vitriol, & on en tire autant d'efprit qu'auparavant; nous croyons donc qu'il eft auffi poffible que les foûfres & les bitumes renaiffent de leurs cendres.

Nous dirons encore que le bitume allumé conferve long-tems le feu, ou plû-tôt qu'il fe confomme très-lentement, témoins ces lampes allumées qu'on a trouvées dans des tombeaux, & qui y avoient été mifes depuis tant d'années; mais il faut que ce bitume ne prenne point l'air, autrement il s'éteint & eft fuffoqué.

Nous nous fommes un peu étendus fur cette matiere, mais c'eft pour nous épargner de grands difcours que nous fommes quelquefois obligés de faire à mille gens qui s'apperçoivent plû-tôt de cette chaleur dont ils ne fçavent pas la caufe, que de tout ce qui regarde ces eaux.

CHAPITRE

CHAPITRE V.

*De la nature du Sel Alkaly dont
ces Eaux sont impregnées.*

S'IL appartient au sens de décider
qu'il n'y a qu'un mineral ou un
même sel dans toutes ces sources, &
qu'il y est au même volume, au même poids, & que ce sel est alkaly,
il faut avoüer qu'ils ne peuvent ni
ne doivent déterminer quel est ce sel
alkaly, & de quelle nature il est, &
de quel mixte il a fait partie, parce
que nous en voyons de differens dans
les mécaniques aussi-bien que des acides, ainsi que nous avons observé.
Il est absolument necessaire, pour réus-
sir dans un si hardi dessein, qu'ils appellent la raison & l'experience à leur
secours, & qu'ils travaillent d'intelligence à cette recherche ; car il n'y a
point d'hommes qui ayent les yeux
assez penetrans pour voir la route &
le chemin de ces eaux. Il y a une Chymie dans les entrailles de la terre plus
parfaite que la nôtre : la nature est
une secrete ouvriere : plusieurs la ca-

I

reſſent , mais peu en joüiſſent : elle
eſt toute myſterieuſe , & n'admet que
rarement ſes plus chers courtiſans dans
ſon conſeil ; & ſi elle ſe découvre à
quelques-uns , ce n'eſt que ſuperficiel-
lement ; cependant la raiſon . les ſens
& l'experience ſont ſes eſpions , qui
agiſſans de concert , la forcent & la
ſurprennent dans ſes operations les plus
ſecretes. C'eſt auſſi à leur faveur &
ſous leurs auſpices que nous entreprenons de déterminer de quel métail ou
mineral provient l'alkali dont ces eaux
ſont chargées ; il nous ſemble à propos d'obſerver en paſſant qu'il y a pluſieurs métaux & mineraux dans les entrailles de la terre , qui ont tous plus
ou moins de l'alkali & de l'acide qui
entrent dans leur compoſition , & que
les eaux peuvent laver & détremper
s'ils ſe trouvent à leur chemin , comme l'or , l'argent , le cuivre , le fer,
le plomb , l'antimoine & le mercure
parmi les métaux , lorſqu'ils ne ſont
que des ſucs mols & liquides , ou
pour mieux dire , lorſqu'ils ne ſont
que des embrions dans leurs mines.
Parmi les mineraux le ſoûfre , le bitume , l'alun , les vitriols , le ſel com-

mun, & le sel nitre des anciens, ausquels Avicenne ajoûte la cendre & la
chaux que l'on n'a point trouvé jusqu'à present. Il y a encore d'autres métaux & mineraux que nous connoissons
& que nous ne rapportons point ici,
parce qu'un long & favorable usage
nous a fait connoître que les eaux po-
tables & medicinales n'en participent
point. Il faut convenir encore, qu'outre ceux que nous connoissons, que le
sein de la terre est une matrice féconde
qui en renferme bien d'autres, puisqu'on ne peut pas attribuer à ceux
que nous avons observés les effets surprenans de ces fontaines dont les Historiens les plus dignes de foi font mention, comme celle dont Pontanus nous
parle, & qu'il appelle Taraxene, qui
pour le goût est semblable aux eaux
communes, & pourtant cause la mort
subite à ceux qui en boivent. Il y a
un lac dans la Commagene dont le
marc s'enflamme fort aisément, &
poursuit les objets dont il a été tou-
ché, & ne peut être éteint qu'avec
de la terre. Dans un autre païs il y
a une fontaine appellée la fontaine de
Jupiter, dans l'eau de laquelle si on

plonge un flambeau allumé elle l'é-
teint ; & fi on en plonge un qui ne
foit point allumé, elle l'enflamme d'a-
bord. En Espagne au territoire de
Carmenfe, il y a deux fontaines qui
fe joignent : tout ce qu'on jette dans
l'une va au fond pour leger qu'il foit,
& dans l'autre les corps les plus pe-
fans ne s'enfoncent point. En Colo-
phone il y avoit une citerne dédiée
à Apollon, dont l'eau bûë faifoit
connoître les chofes à venir, mais
elle abregeoit la vie. En Illyrie il y a
une fontaine froide fur laquelle fi on
étend du linge ou des habits, d'abord
ils font en feu. Mais nous n'en trouvons point de plus agreables que les
fuivantes ; l'une étoit d'une grande
épargne, car ceux qui en bûvoient en
étoient nourris : elle étoit au païs d'Ar-
cadie ; l'autre ne manquoit jamais de
rendre une liqueur femblable au vin
aux Nones de Janvier : elle étoit au
Temple de Liber en l'Ifle d'Andros.
La fontaine Lixeftis enyvroit comme
du vin. Les deux Plines, Strabon,
Ovide auffi font mention d'une infinité d'autres, dont les phenoménes
ne peuvent être attribués à aucun des

mineraux & métaux que nous connoissons.

Que ces fontaines ayent été ou soient
telles qu'on nous les rapporte , nous
n'en sommes pas garans , & cela ne
fait rien à nôtre sujet. De tous les métaux & mineraux que nous avons rap-
portez, on n'en reconnoît ordinairement que huit qui entrent dans la
composition des eaux medicinales, qui
sont le mercure , le fer entre les métaux , le soûfre , le bitume , l'alun ,
les vitriols , le sel commun , & le nitre entre les mineraux : tous lesquels
nous avons examinés autant que nous
avons pû dans le Bourbonnois & l'Auvergne qui sont les deux Provinces les
plus fécondes en eaux minerales, puisqu'on y en peut trouver plus de cent
sources tant chaudes que froides. Nous
n'y avons trouvé aucun mineral qui
puisse nous fournir autant de sel alkaly que le nitre, tel que les Anciens
nous l'ont décrit , comme l'on verra
ci-après : la verité est que le mercure est
un puissant alkaly , mais il est tout volatil ; & les eaux que l'on dit en être
impregnées , ne laissent point ou très-
peu de résidence : il ne resiste point

au feu, dont le moindre fe refout en
fumée. Le fer qui eft un compofé de
fel d'un efprit vitriolique & d'une terre
metallique, ne paffe pas pour abonder
en fel alkaly. D'ailleurs les eaux ferrugineufes avec la poudre de noix de
galle, font une teinture noire comme
de l'encre. C'eft pour cette raifon qu'on
fe fert de vitriol Romain pour faire
l'encre, parce que ce mineral abonde
en fer, & les excremens des perfonnes qui ufent des eaux ferrugineufes
ou des préparations du marc, font
toûjours beaucoup noirs, ce qui
n'arrive jamais à nos bûveurs, ajoûté
que la réfidence des eaux ferrugineufes
eft d'une couleur tannée, & qui fournit beaucoup de terre & peu de fel,
lequel eft encore chargé d'un acide.
Le foûfre outre qu'il eft fort inflammable, n'a rien de fixe, pas même
par le feu. La définition que nous en
donne Guintherus Billiquis en fes obfervations Chimiques, nous confirme
qu'il n'y a point d'alkaly dans ce mineral. Le foûfre (dit cet Auteur) n'eft
qu'une réfine à fa furface ; dans fon
fond il n'eft qu'une vapeur, & cette
vapeur n'eft qu'un fel, & ce fel n'eft

qu'un pur vinaigre : c'eſt-à-dire qu'il
n'y a que de l'acide, auſſi en tire-t'on
un aigre ou eſprit en abondance &
facilement, & peu de gens de bonne
foi ſe vanteront d'avoir tiré par la
campane autre choſe que cet eſprit ;
le bitume n'eſt qu'un ſoûfre groſſier,
& qui a moins d'eſprits ; les vitriols
ne ſont pas des ſels alkalis, fixes ni
volatils, & quelques calcinations qu'on
en faſſe, ils ne deviennent jamais alkalis ; l'alun eſt auſſi un ſel acide un
peu acerbe, ceſt pourquoi il eſt ſi ſtyptique ; le ſel marin, à dire le vrai,
a un peu d'alkaly, mais l'acide y pré-
domine. D'ailleurs l'eſprit de ſel fait
une trop grande efferveſcence avec le
ſel de nos eaux, & rend une odeur
trop picquante pour nous permettre de
croire que jamais ils ayent ſymboliſé :
outre que ſi le ſel de nos eaux étoit
de la nature du ſel marin, il y auroit
beaucoup d'acide dans nos eaux où il
n'y en a point, ou s'il y en a, il
ſera bien foible, & peut-être inconnu.

Après avoir examiné regulierement
tous ces métaux & mineraux, les avoir
mêlés avec le ſel de nos eaux, & avoir
fait des diſſolutions, des précipitations,

tiré des teintures , & n'y avoir rien
trouvé qui foit femblable , ni qui faffe
les mêmes effets que nos eaux ; nous
pouvons dire qu'ils ne peuvent avoir
produit l'alkaly fixe & volatil que nous
trouvons dans nos eaux. Nous aurions
pouffé plus loin l'examen de ces mineraux , fi nous n'apprehendions un
trop long difcours. Il eft bien probable que le fel dont nos eaux font chargées , eft le nitre des Anciens : pour
en juger fainement , il faut fçavoir ce
que c'eft que ce mineral , & en rechercher la nature le mieux que nous
pourrons.

CHAPITRE VI.
Du Nitre & de fes effets.

LEs opinions des Sçavans fur l'origine des fels font differentes , les
uns veulent qu'ils viennent de la mer
par des canaux fouterrains ; d'autres
qu'il y a des mines de fel dans
la terre comme à Cardonne en Ef-
pagne , en Pologne & ailleurs où l'on
en tire des gros blots qu'on enleve du
fond des montagnes où l'on les va
creufer , au travers defquelles mines

il y a des eaux courantes qui s'em-
preignent de ces ſels , leſquelles forment des fontaines ſalées hors la terre,
comme ſont en France, dans la Franche-
Comté & en Bourgogne , celle de
Salins qui rendent environ $\frac{1}{50}$ de ſel
ſur cinq parties d'eau ; celles de Groſon
éloignées de Salins de trois lieuës de
Lons-le-Saunire , de Mont-Mourot , de
Scé ſur Saonne ; celles de Nozieres en
Lorraine , & ſi l'on paſſe en Angleterre on y verra le Puits ſi fameux
du Pwſich, qui eſt ſur les coſtes Orien-
tales de ce Royaume , qui donne $\frac{1}{4}$
de ſel de quatre parties d'eau qu'on
tire de la ſource, ce qui produit 450.
minots toutes les 24. heures par le
travail continuel qu'on y employe. *

Ceux qui pretendent que la mer
produit tous ſes ſels per des canaux
ſouterrains , ne le prouvent pas. On
ne voit pas que les Montagnes de ſel
de Cardonne augmentent chaque jour
par des canaux ſouterrains , au contraire , on trouve qu'elle diminuë à
vûë d'œil par le travail des hommes
qui enlevent journellement des blots
à l'uſage de tout le monde.

* Le ſel d'Ebſon en Angleterre.

Mais comment connoître de quelle maniere ces sels sont ainsi conglomerez ou accumulez dans la terre, depuis quel temps, pourquoi ne prennent-ils pas fin & ne s'épuisent pas à force de fournir à ces fontaines salées, en s'y dilayant, j'irois trop loin s'il falloit établir nos conjectures là-dessus : les conjectures ont toûjours quelque rapport à la verité ; mais les conjectures ne sont pas toûjours véritables.

Les eaux qui ont été observées avoir une quantité notable & assez grande d'un sel semblable au vray nitre, sont sans contredit celles de Vichy, Bourbon-l'Archambault, & du Mont-d'Or.

L'on n'a réconnu en aucunes de ces eaux, ni alun, ni vitriol, qui pût être discerné dans leurs résidences : ces matieres que l'on compte au nombre des sels mineraux, sont des sucs concrets, qui se condensent par l'évaporation de l'humidité surabondante qui les resout. Ils participent de beaucoup de terres treitez assez fixes, & leurs esprits acides ne se separent que par une grande chaleur qui les fait élever avec augmentation d'acidité corosive.

Le nitre *a* appellé des Grecs Nιτρον, des Latins *Nitrum* & des Arabes *Borax Africæ* eſt au rapport de Galien un ſel mineral d'une ſaveur aucunement ſalée & piquante & qui tient le milieu en force, & en proprieté entre le ſel & l'écume dudit nitre ; il digere & deſſeche, il inciſe, diviſe, briſe & ſubtiliſe les humeurs craſſes & viſqueuſes beaucoup plus puiſſamment que le ſel.

Le meilleur nitre au rapport de Dioſcoride eſt celuy que de ſon tems on apportoit de Bunes.

Pline *b* parle plus exactement que tout autre ſur cette matiere, il a ſuivi en cela les memoires de Théophraſte, on le pourra conſulter.

Le vray nitre n'eſt donc pas ce que quelques-uns appellent ſalpêtre quelque rafiné qu'il ſoit.

Le ſel de nitre ſe trouvoit communement en Egypte, on le tiroit des mines, & celui-là s'appelloit mineral ou foſſile, outre ce naturel on en faiſoit d'artificiel de l'eau du Nil qui en eſt fort chargée, il y avoit des foſſes ap-

a Gal. lib. 9. ſimp.
b Plin. cap. 10. lib. 3. nat. hiſt.

pellées nitrieres le long de ce fleuve, comme nos falines le long de la mer: ce nitre étoit fort en ufage chez les Anciens, mais de nos jours on ne s'en fert pas, du moins dans ce païs où nous n'en n'avons point; & il ne nous refte aucun fel qui approche de fa nature, fi ce n'eft le borax foffile. Nous avons néanmoins des eaux ni-treufes qui en font impregnées dans le fein de la terre où il s'en trouve des mines : & ce qui les fait negli-ger, c'eft la peine & le travail que les hommes ont toûjours fuï, & qu'il falloit employer pour le tirer de ces profondes mines : on lui a fubftitué le falpêtre qui n'approche point de fa nature, comme tous les Auteurs qui ont écrit du nitre, l'ont remarqué; car le falpêtre eft corrofif & mordi-cant dangereux pour l'eftomac; il y a même des Praticiens qui le rejet-tent, quelque changement & prepa-ration dont l'Artifte fe puiffe fervir. Son efprit, comme l'on fçait, eft un diffolvant des métaux ; & s'il ronge des corps durs & compacts, nous doutons avec raifon s'il ne s'accroche pas aux fibres de l'eftomac de ceux

qui s'en servent, aussi s'en trouvent-
ils fort échauffés après cet usage. Mais
le nitre est un sel doux & familier à
nôtre nature, & qui n'est point mal-
faisant, ainsi qu'on en peut juger par
l'usage qu'on en a fait sans danger
dans les siecles passés : il est à la verité d'un goût un peu salé accompagné d'une petite amertume.

Le nitre differe du salpêtre en ce
que dans celui-ci l'acide domine, &
dans celui-là l'on voit manifestement
que l'alkaly y est en grande quantité.

Le salpêtre jetté sur les charbons
fulmine, parce que toutes ces parties
sont occupées & pleines d'acides aëriens,
que l'acide igné chasse avec bruit &
violence, écartant ses parties pour s'y
loger. Le nitre au contraire ne fulmine point jetté sur les charbons, parce
que ces pores sont plus ouverts & moins
occupez, & donnent la liberté aux
atômes ignés de les penetrer sans efforts. Voyons maintenant ce que les
meilleurs Auteurs tant anciens que modernes ont declaré de la puissance du
nitre.

Hypocrate ce grand naturaliste que
Tachenius & quelques autres de sa

secte veulent faire passer aujourd'hui pour un grand chymiste s'est servi du nitre pour resoudre & déterger pour toutes les humeurs froides, pour les ulceres malins & inveterez, speciale- ment pour ceux de la matrice. Galien *a* qui est le fidel genie de ce divin vieil- lard, s'est expliqué plus au long tou- chant le nitre, il dit que le nitre tient le milieu entre l'aphronitre & le sel, que si on le brûle, il approche plus de l'aphronitre, parce que par le feu il contracte un empireûme qui le rend caustique, & si on le prend interieu- rement, il attenuë & incise les hu- meurs crasses & lentes beaucoup plus que le sel commun, & dit qu'il avoit de coûtume de se servir du nitre tant calciné que non calciné pour ceux qui étoient suffoqués par les champignons, aussi bien que l'écume du nitre. Il dit *b* parlant des viandes salées, que la fleur ou sel volatil du nitre attenuë & resout; il dit encore qu'il est détersif & pur- gatif. Enfin en mille endroits de ses écrits, il fait voir qu'il s'est servi du nitre pour ouvrir, purger & déterger,

a Liv. 2. des Ter. Liv. 6. des simp. medic.
b Liv. 3. Des Alim. Liv. 8. & 14. de sa Meth.

reſoudre, fondre, & autres indications
de cette nature. Dioſcoride tant eſti-
mé par Galien, pour la matiere me-
dicinale, avoit écrit avant lui de la
nature & des effets du nitre, & il y
a apparence que c'eſt dans cet auteur
que Galien avoit puiſé ſes penſées tou-
chant les medicamens ſimples, ainſi
qu'on en peut juger.

Dioſcoride dit que le meilleur nitre
eſt de couleur de roſes, ou blanc,
plein de trous comme une éponge :
Voila ce qu'il dit de la nature du
nitre, mais il parle plus amplement
ſur ſes effets dans Mathiole. * Le nitre
attire les humeurs qui ſont congelées
bien profondément dans les corps,
pris en breuvage, incorporé avec le
miel il reſout les ventoſités, guérit
les tranchées, & diſtillé dans les oreilles
boüeuſes, il les guérit : enduit avec
figues, il eſt fort propre aux hydro-
piſies. Il eſt fort bon à ceux qui ne
goûtent point les viandes ; il eſt favorable pour les paralyſies : voila ce
que dit Dioſcoride des effets du nitre.
Mathiole ne dit rien du ſien dans ce
Chapitre, ſi non que ceux-là ſe trom

* **Liv. 5. ch. 89.**

pent qui prennent le falpêtre pour le nitre ; mais il parle fort des eaux nitreufes : voici fes paroles : * Quant aux eaux nitreufes , fi on en boit, elles troublent le corps , evacuent le flegme , rendent fécondes les femmes fteriles , confument toutes fcrophules & écroüelles ; l'eau nitreufe a les mêmes vertus que l'eau falée ; toutefois elle eft plus forte en fes operations, excepté qu'elle n'eft pas fi aftringente; néanmoins (continuë cet Auteur) elle eft fort abfterfive : elle eft fort propre à guerir la gratelle , les ulceres des oreilles & les tintemens , & à refoudre toutes les tumeurs d'icelles. Ecoutons prefentement les Plines , particulierement le jeune qui en a parlé plus favorablement que nous ne ferons. Il s'étonne de ce qu'Homore qui étoit avant lui , n'en ait point parlé, quoiqu'il donne , dit-il, affez à connoître qu'il fe baignoit fort fouvent dans les eaux minerales chaudes ; les froides étoient en vogue de fon temps pour la boiffon , & les chaudes pour le bain (car ce n'eft que depuis peu qu'on fe fert des eaux chaudes interieure-

* Ch. 14. du même livre.

ment,

ment, ce qui a bien diminué de l'autorité des froides.) Cet Auteur parle des eaux minerales de France dont on bûvoit de ſon tems , notamment de celles de Provence & de Languedoc, de Bearn & de Guyenne ; les eaux de Spa lui étoient fort connuës & quantité d'autres : il dit qu'elles ſont bonnes pour les nerfs , pour les foibleſſes des jambes , pour les hanches ou ſciatiques , pour les luſcations & pour les ruptures ; il dit qu'elles vuident le ventre, qu'elles guériſſent les ulceres, qu'elles remédient au calcul ; & parlant de celles de Spa en particulier , il dit qu'elles guériſſent la fiévre tierce., la fiévre quarte, qu'elles purgent la bile, qu'elles remédient au calcul , guériſſent de la galle , du feu volage : elles ſont propres pour toutes les maladies du bas ventre. On peut voir par les paroles de Pline que les eaux minerales étoient plus en uſage qu'elles ne ſont à preſent , & qu'on s'en ſervoit pour des maladies pour leſquelles ſi on les ordonnoit aujourd'hui , on paſſeroit pour témeraires. Archigenes , Auteur très-ancien , dont nous avons perdu les ſçavans écrits , parle fort ſçavam-

K

ment des eaux nitreuses chez Œtius, & celui-ci attribuë aux eaux nitreuses toute la gloire qu'on peut s'imaginer ; car il semble * nous insinuer qu'elles font hémagoques, c'est-à-dire qu'elles purgent & purifient la masse du sang dont les vices se communiquent necessairement à toutes les parties. Ceux qui ne feront pas satisfaits sur les effets du nitre & des eaux minerales, qu'ils se donnent la peine de consulter Theophrastes, Stribonius Largus, Vitruve, Paul Œginette, Cardan, Scaliger, Angelus Sala, Tabernemontanus, Andernacus, Baccius Sebysius, & un nombre presque infini d'Auteurs qui ont écrit des eaux minerales, qui tous confirment ce que nous venons de dire des eaux nitreuses : & de nôtre siecle, Messieurs Banc & Aubry, Medecins de Moulins, & M. Duclos Medecin du Roy, qui ont sçavamment écrit des eaux minerales, lorsqu'ils parlent du nitre, lui attribuent les mêmes effets.

Or, ces autoritez reçûës & approuvées & comparant les effets de nos eaux avec les effets du nitre, nous ne

* Liv. 3.

pouvons nous empêcher de dire que le sel que nous trouvons dans nos sources est un sel nitreux, car il produit tous les mêmes effets que ceux que les anciens ont attribuez à leur nitre, excepté que nous n'employons pas nos eaux pour tant de maladies qu'ils faisoient, parce que nous ne sommes pas si hardis. Il ne faut pour décider de la nature de nos eaux, qu'avoir recours à deux Auteurs dont l'autorité ne peut être suspecte : Monsieur Duclos Medecin ordinaire du Roy en l'Academie des Sciences, dont la profonde érudition est assez connuë chez les sçavans est le premier qui dans un Traité qu'il a fait par ordre du Roy sur toutes les eaux minerales de ce Royaume, imprimé à Paris en 1675. après avoir examiné très-regulierement nos eaux transportées en cette Ville de Paris, déclare qu'il n'y a trouvé que le seul nitre des anciens, tant dans le Boulet que dans la Grille, & au même poids. Monsieur Spond Medecin de Lyon, dont le nom & le mérite sont bien établis dans le monde, * a dit aussi comme Monsieur Duclos que

* En son Traité des fiévres.

nos eaux étoient nitreuses. L'exactitude avec laquelle ces Messieurs ont
examiné ces eaux, les unes transportées, & les autres sur les lieux, avec deux
autres Medecins de Lyon qui sont d'une
science consommée nous donnent assez
à connoître qu'ils ne peuvent tromper
ny être trompés dans ces sortes de
matieres.

Les sçavans pourroient presentement
juger sûrement des maladies que nos
eaux peuvent guerir, après avoir établi
que leur sel est un véritable alkaly
nitreux. Mais comme nous écrivons
pour tout le monde, il est à propos
de rapporter les maladies pour lesquelles l'experience & la raison font voir
qu'elles sont propres, c'est-ce que nous
allons faire pour ne point laisser de
scrupule dans l'esprit seulement, (car
pour ceux du cœur la playe est mor-
telle, nous n'entreprenons point de
la guerir,) l'on verra dans les effets
que nous attribuërons à nos eaux, que
nous n'en dirons pas tant que les Auteurs que nous avons citez : mais nous
expliquerons l'action des eaux nitreuses d'une maniere conforme aux experiences mécaniques qui sont assuré-

ment la voye la plus juste pour découvrir la verité, car la nature est toûjours une en elle même, & agit toûjours de même maniere, ainsi puisque
nous voyons qu'elle agit d'une maniere
dans le grand monde, pourquoy ne
tirerons-nous pas consequence qu'elle
fait de même dans l'homme qui est
le petit monde ou le microscome.

CHAPITRE VII.

Des effets de ces Eaux en general.

NOus travaillons plus pour la pratique que pour la simple théo-
rie : toute nôtre occupation est de rechercher la nature du mineral de nos
eaux pour les appliquer selon les diverses indications aux maladies ausquelles nous les jugeons propres & salutaires ; nous avons découvert & prouvé par plusieurs experience que c'est
un alkaly nitreux; & comme la fin prin-
cipale que nous nous proposons n'est
pas tant de découvrir quel est le principal de l'action de ces Nymphes bienfaisantes que de connoître leurs vertus
& proprietez. Nous pouvons dire que

nous voicy à l'utile & au point essentiel de cet ouvrage ; puisque nous allons exposer presentement les effets de ces eaux ; & comme l'on peut tirer des indications & des consequences justes de ce que nous avons dit de leur mineral pour leurs vertus, il est aussi constant que les effets que nous ferons voir qu'ils produisent , prouveront parfaitement que c'est un alkaly nitreux qui en est le principe : car on reconnoît mieux les causes par les effets que les effets par leurs causes. Nous disons , & il est vray , que toutes les eaux de nos fontaines minérales sont aperitives , désopilatives & purgatives , les unes plus , les autres moins. L'eau du Puits quarré & des sources du Reservoir des Capucins , (ainsi dite, parce qu'elle sert encore pour fournir l'eau du bain de ces bons Religieux) & l'eau de la Grille sont les moins purgatives , mais en recompense elles sont les plus balsamiques , les plus douces & les plus familières à la poitrine & à l'estomac des personnes délicates ; j'en ay toûjours vû de si bons effets , que je les conseille & les fait mélanger avec l'eau

des autres fontaines , c'eſt-à-dire , en
boire un gobelet alternativement , &
ſouvent toutes ſeules , & il eſt à naître que j'en ay eu jamais aucun
reproche , au contraire beaucoup de
loüanges.

L'eau du gros Boulet & des autres
fontaines temperées , ſont plus penetrantes , plus aperitives , celle du gros
Boulet remuë & précipite plus , elle
ſe fait jour à travers toutes les obſervations , & opilations les plus opiniâtres du bas ventre , elle fond , détrempe & charie beaucoup & eſt mer-
veilleuſe pour chaſſer les fiévres quar-
tes & les pâles-couleurs , l'eau de la
fontàine qui eſt ſous les Céleſtins , eſt
fort diuretique & fort perçante , pouſſe
beaucoup par les urines , & excellente
contre les maladies des reins & de la
veſſie & ne cede en rien au gros Boulet : & comme cette eau eſt froide actuellement , elle rafraichit plus promptement que les chaudes , leſquelles toutes chaudes qu'elles ſont ne laiſſent pas
de rafraichir modérément : ſi nous
étions un peu moins ſcrupuleux , ou
plû-tôt ſi nos eaux chaudes ne ſatis-
faiſoient pas aux indications des ma-

lades , nous ferions uſer de celles-ci aux perſonnes jeunes & vigoureuſes, & dont l'eſtomach & la poitrine ne craignent point le froid.

L'eau du petit Boulet comme temperée , tient le milieu , elle purge , elle pouſſe par les ſelles & par les urines ſans incommoder l'eſtomac ni la poitrine , principalement ſi on la mêle avec les eaux du Puits quarré ou de la Grille. En un mot toutes ces eaux lavent & nétoyent les parties naturelles , & vuident les impuretez qui y ſont retranchées comme dans un magaſin. Ces penſées ainſi établies, il faut maintenant parler des effets de chaque fontaine en particulier , & commencer par celle du Puits quarré & des ſources chaudes nouvellement découvertes comme les plus nobles , tant par la pureté & douceur de leur mineral , que par leurs admirables effets ſur les parties les plus neceſſaires à la vie , qui ſont la poitrine & l'eſtomac dont l'économie & les fonctions déreglées troublent & mettent le deſordre dans le reſte du corps. D'ailleurs l'abondance d'eau que ces ſources fourniſſent qui ſervent preſentement non-
ſeulement

seulement pour la boisson mais même pour les bains & la douche sont une preuve incontestable de leurs préeminences, puisqu'il est de la nature du bien de se communiquer, & d'un plus grand bien de se communiquer davantage, comme le bien infini qui se communique infiniment par le nombre infini de ses créatures & par son concours perpétuel pour la conservation des êtres, lesquels quoique finis en eux mêmes, ne laissent pas d'être infinis de la part de leur premier principe : il ne faut donc pas s'étonner si ces petits torrens d'eau qui comme autant de furets, s'insinuënt, furtent & penetrent dans les endroits les plus reculés du corps, lavent & baignent le sang, le purifient, & par leurs lavages réïterés ou lessives emportent les matieres étrangeres qui troubloient l'harmonie & l'économie des parties.

Le principal effet pour la guérison de certaines maladies rebelles qui ne cedent point aux remedes ordinaires, est donc le nétoyemement des visceres par ce lavage interieur. Cet effet est considerable, s'il est vrai de dire que la plûpart des maladies chroniques,

(c'est-à-dire, qui font de longue durée)
viennent de l'obstruction des viscères.
Le foulagement que les malades en reçoivent, est cause que les habiles Medecins recherchent les qualitez de ces
eaux qui font diverses & d'une grande
consideration, pour s'appliquer à les
connoître ; afin d'en faire un meilleur
usage déformais felon les differences
des maladies & la diverse constitution
des malades.

CHAPITRE VIII.

Des effets de l'eau de chaque Fontaine
en particulier ; & premierement des
Fontaines chaudes nouvellement dé-
couvertes, & du grand Puits quarré,
dit des Capucins, ou Reservoir.

C'Est ici où la nature fe manifeste
admirablement par la quantité de
fources chaudes & froides qui fe rencontrent les unes contre les autres. On
a eu foin de feparer les froides & de
réunir toutes les chaudes dans un refervoir pour les conduire par un canal
dans les Bains qui font au milieu de
la maifon du Roy. On a réuni auffi

plusieurs sources chaudes dans deux petites fontaines particulieres adossées audit reservoir , dont on conseille à tous les bûveurs de boire quelques verrées alternativement avec les eaux des autres fontaines , parce qu'étant extrêmement douces , onctueuses & balsamiques , elles rétablissent merveilleusement l'estomac & la poitrine : on en ressent les effets sur le champ , & on boit les eaux de ces deux petites fontaines avec plaisir : à la verité elles purgent moins que les autres , à moins que ce ne soit des personnes faciles à émouvoir : mais étant mêlées avec la Grille & le petit Boulet , elles font leur effet. Plusieurs personnes se recrient sur le mot de balsamique par une pure critique , & les autres parce qu'elles ne concevront pas la portée de ce terme ; mais que tous apprennent que cette eau porte avec elle un esprit vivifiant & nutritif qui est le restaurateur de la vie , qui regénere les forces des parties les plus languissantes, qui reveille leurs fonctions en les délivrant de leurs ennemis domestiques qui par leur poids les accablent , & les usent plus en un mois que le tems

ne feroit en vingt années. Ouï nous
difons avec affurance que cette eau eft
le refervoir facré de cet efprit de Dieu,
qui étoit placé fur l'élement dont elle
fait partie ; elle fert de véhicule au
fouffle de vie pour l'accompagner où
les befoins de la nature le demandent
pour y operer certaines cures qui tiennent du miracle, & dont nous ne prétendons rechercher la caufe, que nous
aimons mieux admirer avec refpect,
que d'en parler en Phyficien feulement;
& quoiqu'il ne foit guéres d'un Medecin d'avoir recours aux miracles pour
expliquer les chofes, & que nous foyons
peut-être un de ceux qui ont le plus
de foi pour les caufes fecondes dépen-
dantes néanmoins de la premiere, nous
avoüions cependant, & nous l'avoüions
fans rougir, qu'il fe paffe des chofes
fi furprenantes à ces eaux, & qui font
fi fort au-deffus des forces ordinaires
de la nature, que nous nous fentons
obligés de dire que, comme il y a
quelque chofe de divin dans les maladies, il y a auffi quelque chofe de
divin dans les remedes. Nous ne prétendons pas avoir penetré jufques là :
nous n'avons recherché que ce qui eft

du ressort de la nature, & nous nous sommes arrêtez aux causes ordinaires des effets de ces eaux. Cette digression est un peu longue, mais elle étoit né-cessaire ; nous revenons aux effets na-turels de ces eaux qui étant reçûës dans la bouche, c'est là aussi où elles com-mencent d'agir ; elles fortifient les gen-cives, elles lavent la langue, le palais & par ce moyen dégagent les organes du goût en levant un limon ou une crasse qui s'y amasse peu à peu, & en même temps donne issuë au suc sali-vaire contenu dans un nombre presque infini de glandules de la bouche dont la transudation & écoulement n'étant pas libres, à cause que cette crasse étoupe & bouche les pores de ces glan-des, ce suc s'aigrit & devient corrosif, d'où naissent tant de petits chancres & ulceres malins à la bouche ; cette eau guérit la paralysie de la langue en dé-bouchant les fibrilles & papilles de la langue, la laxation de la luette, elle lave les ophages, & l'orifice de l'esto-mac, & par-là reveille l'appetit en pu-rifiant le ferment stomacal des matieres étrangeres, (c'est peut-être pour cela qu'Hippocrate dit que l'eau est vorace,) auffi voyons-nous que les bûveurs d'eau ont la fenfation du goût plus exquis & par confequent meilleur appetit que ceux qui boivent un peu trop de vin. Il eft certain que le premier effet de nos eaux eft d'exciter la faim, toutes ces maladies ayant prefque la même caufe. Cette eau y remedie par fes fels alkalis fixes & volatils qui detergent, brifent, divifent & emportent les humeurs craffes & épaiffes qui enduifent les parties en détruifant & fe chargeant de l'acide étranger qui les avoit fixées, & par là donne la liberté au fuc falivaire premier ferment des alimens, en corrige l'aigreur & l'adoucit; elle rétablir l'eftomac, fortifie la poitrine & le cerveau.

L'économie de l'eftomac peut être troublée en trois façons; car ou fes actions font diminuées, & cela par le défaut du fuc falivaire premier mobile de la digeftion, & manque de chaleur qui eft comme la coadjutrice de ce ferment naturel, ou bien enfin l'action de l'eftomac eft entierement ruinée par la quantité des acides étrangers & la diminution des efprits animaux. Si l'action de l'eftomac eft lezée & feulement diminuée, c'est par des coles & des platres qu'un acide étranger tient congelez & coagulez contre les parois & dans le fond de la tunique veloutée de cette partie, & par là énerve le ferment & couvre le levain qui étoit resté de la precedente digestion pour la suivante qui est moindre, parce que son dissolvant est déja alteré; Cette alteration faite par la génération de nouvelles matieres, il faut nécessairement que cet acide soit enveloppé, que sa pointe soit émoussée, que la chaleur soit comme suffoquée, & que par ce moyen la dissolution des aliments soit imparfaite, comme il arrive dans les simples indigestions, pesanteurs d'estomac, vomissements peu de tems après le repas ; cette eau par son alkaly tant fixe que volatil, soutenuë par la chaleur moderée, attenuë, incise & brise ces flegmes & matieres gluantes & visqueuses en les ébranlant par leurs chûtes dans l'estomac ; cet acide étranger abandonne ces coles & de cette maniere les humeurs se précipitent & sont entraînées hors de l'estomac ; & pour bien faire il faut boire cette eau sur la source pour profiter

de cet alkali volatil & de ce foûfre qui
eſt l'eſprit des métaux ; l'eſtomac ainſi
délivré de ces humeurs qui l'incommo-
doient & troubloient ſes fonctions, ſe
rétablit, l'appetit revient, la coction
des alimens ſe fait mieux, parce que
le ferment eſt plus actif, & le mouvement d'oſcillation plus libre, ces
peſanteurs diſparoiſſent & les vomiſſemens ceſſent. Si l'action de l'eſtomac
eſt dépravée par le vice de l'acide qui
s'aigrit & devient corroſif comme dans
la faim canine, dans les vomiſſemens
frequens & dans les nauſées ou dans
l'appetit extravagant des filles & des
femmes, dans leſquelles l'acide naturel
ſe corrompt, s'aigrit & devient malin;
l'alkaly de cette eau adoucit & amortit cet acide, dont les tranchans font
de ſi étranges impreſſions dans l'eſtomac : ce ſentiment eſt admirablement
bien confirmé par le ſage inſtinct de
cette nature qui guérit ; car n'eſt-il
pas vrai que les filles & les femmes
ont quelquefois un appetit bizarre?
ceux qui n'en connoiſſent pas la raiſon
traitent les filles & les femmes de lu-
natiques : elles ne trouvent rien de
meilleur à leur goût que les charbons,

les cendres, la chaux, le plâtre, les
coquilles d'œufs : & pourquoi cela, si
ce n'est parce que ces choses contiennent des sels qui amortissent ce dissolvant qui est dans leur estomac & en
troublent l'action des fibres : de là
vient que bien loin d'être incommo-
dées de ces sortes de choses, qui en
toutes autres personnes feroient des dé-
sordres, qu'au contraire elles ne sen-
tent plus tant de déchirement dans
leur estomac ; que si enfin l'action de
l'estomac est ruinée, éteinte & abolie
par privation du ferment & de la chaleur naturelle ; comme il arrive dans
la vieillesse, alors cette eau n'est pas
la fontaine de Jouvence, elle ne fait
point rajeunir, elle peut bien retarder
la vieillesse, mais quand elle est venuë, elle n'y peut rien ; cet axiome
est solennel, il est écrit dans les de-
crets éternels, de la privation à l'habitude il n'y a point de retour. Il y
a pourtant une vieillesse de maladie
que ces eaux peuvent détruire en dé-
truisant la cause. Mais si les fonctions
de l'estomac sont seulement ruinées par
oppression & accablement total de son
dissolvant, comme dans les lienteries

ou grandes indigeftions, diarrées, caufées par une grande abondance d'im-
puretés qui font dans les rugofités de
la tunique veloutée de l'eftomac, où
des coles & des plâtres recuits qui
font encore des coagulations de l'acide
étranger qui fixe & épaiffit la ferofité
aqueufe ou les mufcofités de l'eftomac;
cette eau, comme nous avons deja
obfervé, attenuë, fubtilife & fond
ces matieres, & les précipite par les
felles & par les urines ; mais pour
réuffir dans de femblables maladies,
& n'en pas manquer une, il faut prendre cette eau dans fa chaleur qu'on
boit aifément & avec plaifir, ne boire
que trois ou quatre verres par jour,
& boire pendant trente ou quarante
jours en guife d'alterants, afin de
donner le temps au fel de ces eaux
d'agir fur ces humeurs qui lui refiftent
long-temps, & fur lefquelles quand on
les preffe elles ne font que gliffer &
n'emportent rien. Cette eau remedie
aux aigreurs, aux rapports aigres, aux
rots & borborigmes, en vuidant les
matieres qui les caufent. Cette eau n'eft
pas feulement faite pour les maladies
de l'eftomac, mais elle favorife auffi

les autres parties naturelles , parce que
cet acide malin & étranger exerce ſa
tirannie avec plus de violence hors de
l'eſtomac , qui eſt plus fait à ſes re-
voltes ; elle guérit les coliques ven-
teuſes , nephretiques , même bilieuſes,
en lavant les reduits des parties du
bas ventre où cette humeur eſt can-
tonnée , ou bien en levant quelques
obſtructions dans le canal colidoque
qui empêchoient l'écoulement de la
bile ; elle guérit la venteuſe en vuidant les matieres flatulentes & en diſ-
ſipant les vents qui ſe gonflans & ſe
rarefians faiſoient diſtention dans les
inteſtins ou parties voiſines , y excitoient ce funeſte ſymptôme que nous
appellons colique venteuſe. Pour la colique nephretique toutes nos eaux y
ſont immanquables , & celle-cy n'a
point d'avantage ſur les autres , ſi ce
n'eſt qu'elle fond mieux les glaires &
les flegmes qui s'amaſſent aux parois
des reins ou de la veſſie d'où naiſſent
des ſuppreſſions d'urine & dont ſe forme la pierre , le ſable & le gravier;
elle remedie à bien d'autres maladies
qui ont leur ſiege dans le bas ventre,
comme à certains caracteres de vapeurs

dont les matieres fumantes font retranchées dans la fubftance fpongieufe de la rate & du pancrée, ou plûtôt dans le fond de l'eftomac; elle fond, détrempe & vuide l'humeur atrabilaire qui les produit le plus fouvent. Si cette eau eft fi falutaire pour les maladies des parties naturelles, elle ne l'eft pas moins aux parties vitales fur lefquelles elle repand une rofée vivifiante, un beaume naturel preparé & difpenfé par le fouverain Medecin, particulierement fur les poûmons. Je ne parle pas des pulmoniques averez chez qui l'ulcere eft formé, mais de ceux dont les poûmons font irritez par quelque humeur faline qui monte quelquefois de la rate par les vaiffeaux lymphatiques, & qui defcend auffi quelquefois du cerveau & caufe une toux qui pourroit degenerer en phtifie. S'il y a extinction de voix par la prefence de quelque ferofité aigrie & coagulée fur la trachéeartere, cette humeur s'adoucit par l'ufage de cette eau. Elle guérit l'un & l'autre afthme, ainfi que nous ferons voir cy-après. Elle eft bonne pour les hydropifies naiffantes de poitrine, pour les toux qui dans l'Automne ont cou-

tume de venir avec violence, lesquelles
sont quelquefois causées par une chaleur d'entrailles qui envoye des vapeurs
au cerveau où il s'en forme une pluye
qui tombe sur le larinx ou sur la tra-
chée-artere, l'irrite & la picote. Nous
en avons des experiences journalieres
& singulierement d'une personne qui
les bûvoit souvent en Automne pour
cette incommodité qui le menaçoit
d'une phtisie. Elle guérit l'enrouëment,
le crachement de sang causé par un acide revolté qui cause des fermentations
dans la masse du sang qui le subtilisent
& décomposent de telle maniere qu'il
sort par les anastomoses ou l'emboû-
chure des vaisseaux. Cette eau adoucis-
sant & mortifiant cet acide arrête &
calme ce crachement de sang aussi bien
que les autres hémorragies, comme
le flux immoderé des hémorroïdes &
des mois des femmes : elle ne guérit
pas de la phtisie, mais elle en preserve :
c'est un remede divin pour preparer
au lait, parce qu'elle lave les parties
naturelles, elle emporte les crasses &
les levains qui pourroient aigrir &
cailler le lait. Ces effets surprenans dans
les parties naturelles ne sont pas les seuls

que cette eau falutaire produit , car
elle gratifie auffi les parties animales
pour lefquelles fon alkali volatil femble
être deftiné ; elle préferve de l'apoplexie
qui pourroit arriver par une abondance
d'une pituite lente qui regorgeant dans
les ventricules du cerveau dont les
émunctoires fe trouvent bouchez , inon-
de toute la fubftance du cerveau , &
s'infinuë dans les pores des nerfs , &
intercepte l'irradiation des efprits animaux. Le fel volatil de cette eau fe fu-
blimant jufqu'au cerveau circule principalement dans les vaiffeaux lymphatiques , diffout & fond ces pituites &
les fait diftiller par les conduits deftinez pour cette décharge , & favorife
de cette maniere l'influence des efprits ;
de-là vient que nos bûveurs de temperament flegmatique crachent & mou-
chent beaucoup , & trouvent leur tête
libre & dégagée. Il ne faut pas craindre
ce que difent quelques fcrupuleux qui
n'en ont pas l'ufage, qu'il eft dangereux
que cette eau ne faffe de trop grandes
fontes , car en même temps qu'elle fond
elle donne doucement iffuë aux matieres ; d'ailleurs on agit prudemment :
elle remedie aux hydropifies du cerveau,

pourvû que l'on ſoit aſſez heureux de les boire au commencement : elle guérit les migraines , les peſanteurs de tête , elle procure le ſommeil , elle guérit les ulceres , tintoins & bourdonnemens d'oreilles en dégageant les organes de l'oüie : elle corrige l'odorat dépravé , & s'il eſt diminué elle le remet , ſoit en débouchant l'os cribleux , ſoit en donnant iſſuë à quelque matiere croupiſſante dans les organes deſtinez à cette ſenſation ; elle délivre & preſerve les yeux d'un grand nombre de maladies provenant de chûtes d'humeurs & décharges de cerveau , en faiſant diverſion de ces humeurs. Si ces eaux ſont bonnes intérieurement , elles ne le ſont pas moins extérieurement ; je veux dire que la douceur & l'onctuoſité que leur donnent les ſoûfres dont elles ſont impregnées les rend merveilleuſement propres pour le bain & la douche , joint à ce qu'elles ont le degré de chaleur convenable aux temperamens.

CHAPITRE IX.

De l'Eau de la grande Grille & de ses effets.

L'Eau de cette fontaine a été de tout tems fort en usage, les raisons en font sensibles : la source de la grille a été non pas la premiere découverte, (car personne ne sçait le tems ni l'ordre de la naissance des causes de ces eaux, que l'on pourroit dire être aussi ancien-nes que le monde) mais de plus facile accez, occupant moins d'espace, n'ayant qu'une source extrêmement abondante & dont le boüillon s'éleve considerable-ment dessus la surface de l'eau ; cette source est enfermée dans un bassin octo-gone de pierre de Volvic & est de moin-dre dépense que les autres sources qui font au bout de la maison du Roy du côté des Capucins, lesquelles sortent souvent de leurs Bassins & changent de lieu, ce terrain en étant rempli, de sorte qu'on ne sçauroit foüiller qu'on n'en trouve de nouvelles. L'eau de la fontaine de la grille est chaude & en bon état. Les bons effets qu'elle a toûjours

produit

produit pour un grand nombre de maladies la rendent recommandable, en font
continuer l'uſage même pour le tranſport. Ses effets font preſque les mêmes
que ceux des fontaines chaudes nouvellement découvertes , elles ne different
que du plus ou du moins ; celles-ci
font un peu plus chaudes, ont moins de
terre & plus d'eſprit & de ſoûfre, ce
qui les rend plus propres pour les
bains & la douche ; l'eau de la grille
eſt plus purgative & a plus de terre
du mineral , ce qui ſe voit en bien
des rencontres.

Dans le bain de la grille & non
dans celui des ſources chaudes , l'on
trouve beaucoup de terre que l'eau
dépoſe comme ſous la chûte de la
douche. Il s'amaſſe une terre qui ſe
lie , & ſe forme en une eſpece de
pierre ſablonneuſe , qui fermente pourtant avec des acides ; beaucoup de perſonnes font ſurpriſes de voir cette terre.
Voici ce que nous en penſons, quoique nous aïons établi l'acide & l'alkaly principes des mixtes , nous n'a-
vons pas exclu la terre & le flegme ,
nous avons reconnu les premiers pour
principes actifs , & la terre & le

M

flegme pour principes paſſifs : ainſi le
nitre qui nous fournit nôtre ſel Alkaly
eſt compoſé de terre auſſi , & nos eaux
la charient comme le ſel. D'ailleurs
nous croyons que l'Aqueduc ſoûter-
rain de la ſource de la grille eſt d'une
terre ou pierre plus diſſoluble que celle
des autres ſources chaudes , ce qui
fait que l'eau de la grille nous fournit tant de terre, laquelle ne paroît point
dans l'eau à ſa ſource , parce qu'elle eſt
confuſément mêlée avec les ſels fixes,
& volatils dans l'eau , mais dès que
les eſprits ou ſels volatils ſe ſont éva-
porés comme il arrive dans les bains
& dans les ruiſſeaux de ces eaux : cette
terre ſe ſepare , par conſequent ſe précipite & s'amaſſe dans le bain de cette
fontaine , ce qui ne ſe voit pas dans
l'autre bain , dont voici une preuve
aſſez conſiderable ; dans chaque bain,
l'on voit dans les temps froids ou pluvieux une vapeur qui s'éleve de l'eau,
&c. Cette vapeur n'eſt autre choſe que
la partie la plus ſubtile de l'eau que
les eſprits qui s'échapent enleve avec
eux , & comme dans ces temps froids
l'air eſt épais , cette vapeur ſe condenſe , & s'attache aux parois des

bains , où nous en amaſſons ſouvent
& en avons ici à Paris comme de tous
les ſels de toutes les autres fontaines ;
le ſel qui s'attache aux parois du bain
des fontaines chaudes , eſt en tout ſemblable à celui qui ſe trouve dans le
bain de l'eau de la grille. L'eau des
fontaines chaudes eſt en tout ſemblable
à celui qui ſe trouve dans le bain
de l'eau de la grille. L'eau des fontaines chaudes en eſt ſi abondante qu'elle mine les murailles de la chambre à
cauſe du bain , ce qui n'arrive pas
à la chambre ny au bain du côté de
la grille ; J'ay fait ſouvent crêpir les
murailles des chambres , & les bains
de l'un & l'autre côté en même temps,
& huit jours après , la chaux eſt preſque toute tombée , & démolie du
côté des fontaines chaudes , ce qui
n'arrive pas du côté de la grille que
long-temps après , cette eau fermente
avec les acides ; on fait ſouvent ces
experiences ſur le bord de la fontaine,
on répend quelques goutes de vinaigre
ou d'eſprit de vitriol ou autre acide
dans un gobelet rempli de cette eau,
on remarque auſſi-tôt une effervescence
ou boüillonement qui ne ceſſe que lors

M ij

que toutes les parties acides font détruites par l'alĸaly de l'eau, pourquoi
le même effet n'arrivera-t'il pas dans
le corps, fur-tout dans l'eftomac où
il fe rencontre fi fouvent un acide
étranger qui en trouble l'économie.

CHAPITRE X.

*De l'Eau du gros boulet, du petit boulet
& de la Fontaine de Pougues, dite des
Celeftins, & de leurs effets.*

LE gros boulet eft près les murs de la
Ville du côté de la riviere d'Allier,
fon eau eft renfermée dans un baffin
quarré de pierre de taille d'environ trois
pieds, couvert d'une bonne grille de fer;
l'eau en fort à gros bouillons par une
feule fource & fe décharge dans l'Allier.
C'eft à cette fource particulierement où
les animaux, bœufs, vaches & autres
fe rendent en foule pour boire à l'envie;
cette eau eft moins chaude mais plus
purgative que les precedentes, non pas
qu'elle ait plus de fel comme l'on croiroit en la goûtant, mais parce que fes
fels font plus compacts & moins divifez
que ceux des autres fontaines chaudes,

elle n'a pas davantage de sel fixe &
volatil : mais c'est qu'elle conserve plus
long tems celui-cy , comme font aussi
les autres eaux froides & temperées ou
tiédes. La raison est naturelle , c'est que
la chaleur en les rarefiant, les fait plûtôt
exhaler , les pôres des eaux chaudes
étant plus ouverts que ceux des froides
ils s'évaporent dès qu'ils trouvent un
soupirail pour retourner au lieu de leur
origine qui est l'air , & se rejoindre au
tout dont ils font partie , mais dans les
froides comme les pôres font plus serrez
les esprits ne s'échapent pas si-tôt. Cela
est si vrai que si on laisse quelque temps
considerable les eaux du gros & petit
boulet & de la fontaine qui est sous les
Celestins hors de leurs sources , elles deviennent insipides , marqué que cette
impression que ces eaux font en les bûvant, est l'effet de la presence des esprits
ou sels volatils qu'elles conservent plus
long-tems , c'est ce qui fait qu'elles font
plus pénetrantes , qu'elles se font mieux
jour dans les obstructions & embarras
du bas ventre , & par consequent plus
favorables aux maladies rebelles & chroniques dont les levains croupissent tantôt dans les glandes du mezentere , tan-

tôt dans la duplicature de cette partie, quelquefois fous la voute ou concavité du foye, quelquefois auffi & le plus fouvent dans la fubftance de la rate du pancrée & dans la matrice; nous les mélons auffi-bien que nos plus tempe- rées avec nos chaudes pour leur fervir de vehicule. L'eau de cette fontaine eft fort aperitive; elle lave & emporte les obf- truétions les plus opiniatres & fe porte jufqu'aux parties les plus éloignées quand on ne les preffe point comme on fait d'ordinaire imprudemment; elle pouffe fortement par les felles & par les urines fuivant la difpofition des bûveurs, mais elle prend toûjours la voye la plus fami- liere à la nature à moins qu'elle n'en foit empêchée par la trop grande quan- tité d'humeurs qu'elle trouve en fon chemin & qu'elle ne peut vaincre d'a- bord, mais en les attenuant & incifant elle s'en rend maîtreffe à la fin. Cela pofé, nous rapporterons quelques maladies en particulier pour lefquelles nous les employons tous les jours; mais avant que de nous engager dans ce détail, il eft bon de faire obferver qu'il y a des acides dans la plû-part des alimens que nous mangeons qui

avec les alkalis caufant une fermentation , entretiennent la vie , mais aussi
ces acides dégenerent quelque fois en
aigre ce qui arrive par les déreglemens
de bouche lorfqu'on furcharge l'eftomac ou qu'on fait une trop grande
abftinence. Ces acides tant qu'ils font
dans l'eftomac donnent affez de marque de leur prefence : & comme cette
partie y eft accoûumée , elle en fup-
porte avec moins de peine l'action ,
mais du moment qu'ils tombent dans
les boyaux il fe font bien fentir , car
comme le naturel ne travaille qu'à la
confervation de l'animal , le contraire
n'agit que pour fa deftruction ; il fait
des obftructions dans toutes les parties
naturelles particulierement à l'entrée des
veines lactées , & bouche le chemin du
chile d'où naiffent des fiévres héti-
ques , des atrophies : il bouche les
conduits du fuc pancréatique & celui
de la bile dont il fe fait des reflus
dans les parties fuperieures : il fait des
diarrhées, des diffenteries, des tenefmes,
des coliques ; il s'infinuë dans les glandes du mezentere, y coagule ou épaiffit
les humeurs glaireufes & y forme des
humeurs fcrophuleufes dans le foye ,

dans la rate , dans le pancrée ; il y caufe fouvent des duretez , des tenfions , & enfin des fchirres , même le fcorbut. Il eft cet efprit lapidifique de Sennert , & cette difpofition calculeufe de Fernel , & de beaucoup d'autres Auteurs dans les reins & dans la veffie : il y coagule les mucofitez , il y entretient les glaires d'où fe forme le fable , le gravier & la pierre auffi : il fe gliffe dans la matrice , il y forme des obftructions qui empêchent la conception : il fait les fuppreffions , les ulceres & les humeurs qui s'engendrent dans cette partie. Enfin cet ennemi fourrage par tout , & il y a peu de maladies defquels il ne foit pas du moins la caufe occafionnelle. Il fe communique à la maffe du fang dans fon mouvement circulaire , c'eft là où il exerce fa tyrannie avec plus d'empire parce qu'infectant le fuc nourricier, il porte la mort par tout. C'eft par ce moïen que les grandes & horribles maladies naiffent chez nous , comme la lêpre , le fcorbut & la vérole.

Ce difcours ne finiroit pas fi nous vou ions faire le dénombrement des maux qu'il excite, nous en avons affez

sez dit pour faire connoître à tout le
monde qu'il est le levain le plus ordinaire des maladies du bas ventre,
du moins de celles qui sont fomen-
tées & entretenuës par des obstructions
& opilations dont il est toûjours l'auteur ; c'est pourquoi ces eaux qui charient son antidote & son antagoniste
naturel, triomphent si heureusement
presque de toutes les maladies longues
& invéterées, mais il faut la patience.
L'eau du gros Boulet calme la colique sur tout bilieuse en levant les obstructions qui retenoient la bile & lui
empêchoient de faire chemin : la ven-
teuse en détergeant, fondant & précipitant le flegme gluant où souvent
cet acide accompagné d'un peu d'air
renfermé, se rarefie, gonfle la matiere
& fait distention aux intestins, & produit ce tragique simptôme qui fait
quelquefois perir les malades. Pour
les maladies de la vessie, la colique
nephretique, les suppressions d'urine
causées par un flegme, sable, gravier,
ou pierre d'une grosseur proportionnée
à la cavité des ureteres, elle y est
immanquable aussi bien que le petit
boullet & la fontaine sous les Celes-

N

tins. Nous pouvons & nous devons
rendre ce témoignage au public, que
fi elle eft bonne à quelques maladies,
comme la raifon & l'experience ne
nous permettent pas d'en doûter, elle
eft entierement faite pour laver & dé-
gager les voyes de l'urine ; toutes nos
eaux y conviennent auffi, car tous les
jours les bûveurs des unes & des autres y rendent du fable & de petites
pierres. Il faut détromper le public dune
erreur. On croit que les eaux minera-
rales font maigrir, & qu'elles defféchent beaucoup, cela arrive quelque
fois, & il le faut ainfi pour les perfonnes replettes, car la graiffe n'eft
qu'un effet d'un acide fulfureux,
qui par fes parties branchûës, lie &
arrête les excremens ou plû-tôt le fu-
perflu de la coction dans chaque partie, & il eft bon d'en diminuer la
quantité ; mais en general les eaux
minerales font nutritives & regénerent
les chairs, non pas qu'elles fe con-
vertiffent en nourriture, mais elles la
favorifent, car ou elles reveillent l'appetit, ou elles fortifient l'eftomac qui
enfuite donne un meilleur chile; &
en paffant qu'on remarque que fi l'ef-

tomac ne fait bien ses fonctions &
qu'il ne fournisse une chile louable,
ses défauts ne sont point corrigez par
les autres coctions, ou ces eaux précipitent les méchants levains, qui se
rencontrant au chemin du chile, le
corrompent, ou enfin ces eaux débou-
chent les obstructions qui empêchent
les parties de recevoir leur nourriture,
d'où naissent des fiévres lentes & hé-
tiques, des marasmes & des atrophies. Ces eaux dans ce sens sont bien
dites nutritives ; combien voyons nous
dans les saisons du Printems & de
l'Automne venir des malades d'un teint
have, pâle & défait, tous languissans,
tous maigres, défsechez & flétris, re-
recouvrer l'appetit les premiers jours
de leur boisson, sentir leur estomac se
refaire, voir revenir leur teint, reprendre insensiblement leur embonpoint,
donc les eaux minerales ne font pas
toûjours maigrir & n'emportent que le
superflu ? Cette eau remedie à l'un &
à l'autre ictere par elle-même, au mélancolique, & par accident aux bilieux,
en débouchant les obstructions de la
vessie du fiel, d'où vient le reflux de
la bille qui se mêle dans la masse du

fang , & fe porte à l'habitude. Elle
ralentit les fougues & les impétuofi-
tez des humeurs caufées par les revol-
tes de l'acide contre nature , elle purge
& précipite par les felles , & par les
urines auffi l'humeur mélancolique ou
atrabilaire retenuë dans la rate, pancrée és parties voifines , & par là
préferve du fcorbut & des fchirres;
elle guérit abfolument les fiévres quar-
tes les plus rebelles , & les fiévres in-
termittentes en corrigeant & amortif-
fant les levains aigres qui caufent ces
fermentations périodiques , à peu près
comme le quinquina avec lequel elles
fe marient & qui amortit & abforbe
plû-tôt ces levains de fiévres qu'il ne
coagule & fixe les humeurs , comme
on l'a crû jufqu'à prefent. Cette eau
eft bonne pour les ulceres des reins,
de la veffie & de la matrice caufez
par un acide corrofif : elle fait vuider
les abcez du mefentere & autres qui
fe forment dans l'eftomac on dans les
inteftins , comme nous avons vû plufieurs fois. L'on ne peut douter qu'elle
ne foit propre à un grand nombre de
maladies de femmes , comme aux fuppreffions des mois , foit que ce fang

qui devroit par les loix de la nature
s'écouler périodiquement tous les mois,
ſoit retenu par les obſtructions des veines de l'ypogaſtre, ou qu'il ſoit groſſier & trop limonneux, ce qui le rend
lourd, peſant, incapable de fermentation & de mouvement ; cette eau léve
ces obſtructions, ſubtiliſe & diſſout
ce ſang, y excite des fermentations,
& lui favoriſe ſon écoulement. Cela
eſt d'experience, car le ſel de ces eaux
empêche l'acide de coaguler le ſang
& le lait, & s'ils ſont recemment
caillez, il les diſſout & les détrempe.
Pourquoi ne fera-t'il pas le même effet
dans le corps qu'il fait dans la mécani-
que ? elle guérit par le même moïen les
maladies cauſées par la ſuppreſſion &
le reflux des mois, comme les pâles
couleurs, les fiévres lentes : la cachexie, leûcoflegmatie, les palpitations
du cœur, elle rétablit le teint, elle
rend le corps libre, alégre & diſpos,
& régénére toutes les fonctions naturelles qui avoient été comme mortes
ſous le poids des humeurs ; elle guérit les fleurs blanches & les hydro-
piſies de matrice, elle rend les femmes
fécondes comme nous ferons voir ci-

après. Elle emporte les gonorrhées, les chaudes pisses, & tous virus véroliques qu'elle manifeste & pousse au déhors, elle remedie aux hydropisies ascites mais naissantes. Enfin comme dit Œtius * ces eaux sont hémagogues, elles purifient la masse du sang & la remettent dans son état naturel.

Les eaux du petit Boulet & de la fontaine qui est sous le Convent des Célestins font & produisent les mêmes effets que l'eau du gros boulet, ainsi point de redite. Il suffit de dire que les unes & les autres semblent être ce panchimagogue naturel, cette panacée, ce remede universel tant cherché & qu'on n'a point encore trouvé, si ce n'est par l'usage des eaux minerales telles que les nôtres : ce sont ces Nimphes bienfaisantes, dont nous venons d'écrire les beautez & les avantages dans lesquelles sont renfermez des trésors sacrez que l'Esprit de Dieu y communiqua autrefois lorsqu'il étoit porté sur cet Element misterieux, lequel semble être l'instrument le plus ordinaire, par lequel & sur lequel l'Auteur de la nature a operé les plus gran-

* Liv. 3.

des merveilles ; Mais ne se trouvera-t'il
pas quelques demi sçavans qui ne connoissant pas la nature ni ses principes ,
encore moins ses operations , condam-
neront nôtre hypothese , qui pourtant
leur seroit quelquefois d'un grand
secours pour les tirer d'embarras : ils ne
pourront pourtant en connoître l'utilité qu'ils ne se donnent la peine de les
méditer. C'est assez pour les en rebuter qu'il faille des soins & de l'étude,
ils aimeront mieux dans les effets surprenans de la nature , avoir recours
aux qualitez occultes , refuges & retranchemens ordinaires de l'ignorance. Il
faut lire les Auteurs modernes & en
pénétrer les pensées auparavant de cen-
surer les systemes ; on trouve des fla-
teurs qui nous écoutent favorablement,
mais on passe pour ridicule chez les personnes instruites de la belle Physique.
On ne manque pas de former des objections contre les opinions les mieux
établies ; nous en ferons , ausquelles
nous tâcherons de répondre.

CHAPITRE XI.

De la Fontaine dite le petit Bourbon ou la Fontaine Chomel.

CEtte Fontaine eſt ainſi appellée à cauſe de la douceur & de la chaleur de ſon eau, ſemblable à peu près à celle de Bourbon dont elle a les mêmes principes & les mêmes proprietez; on l'appelle la fontaine Chomel à cauſe que moi preſent, faiſant faire par ordre du Roy les fondements du bâtiment neuf ou ſont enfermés les bains, elle parut ſubitement à l'angle du côté de la place & du Puits quarré ou reſervoir dans lequel elle ſe décharge pour ſervir aux bains & à la douche, les ouvriers que j'encourageois à foüiller plus profondement furent d'abord frappés d'une odeur de ſoûfre en ſorte qu'ils furent obligés de ceſſer le travail pour un temps, la ſource ſortit en abondance, les parties volatilles du ſoûfre qui avoient ſéjourné & étoient enfermées dans la terre où elles étoient pour ainſi dire condenſées, s'exhalerent & ſe rarefierent dans l'air & alors ils

continuërent librement leur travail, je
fis faire un Puits au tour de la source
dont l'eau monta au-dessus de la su-
perficie de la terre, ce qui fait voir
qu'elle vient des montagnes, l'eau enfermée ayant coûtume de monter à quelque ligne près, au niveau de sa source,
cette fontaine est presentement revétuë
d'un beau bassin de marbre blanc comme, le doivent être les bassins des fontaines chaudes, je ne rapporterai point
les effets merveilleux que les eaux de
cette fontaine ont produit dépuis quatre
ans qu'elle a été découverte, & produisent journellement, il suffit de dire
que tous ceux qui en ont bû s'en sont
bien trouvés, que plusieurs sont reve-
nus sur le lieu les boire, & ceux dont
les affaires ou l'éloignement ne leur
permettent pas de revenir dans les saisons, les envoyent chercher pour les
boire transportées chez eux, particulierement ceux qui sont interessez de
la poitrine ou de l'estomach, des visceres du bas ventre dont elles emportent & levent absolument toutes les
coliques de quelque espece qu'elles
soient, les Anglois qui sont sujets
à la maladie de consomption les

boivent avec plaiſir, & je les ay vû ſouvent les mélanger avec du lait, comme le thé, ils s'inclinent ſur ces eaux pour reſpirer les parties volatilles de ces ſoûfres qui ſont les eſprits vivifiants des métaux : voyez les effets des eaux du puits quarré & des eaux de Bourbon.

Cette Fontaine eſt couverte auſſi d'un pavillon ſoutenu ſur deux colomnes de pierre de Volvic, & je fait faire actuellement à ſa décharge un beau Bain de la même pierre de Volvic en forme de dôme qui ſervira auſſi pour la douche.

CHAPITRE XII.

Des objeƐtions & réponſes touchant le Mineral de ces Eaux, & des effets que nous leur avons attribuez.

NOus ne doutons pas que ceux qui traiteront cette matiere après nous, encheriront, elle eſt ample & preſque inépuiſable ; ce ſyſtéme eſt probable & ſera goûté malgré les ſentiments contraires.

L'on dira peut-être en premier lieu que nous nous ſervons de termes ſinguliers, d'acide, d'alkali, de ſoûfre,

de sel , de nitre & autres , & pourquoi
ne nous en servirions nous pas , puisqu'on explique par-là les effets de la
nature ? L'on nous dira en second lieu
que l'eau de la fontaine qui est sous
les Celestins , celle du gros & petit
Boulet sont acides , donc elles sont vi-
triolées. Nous nions que ces eaux soient
acides , & nous disons que quand elles seroient acides , cette acidité ne
concluroit pas necessairement pour la
presence du vitriol. Nous nions donc
que ces eaux soient acides (quoi qu'on
ne dispute pas du goût ,) parce
qu'il ne se peut qu'il y ait de l'acide
avec tant d'alkali , qui immanquable-
ment l'absorberoit : mais il y a une
raison plus forte , c'est qu'outre que
ces eaux fermenteroient d'elles-mêmes ,
car elles auroient les principes de la fermentation , si on jette un acide de
quelque nature qu'il soit sur ces eaux
à leur source , le bouillonnement est
plus fort & plus prompt ; au contraire
il est moindre & plus lent lorsque ces
eaux sont évaporées quelque temps considerable , qui est une marque qu'il
s'est échapé quelque alkaly volatil qui
augmentoit la fermentation , & c'est

lui auffi qui fait cette faveur , qu'il faut pour parler jufte , appeller une falure amere , femblable à peu près à celle qu'on fentiroit fi l'on bûvoit de la diffolution de fel de tartre , dans laquelle on auroit mis quelques gouttés d'efprit de fel armoniac. Nous difons auffi que quand ce feroit un acide qu'il ne feroit pas une preuve infaillible du vitriol parce-qu'autrement il faudroit qu'il n'y eut que le vitriol qui pût communiquer de l'acide aux eaux minerales , comme prefque tous les Auteurs l'ont crû , & encore aujourd'hui quelques vieux praticiens; mais on eft revenu de cette erreur , parce qu'on a découvert que le foûfre, l'alun , le fer, le bitume avoient cet avantage auffi bien que le vitriol qui n'eft pas acide de lui-même , mais qui emprunte fon acidité de l'efprit de foûfre qui fe joint à fes autres principes, & qui y domine pourtant, ainfi que l'a remarqué * Angelus Sala, ce qui eft confirmé par Guintherus Billiquius. Le foûfre , dit cet auteur , n'eft pas un acide d'un acidité vitriolique , mais bien le vitriol eft acide d'une acidité

* Anatom. des Vitriols. Obferv. Chimiq·

vitriolique , mais bien le vitriol est acide d'une acidité sulfureuse , car le soûfre est engendré (continue cet Auteur)
avant le vitriol dans les entrailles de
la terre. Que le soûfre soit acide , il
ne faut que consulter cette admirable
description que nous en donne le même
Guinterus , & que nous avons rapportée , laquelle l'experience nous confirme,
car l'on tire du soûfre un esprit acide
que quelques-uns ont crû être son sel
volatil dissous dans l'humide , & ne sert
de rien de dire que si on dissout du
vitriol dans de l'eau commune , la dissolution sera acide & non la dissolution du soûfre , parce l'eau est un dissolvant du vitriol qui n'est qu'un suc
concret , ou plû-tot un sel acide qui
se fond facilement dans l'eau & non
le soûfre qui est une résine que l'eau
ne peut ouvrir pour donner issuë aux
esprits acides , mais le feu les dégage
& les pousse avec un peu de flegme
qui les retient.

L'on nous objectera en troisiéme
lieu , que ces eaux tirent la teinture
de la noix de galle , comme fait le
vitriol : nous nions formellement qu'elles
tirent la même teinture avec le vitriol

avec la poudre de noix de galle, laquelle eſt noire avec le vitriol, & celle que toutes nos eaux tirent eſt ſeulement couleur de roſes pâles, ou d'œil de perdrix bien foible, & quand elles tireroient une teinture noire, cela concluroit plûtôt la preſence du fer que celle du vitriol; car l'on ſçait que les excremens de ceux qui uſent des preparations de Mars ſont noirs pour l'ordinaire, & ſi le vitriol fait l'encre, ce n'eſt que luy qui participe le plus de fer comme le vitriol Romain, d'ailleurs ces eaux ne tirent cette teinture qu'a leurs ſources, marque que c'eſt à la faveur de quelque partie ſubtile qui s'exhale facilement, & la diſſolution du vitriol la tire long-temps, pour ne pas dire toûjours également. Si cette partie ſubtile qui s'exhale étoit de vitriol, il faudroit que ce fut ſon eſprit: mais l'on ſçait que l'eſprit de vitriol ni aucun autre acide ne fait l'encre avec la noix de galle, au contraire l'eſprit de vitriol clarifie l'encre, & puis Meſſieurs de l'Academie Royale des ſciences dans le traité de l'examen des eaux minerales de France, parlant des eaux de Vichy, ont déclaré qu'il n'y avoit que le nitre des anciens.

L'on nous objectera en quatriéme
lieu que les eaux de ces fontaines font
differentes impreſſions ſur la langue,
par conſequent ou leur mineral eſt different, ou tout au moins il y en a
plus dans les unes que dans les autres, ce qui eſt auſſi conforme à leurs
effets, car elles purgent plus ou moins;
nous avoüons que le goût eſt different,
mais cela ne conclut pas que le mineral ſoit different ny en plus grande
quantité, parce que le different degré
de chaleur de l'eau des fontaines chaudes nouvellement découvertes fait que
les eſprits s'exhalent & ſe diſſipent aiſément à cauſe que les parties de l'eau ſont
plus rarefiées & plus ouvertes. L'eau
du gros boulet & des autres fontaines
eſt plus temperée étant moins chaude,
ſes parties ſont plus reſſerrées & plus
compactes, par conſequent les eſprits
ſont plus concentrez & ne peuvent
s'exhaler ſi-tôt, ce qui eſt confirmé
par trois experiences. La premiere que
ces eaux ſont du même goût après qu'elles ont été gardées quelque temps hors
leurs ſources, & leurs ſels après l'é-
vaporation totale de l'eau ont la même

faveur & fubiffent les mêmes épreuves. La feconde experience, eft que
les jours des matinées fraîches, ou
les jours de pluye que l'air eft plus
épais & plus condenfé, les unes &
les autres ont plus de goût, l'eau même des fontaines chaudes qui eft ordinairement infipide, a un peu plus de
faveur ces jours-là.

La troifiéme experience eft que toutes ces eaux étans hors de leurs fources, & gardées un peu de temps né fermentent pas plus promptement ni plus
fortement les unes que les autres. Il
y a encore une raifon pour laquelle
nous avons beaucoup de foy, c'eft que
la chaleur des unes fait qu'en les bûvant elles font moins d'impreffion fur
la langue, parce que la chaleur écarte
les fibres des papilles mammillaires qui
obéiffent mieux à ce fel, qui de cette
maniere ne pince point & ne fait que
gliffer : au contraire des autres dont le
fel fe fait mieux fentir parce que les
particules en font plus liées enfemble,
l'on pourroit encore ajoûter que la chaleur dilatant les pôres des papilles mammillaires, fait exhaler les efprits animaux, donc moins de fentiment, &
le

Je froid les réünit en resserrant les pores des nerfs, donc plus de sentiment. Enfin l'on pourra dire que la chaleur des fontaines chaudes adoucit & émousse les tranchants du sel, ce qui n'arrive pas dans les eaux froides, & pour terminer cette réponse le sel de toutes les fontaines fait le même précipité & la même couleur.

L'on nous dira en cinquiéme lieu que le nitre des Anciens est composé comme les autres mixtes d'acides & d'alkalis, & qu'ainsi ce n'est pas un alkali pur, mais accompagné d'acide. Cette objection pour être des plus justes que l'on puisse faire, est pourtant des plus faciles à résoudre si l'on considere que nous avons dit que le nitre des Anciens a beaucoup d'alkali & très peu d'acide dans sa composition, & qu'ainsi il doit être appellé sel alkali du principe dominant. Mais il y a plus, c'est que le nitre dans la mine avant que l'eau l'aye dissous, il est un mixte composé d'acide & d'alkali, principes actifs, de terre & de flegme principes passifs ; mais dès que l'eau la dissout, elle le décompose & désunit ses principes, & le peu d'acide se perd & se dissipe dans le long cours des

O

eaux , & s'infinuë dans les pôres de
leurs canaux foûterrains , & une preuve certaine qu'il n'y. refte point d'acide ,
c'eft que fi vous jettez de l'eau du
gros boulet fur du lait , il ne fe fait
aucun caillé , le lait demeure fluide &
ne change pas ; l'eau de la fontaine qui
eft fous les Celeftins , fubit les mêmes
épreuves. Mais dira quelqu'un quoiqu'il ne fe faffe point de caillé , il ne
s'enfuit pas qu'il n'y ait point d'acide ,
cela conclut feulement que les Alkalys
prévalent dans les eaux qui empêchent.
l'action de l'acide. Hé bien foit, c'eft
affez que l'acide prétendu foit de nul
effet , cela ne détruit point nôtre opinion qui eft que le principe des actions des ces eaux , eft un fel alkaly,
on n'en doutera pas après ce que nous
avons dit parlant des teintures , des précipitations que fait le fel de toutes ces
eaux , comme par exemple que la diffolution du fel des eaux trouble & précipite le mercure fublimé corrofif , diffout dans l'eau commune , de même
que fait le fel de tartre , fon huile ,
le borax foffile que l'on convient être
de vrais alkalys , &c. que cette même
diffolution du fel des eaux fait devenir verd le fyrop violat.

L'on pourroit nous dire en ſixiéme
lieu que ces eaux produiſent differens
effets, & dont quelques uns ſont contraires, comme ouvrir, reſerrer, échauffer, rafraichir, pouſſer du centre à la
circonference, procurer les mois aux
femmes, arrêter les pertes de ſang qui
ſont tous des effets contraires, qui ſem-
blent ne pouvoir être produits par une
ſeule & même cauſe, dont il y a
pluſieurs mineraux dans ces eaux. Cette
objection paroît forte à la verité, mais
il faut y répondre juſte : ainſi ſans
nous arrêter à cet ancien axiôme qui
défend de multiplier les êtres ſans ne-
ceſſité, nous avons pluſieurs choſes à
dire contre cette objection. Premiére-
ment que differens effets ne demandent differentes cauſes, puiſque nous
apprenons qu'il y a des cauſes univo-
ques & déterminées qui produiſent toûjours les mêmes effets, il y en a auſſi
d'équivoques & indéterminées qui produiſent differens effets, ſuivant la diſpoſition des ſujets ſur leſquels elles
agiſſent.

Nous diſons en ſecond lieu qu'une
même cauſe, fut-elle univoque, produit dans nos corps differens effets,

fuivant la difference des parties dans lefquelles elle fe trouve : par exemple la même humeur qui fait l'apoplexie ne fait-t'elle pas la Paralyfie quand-elle fe gliffe dans les nerfs ? les rhûmatifmes, lorfqu'elle fe jette fur les mufcles ou fur le periofte ? les goutes lorfqu'elle tombe dans les articles ; les fluxions de poitrine lorfqu'elle diftille fur les poûlmons ; les diarrhées & indigeftions fi elle coule dans l'eftomach , ainfi comme une même humeur peut caufer differentes maladies, de même un remede peut guerir differens maux en détruifant cette caufe qui produit ces differens effets dans differentes parties. En troifiéme & dernier lieu pour répondre felon nos principes , n'eft-il pas vray que l'acide qui caille le lait & le fang , diffout les coraux, les perles, même les mtéaux , cela ne vient que de la differente configuration des pôres des corps fur lefquels l'acide exerce fes actions ; de même l'alkaly de nos eaux peut provoquer les mois aux femmes, & arrêter les pertes de fang , provoquer les mois en diffolvant , brifant & fubtilifant le fang qui avoit été épaiffi & coagulé par un acide concentré que cét alkaly absorbe & détruit ; arrêter la partie de sang lorsqu'elle est l'effet d'un acide exalté qui décompose la masse du sang & ainsi des autres effets.

L'on dira en septiéme lieu que suivant nos principes , & la doctrine que nous avons établie , toutes les maladies peuvent être gueries par ces eaux, & qu'il est même indifferent aux malades de boire de l'eau de la grille ou du boulet , & ainsi des autres s'il ny a qu'un même sel , &c. en même quantité, nous répondons à la premiere partie de cette objection , que nôtre doctrine n'établit pas que toutes les maladies puissent être gueries par nos eaux ; car toutes ne sont pas produites par des acides , & qu'il y en a de si rebelles contre lesquelles ces eaux ne feroient que blanchir , quoi qu'elles soient entretenuës par de véritables acides. Nous disons à la seconde partie, que quand on a bû de ces eaux imprudemment sans conseil ; le mal n'a pas toûjours été considerable : mais le succez n'a pas été favorable , car le different degré de chaleur de ces eaux , le plus ou le moins de sel volatil , la difference des maladies , de l'âge , de la

faifon du temperament & autres circonftances demandent indifpenfable-
ment de faire un choix : car tel fouffre
la chaleur fans être incommodé qui
ne pourroit boire deux verres d'eau
froide fans fentir de l'alteration ou de
la poitrine ou de l'eftomac : d'autres
au contraire les eaux chaudes leur font
boüillir le fang dans les veines , pour
ainfi dire , les font vomir , fuer , leur
donnent des vapeurs , & boivent les
eaux froides tranquillement. Enfin l'on
nous objectera que les eaux de Vichy
fe petrifient , nous avons répondu à
cette objection dans le Chapitre des
eaux de la grille ; aprés cela tout le
monde fçait qu'il n'y a pas de remede
au monde plus infaillible pour les coliques néphretiques , dont elles font
le fpecifique affuré.

Voilà une partie des objections qu'on
peut faire ; nous repondrons dans la
fuite à celles qu'on fera , fans prevention ni préjugé aucun de nôtre part.

CHAPITRE XII.

Du Bain, de la Douche & des Etuves.

NOus avons déja prouvé cy-devant la foi & l'estime que les Anciens ont toûjours eu pour les bains chauds naturels ou thermes, à la difference des bains chauds artificiels qui n'étoient que de l'eau commune échauffée. Nous ne nous arrêterons pas à marquer la naissance de ces thermes ou bains naturels; l'usage en est très ancien, l'on peut croire qu'ils ont paru dépuis la création du monde; car Dieu prévoyant bien que l'homme, ce chef-d'œuvre de ses mains, pour lequel il avoit fait toutes choses, en seroit ingrat & prevariqueroit (sans pourtant que cette prévision ou prescience lui imposât aucune necessité de désobéïr subsistant parfaitement bien avec la liberté, source de tous nos maux,) & que ce crime le priveroit de ce fruit qui devoit perpetuer la vie naturelle, créa les eaux mineralles pour suppléer à ce fruit, & éloigner la mort que son peché à attiré dans le monde, en guerissant les maladies qui font fes fourrieres par ce remede prefque univerfel dont lui & fes premiers defcendans firent des lavoirs dans l'intention peut être de recouvrer cette immortalité dépuis peu perduë, les Hebreux, ce peuple choifi de Dieu, mais extrémement ingrat, fe firent des pifcines comme celle de Siloë, & celle qui étoit fous le Portique du Temple de Salomon, dont l'écriture nous fait mention, enfuite les Scythes, les Carthaginois & les Grecs au rapport de Plutarque, conftruifirent des lavoirs publics; & Homere dans fon Illiade fait l'éloge des bains pour les douleurs & laffitudes, faifant mention de ceux qui étoient auprès de Troyes. Strabon parle de ceux de Darius qui donnerent de l'admiration à Alexandre fon vainqueur. Les Romains qui vouloient toûjours triompher par tout, les ont furpaffé en nombre, & en la magnificence pour lefquels leurs Empereurs n'épargnoient rien, fçachant que c'étoit le charme, & l'amorce la plus affurée du cœur des peuples, les Romains non feulement aimoient les bains, mais ils étoient paffionnés pour les fpectacles comme le font encore ceux d'aujourd'hui

d'aujourd'huy , Corneille Tacite dit
qu'il n'y avoit rien de si réjoüissant
que le peuple Romain quand il alloit aux spectacles. *Nihil jucundius po-*
pulo Romano saturo , panem & circenses,
ils aimoient la vie qu'ils ne croïoient
pouvoir prolonger que par l'usage des
bains chauds naturels , il est vrai qu'ils
n'avoient pas l'usage du linge qui est
une espece de bain perpetuel & tient
le corps net , la propreté étant la moitié
de la vie ; les frontispices de leurs
bains au rapport de Vitruve * étoient
ordinairement ornez par douze statuës ,
l'une dédiée à Æsculape qui les avoit
délivré de la peste , & l'autre à sa
fille Hygeya Déesse de la santé , ausquels ils addressoient leurs vœux en
entrant dans le bain de santé , car
ils en avoient pour la volupté ; & c'est
dans ceux-là où les hommes & les
femmes se baignoient ensemble ; ce
qui donnoit de belles matieres aux
Poëtes de ce temps-là , témoin Martial ; mais cet abus fut sagement re-
formé par l'Empereur Adrien qui se-
para les bains des deux sexes : & cette
communauté fut rétablie par cét infâme

* Liv. 3.

P

Heliogabale, & même de nuit afin de faire part aux libertins de fes débauches ; l'on dit auffi de lui qu'il avoit autant de bains que de maîtreffes & que dès qu'il s'y étoit baigné une fois feulement, il les faifoit détruire ; & fa moleffe ne lui permettoit pas d'y entrer qu'il n'y eut des onguens & des parfums en abondance. L'Empereur Severe fépara derechef les bains des hommes de ceux des femmes ; non feulement les Empereurs & les Princes avoient des bains richement ornez, mais même les particuliers qui avoient quelques moyens en faifoient faire de magnifiques à l'envie des uns, des autres, ou ils n'épargnoient rien. Senéque fe plaint * de cette dépenfe. Nos premiers Gaulois n'en avoient-t'ils pas auffi, dont la grandeur & les richeffes ne cedoient en rien à ceux des Romains, nous en voyons encore de fuperbes ruines, monumens affûrez de leur magnificence & de leur ancienne fplendeur, nous en avons des veftiges à Paris dans la ruë de la Harpe à la Croix de fer, on y voit encore des voûtes de ces thermes qui

* Dans fes Epitres.

subsistent encore dans la ruë des Ma-thurins, sans parler des bains de Nery, Bourbon-Lancy, Bourbonne, du Mont-d'Or, &c.

Nous avons eu plusieurs de nos Roys qui ont aimé & frequenté les bains, entre autres Charlemagne, les bains appellez (*Aquisgranum*) qui sont en Flandres, que cet Empereur a décoré & où il se plaisoit de se laver & baigner souvent. Henry III. frequentoit les bains de Bourbon-Lancy, & Catherine de Medicis épouse de Henry II. doit sa fécondité à ces eaux ; son Medecin Fernel lui ayant conseillé non-seulement la boisson des eaux, mais même les bains & la * douche, elle eut au bout de neuf mois Henry III. ensuite Charles IX. & François II. qui ont tous regné successivement. Elle eut aussi plusieurs Princesses, qui toutes ont été mariées à des Empereurs ou Rois. Elle donnoit toutes les fois qu'elle accouchoit dix mille écus à son Medecin, ce qui étoit une grosse somme dans ce tems-là. Hy-pocrate & Galien, que nous devons plus consulter que tous autres, s'en servoient pour eux & pour leurs ma-

* *Super omnes partes.*

P ij

lades. Hypocrate en a marqué les circonftances & les termes : & Galien
fon truchement, les recommande en
bien des endroits *a* de fes écrits. Il fait
mention d'Antiochus, Medecin, qui
vécut très-long-tems avec une grande
vigueur de corps & une fermeté d'efprit furprenante par l'ufage des Bains.
Il parle des logemens qui y étoient
deftinez pour les prendre.

Nous ne finirions pas fi nous voulions rapporter ici la moindre partie
de ce que les Auteurs nous difent des
bains. Publius Victor écrit qu'à Rome
il y avoit huit cent cinquante-fix bains
publics. Les bains font encore affez
communs chez les Orientaux & Maho-
metans. Ce qu'il y a de certain, c'eft
qu'on s'en fervoit autrefois plus har-
diment que nous ne faifons aujour-
d'hui, témoin ce que nous rapporte
Horace *b* de ceux qui ofoient fe baigner
& fe faire doucher même fur l'eftomac & fur la tête avec l'eau froide;
des bains de Clufium & Gabie, qui
font aujourd'huy les bains de Saint

a 1°. De fa methode des fimples medicam.
l. de la confervation de la fanté.

b Epitr XV. du l. 1.

Caſſien dans la Toſcane au territoire de la Ville de Cluſium.

Qui caput & ſtomachum ſupponere
fontibus audent.

Cluſinis, Gabioſque petunt, & fri-
gida rura.

Horace conſulte Vala ſur l'air & le climat de Salerne où il devoit aller par l'avis d'Antonius Muſa qui lui conſeilloit de changer d'air & d'aller aux eaux.

Mutandus locus eſt & diverſoria nota.

Antonius Muſa étoit ce fameux Medecin de l'Empereur Auguſte qu'il tira d'une dangereuſe maladie avec les bains froids. Le Peuple Romain lui dreſſa en récompenſe une Statuë près du Temple d'Eſculape, il obtint de l'Empereur que les Medecins ſeroient exempts de toutes charges & impôts publics pour les ſervices qu'ils rendoient. Les Medecins Grecs avoient été chaſſez par envie de Rome, ils furent bien-tôt rapellez & ne revinrent qu'à ces conditions. Mais pour revenir à notre ſujet je ne comprends pas quelle étoit la pratique d'Antonius Muſa de conſeiller les bains froids, auſſi il voulut traiter de la même maniere Marcellus fils d'Octa-

vie qu'Augufte deftinoit à l'Empire &
qui en mourut. Horace dit qu'il lui
ordonnoit à lui-même dans le fort de
l'hyver les eaux froides, lui difoit que
les eaux chaudes de Baïes qui font
aujourd'hui fi falutaires lui étoient nui-
fibles.

> *Nam mihi Baias*
> *Mufa fupervacuas Antonius, & tamen*
> *illis*
> *Me facit invifum gelidâ cùm perluor*
> *undâ*
> *Per medium frigus.*

Ceux de Baïes eftoient fort fachez
que Mufa décrioit fi fort leurs eaux
foûfrées fi falutaires aux maladies des
nerfs & qu'on abandonnoit leurs beaux
myrtes.

> *Sanè myrteta relinqui,*
> *Diltaque ceffantem nervis elidere*
> *morbum*
> *Sulfura contemni, vicus gemit.*

Je me fuis un peu étendu fur ce
paffage pour faire voir la hardieffe des
Anciens à confeiller les bains & la
douche fur la tête ce que nous n'ofons
faire qu'avec de grandes précautions,
c'eft-à-dire, en nous fervant d'une
éponge ou en paffant la main fur la

tête sous l'eau, en modérant la douche par une petite canule ou entonnoir, encore ne faisons-nous cette operation impunément qu'au Mont-d'Or
dont les eaux sont très douces & temperées & en quelques autres endroits
du Royaume même à Balaruc près de
Montpellier.

Les Grecs & les Romains avoient
beaucoup perfectionez la maniere de
prendre le bain, de se faire suer,
& d'aider la transpiration.

Nous pouvons y rapporter ce que
le pere Laffitau Jesuite, Missionnaire
dans l'Amerique nous dit de la suerie
ou étuve des Américains qui est un
grand remede chez eux, particulierement dans l'Amerique Septentrionale,
& est aussi un usage de civilité, & peut-
être de réligion pour recevoir les étrangers; c'est le remede le plus universel
pour les malades & pour les sains.

La suerie est une petite cabane en
rotondité de six ou sept pieds de haut
où six ou sept personnes peuvent se
ranger; cette cabane est couverte de
nattes & de fourrures pour la défendre
de l'air exterieur. On y met à terre
dans le milieu un certain nombre de

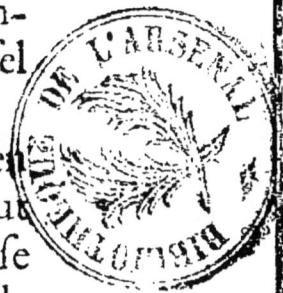

cailloux échauffez dans le feu & on
fufpend au-deffus une chaudiere pleine
d'eau fraiche. Ceux qui doivent fe
faire fuër entrent dans cette cabane ou
étuve nuds, autant que la bienféance
le peut permettre & après avoir pris
leur place ils commencent à s'agiter
extrémement & à chanter leur chan-
fon de temps en temps, ils reveillent
la chaleur des cailloux en les arrofant
avec l'eau froide de la chaudiere, ils
fe jettent auffi mutuellement de cette
eau froide au vifage pour s'empêcher
de fe trouver mal. En un inftant leur
corps ruiffelle de toutes parts ; & quand
leurs pores font bien ouverts & que
la fuëur eft la plus abondante ils fortent tous en chantant, & courent fe
plonger dans la riviere où ils nagent &
fe débattent extraordinairement ; quelques-uns, les malades en particulier,
fe contentent de fe faire arrofer d'eau
fraiche ; il femble que le contrafte d'un
chaud extrême avec le froid de l'eau
devroit les faifir & les faire mourir en
repercutant la tranfpiration, peut-être
même qu'un honnête homme en mour-
roit ; mais ils ont pour eux l'experience
qui leur prouve que cela leur fait du

bien, ce qui vaut mieux que tous les raisonnements qu'on pourroit faire.

Herodote L. 4. v. 75. raconte la même chose des Scythes qui se font suër aussi avec des cailloux ardents.

Les Lacedemoniens & Lusitaniens selon Strabon L. 3. p. 106. se frottoient d'huile deux fois le jour, se faisoient suër avec des pierres ardentes, se baignoient dans l'eau froide, n'usoient que d'une sorte de nourriture, vivant avec beaucoup de frugalité.

Dès qu'un étranger est arrivé chez les Sauvages de l'Amerique Septentrionale après qu'il a un peu mangé on prepare une chaudiere de sagamité qui est une espece d'oille ou nourriture faite avec toute sortes de viandes, de poisson, avec la farine de bled d'Inde, le tout boüilli dans l'eau, pendant que cela cuit on dresse la suërie, on fait rougir les pierres, on le fait asseoir sur un natte propre, & on lui déchausse ses souliers & ses bas, & on graisse ses pieds & ses jambes, on le fait ensuite entrer dans la suërie, & le maître de la cabane qui l'a reçû y entre avec lui, ensuite il est regalé & on lui fait encore des presens quand il part & on lui donne des guides.

Tout ceci fe pratiquoit dans la premiere antiquité. Homere en fournit plufieurs exemples. Athenée au Livre 10. en traite & on appelloit *Xenia*, les prefens qu'on donnoit aux hôtes, & on appelloit Jupiter l'Hofpitalier, Xenios, du mot Grec : on donnoit le même nom à Apollon, aux Lares & aux autres Dieux protecteurs de l'hofpitalité.

Les Sauvages font auffi fuër leurs malades avec le bois d'épinette ; & d'autres branches de fapinage qu'ils font boüillir dans une grande chaudiere, dont ils reçoivent la vapeur de deffus une eftrade, fur laquelle ils s'étendent, ce qui reffemble encore à nos étuves.

Ils ignorent l'ufage des lavemens cependant le Pere Garnier rapporte qu'il avoit veu certains peuples qui mettoient des compofitions dans des veffies aufquelles ils attachoient une canule & ils faifoient entrer le remede en comprimant fortement la veffie avec les mains.

La diette eft un grand remede chez eux comme par tout ailleurs, mais elle n'est pas toûjours outrée ni universelle, & ne consiste qu'à s'abstenir de ce qu'ils croyent contraire à la maladie dont on est attaqué.

Les Ameriquains ne connoissoient point la saignée auparavant l'arrivée des Européens, ils y suppléent par les scarifications qu'ils font avec des pierres tranchantes, indifferemment dans toules parties du corps où ils ont du mal, ils y appliquent ensuite des courges vuidées & ils les remplissent de matieres combustibles où ils mettent le feu, c'étoit autrefois, & c'est encore un remede fort universel dans l'Egypte & dans l'Orient, cela ressemble assez à nos cucurbittes.

Les exercices violens que font les Sauvages, leurs voyages & la simplicité des viandes dont ils se nourissent, les exempte de beaucoup de maladies, qui sont les suites necessaires d'une vie molle, oisive & peu agissante, de la délicatesse des tables; de l'excés & de la varieté des vins; de l'assaisonnement des sels & des épices; quelques-uns se persuadent que les Sauvages n'usant point de sel ont une charnure plus douce & meilleure que la nôtre, ce que je ne puis affurer. Mal nourris & endurcis par les fatigues de leurs voyages, par le peu de précaution qu'ils prennent contre les injures d'un air que l'excès du chaud & du froid rend très-rigoureux, ils font prefque tous d'une conftitution forte & vigoureufe, d'une bonne charnure & d'un fang plus doux, moins falin & plus balfamique que le nôtre, on voit parmi eux peu de gouteux.

Les apoplexies & morts fubites font rares, & ils ne connoîtroient peut-être pas les petites verolles, le fcorbut, le pourpre, la rougeole & la plûpart des autres maladies épidémiques fans le commerce des Européens & fi l'on continuë de leur porter des eaux de vie, cette liqueur achevera de depeupler de fes anciens habitants cette belle partie de l'autre hemifphere, car les Sauvages ne font nullement fobres fur le fait de la boiffon.

Dans l'une & l'autre Amerique tout comme icy on fait plus de cas des remedes venus de loin quoiqu'ils ayent d'excellents vulneraires, c'eft la même chofe du Medecin que du remede, l'étranger a toûjours la preference, on

le croit plus habile sans sçavoir pourquoi , la prevention est pour lui &
cela suffit; ils ont confiance en nous,
ils se font même saigner sans besoin
& par compagnie ; ils prennent par
estime nos vomitifs & nos purgatifs ;
mais ils évanouïssent presque en voyant
les instrumens de nos Chirurgiens &
surtout le bistouri dont ils n'aiment
du tout point les operations.

Ils ont aussi leurs charlatans ou jon-
gleurs qui font la Medecine par di-
vination ; quand le malade meurt c'est
sa faute , le sort , disent-ils , étoit trop
fort ; l'ame a chez eux ses maladies
comme le corps. Ils guerissent quasi
toutes celles du corps par les suëries
les bains , les topiques ou vulneraires ,
& la diette , je me suis un peu étendu
sur la Medecine des Ameriquains pour
faire voir que l'usage des bains est universel dans l'un & l'autre hemisphere
comme un remede très-simple & très-
naturel.

Les bains entroient dans la diette
des personnes en santé , il en étoit de
même des malades , Hypocrate juge
le bain necessaire & a prescrit les conditions requises pour rendre le bain

utile, entre lesquelles celles-cy font les principales.

Que le malade qui se baigne se tienne en repos dans sa place & qu'il ne parle point, mais qu'il laisse faire ceux qui le baignent, qui lui versent de l'eau sur la tête ou qui l'essuyent; qu'on se serve d'éponges pour l'essuyer, & qu'on n'employe point l'instrument appellé strigil, qui servoit à racler de dessus la peau les ordures que les huiles ou les onguens dont on s'oignoit y avoient laissées) que l'on se précautionne contre le froid; que l'on ne se baigne pas incontinent après avoir mangé ou bû ; que l'on s'abstienne de manger & de boire d'abord au sortir du bain : que l'on prenne garde si le malade avoit coûtume de se baigner dans sa santé & si le bain lui faisoit du bien ou du mal. Enfin que l'on s'abstienne du bain lorsque le ventre est ou trop libre ou trop resserré & si l'on est trop foible ; si l'on a des envies de vomir , ou un grand dégout ou que l'on seigne du nez.

L'utilité domestique que le bain apporte, est selon Hypocrate, qu'il rafraichit, qu'il humecte, qu'il ôte la laſſitude, qu'il amollit la peau & les jointures, qu'il fait uriner, qu'il diſ-ſipe la peſanteur de tête, qu'il rend les narines humides, & les autres conduits ouverts. Hypocrate accorde juſqu'à deux bains par jour à ceux qui en ſanté en ont l'uſage. Les per-ſonnes propres ſe baignent ſouvent & vont aux étuves quelques fois.

Les bains étoient une partie de la Medecine gymnaſtique qui occupoient beaucoup de monde. Combien falloit-il de perſonnes pour ſervir ceux qui ſe baignoient & ceux qui ſe faiſoient oindre & frotter ? Les bains en parti-culier étoient adminiſtrés par les *a* bai-gneurs, qui avoient ſous eux ceux qui devoient entretenir le feu dans les chau-dieres *b* & prendre ſoin que l'eau du bain fut comme on la demandoit, & ceux qui avoient la charge de tenir propre le bain & tout ce qui en dé-pendoit, ceux qui conduiſoient les bains s'appelloient *c* Intendants.

L'application des huiles, des on-

a *Balneatores.*

b *Fornicatores.*

c *Præfecti Balneis.*

guens & des parfums liquides dont
on se servoit après le bain ou autrement occupoit autant de personnes que
le bain même, ils étoient appellez Medecins *a* oignans.

Après avoir oinct & avant qu'on
oignit on frotoit & on racloit la peau,
ce qui étoit l'office des *b* froteurs : ils
se servoient pour cela d'un instrument appellé strigil qui étoit une
espece de cueillere de bois, de corne,
de fer ou d'autres matieres, & on en
peut voir la figure dans Mercurial. Cet
instrument étoit particulierement necessaire pour décrasser la peau, & pour
en ôter les restes de l'huile, & même
de la poudre dont on se couvroit après
s'être fait oindre lorsqu'on vouloit lut-
ter ou faire quelqu'autre exercice.

Il y avoit aussi des gens qui faisoient
profession de broyer, ou de manier
doucement les jointures *c* ou les autres
parties du corps pour les amollir &
les rendre plus souples, j'ay vû guerir
des rhumatismes inveterez par une personne qui faisoit ce métier à Paris, elle
usoit d'une liqueur spiritueuse dont elle

a *Jatralipta.*
b *Fricatores.*
c *Tractores.*

faisoit

faiſoit myſtere, qui n'étoit qu'un eſprit
de vin preparé, elle mettoit auſſi des
veſſies pleines d'eau chaude pour faire
ſuër le malade dans ſon lict : il y avoit
auſſi des femmes * qui patinoient &
broyoient les jointures ; on peut voir
là-deſſus la deſcription que fait Martial
de la débauche d'un riche voluptueux.

Percurrit agili corpus arte tractatrix.
Manumque doctam ſpargit omnibus
   membris.

Il y avoit auſſi des dépilateurs pour
ôter le poil : mais ils n'avoient pas
l'orpiment comme nous, ils ſe ſervoient
d'abord de pincettes & de pierre de
ponce, puis d'emplâtres faits avec la
poix & la reſine qui enlevoient tout
d'un coup le poil : il y avoit auſſi des
femmes pour les femmes.

Si les bains en general ont été ſi
frequentez de tout temps, il y a apparence que les nôtres ne ſont pas frequentez d'aujourd'hui, Mrs. Banc &
Aubry, ont eû cette penſée avant nous
fondés ſur la grande abondance des
ſources, & ſur la beauté & commodité de la ſituation de Vichy, qu'ils
diſent avoir été autrefois fort riche.

* *Tractatrices.*

Q

Mr. Banc en particulier remarque que ce lieu eſt le ſeul en France ou l'on trouve tout à ſouhait pour ce qui concerne les eaux , & qu'il ne faut pas aller chercher ailleurs ce que l'on ne trouve pas à Vichy , y ayant des eaux pour boire & pour ſe baigner en même tems : grace , dit-il , qui ne ſe trouve pas aux autres endroits du Royaume, ſi ce n'eſt à Balaruc & à quelqu'autres. Nous n'entrerons pas dans le détail des maladies pour leſquelles ceux-cy ſeroient favorables , nous citerons ſeulement les plus connuës & les plus ordinaires pour leſquelles on s'en ſert toûjours avec ſuccez , ils gueriſſent les thumeurs cauſées par des humeurs froides , qu'elles ſoient faites par fluxion ou par congeſtion ; les rhumatiſmes, les ſciatiques cedent infailliblement à ces bains qui rarefient & ſubtiliſent les humeurs que les acides avoient congelées , & les fait tranſpirer , ils ſont ſi propres aux humeurs œdemateuſes & enflures des jambes , comme dans la cachexie & l'eûcophelmatie que Galien a ordonné les bains d'eau nitreuſe. Ils fortifient le cerveau & le genre nerveux , preſervent de l'apoplexie , en

faisant transpirer les humeurs froides ;
ils guerissent les paralysies qui succe-
dent aux apoplexies & aux catarres ,
mais pour la paralysie qui succede aux
coliques du Poitou , la boisson y est
plus favorable que le bain , la raison
est que la source de l'humeur qui la
cause est ordinairement retenuë dans
la duplicature du mensentere , d'où elle
se communique à l'épine du dos , &
ces eaux levent les obstructions qui
empêchoient l'écoulement de humeurs
acres , qui étant libres se précipitent
par les selles. Ceci est si familier que
de dix malades il n'y en a pas un qui
ne s'en aille gueri , ou grandement
soulagé , pourvû que le mal ne soit
pas habituel. Ces bains remedient aux
intemperies froides de la matrice &
de ses ligaments, à leurs foiblesses &
relâchemens; il n'y a pas de remede plus
assuré pour les fleurs blanches ; ils guerissent les tremblemens des membres ,
& mouvements convulsifs , ils décras-
sent le cuir , favorisent par ce moyen
la transpiration , donnent issuë aux matieres fuligineuses retenuës sous l'épi-
derme , ils sont bons aux maladies mélancoliques , aux suppressions des mois,

aux cachexies & leûcophlegmatíes,
pour, par les fuëurs faire tranfpirer les
principes des coagulations du fang,
le rendre fluide, & lui redonner fon
mouvement ; nous avons de très-fre-
quentes experiences qu'ils emportent les
vices du cuir, du moins la gale ; la
gratelle, les démangeaifons, les dartres
farineufes fans intereffer les parties internes qui pourtant doivent être lavées
& preparées par la boiffon qui doit
toûjours preceder.

Paul Æginette fe fervoit ordinairement des bains d'eau nitreufe pour
toutes ces maladies qui n'ont toutes
qu'une même caufe, & differǫnt feulement par les degrez de malignité ; on
s'en fert avec fuccez ponr les humeurs
fcrophuleufes exterieures, encore mieux
des bouës en forme de cataplâme. En
un mot l'on pourroit fe fervir de ces
bains en plufieurs autres maladies ainfi
que d'autres Medecins ont obfervé
avant nous. Nous devons pourtant rendre cette juftice à ces bains, puifqu'on
ne les connoît pas affez, & faire voir
pleinement & fans paffion qu'ils font
les meilleurs qui foient en France,
mais il faut qu'ils foient foutenus de

la boiſſon ; & crainte que ceci ne paſſe pour paradoxe nous choiſirons deux raiſons entre bien d'autres.

La premiere c'eſt qu'on s'en eſt ſervi de tems immemorial, ce qui confirme leur bonté ; car il n'eſt pas poſſible qu'on ne s'en fût rébuté, s'ils n'avoient pas répondu aux eſperances des malades. L'autre raiſon eſt que l'on ne peut nier que les maladies externes comme thumeurs froides, œdemateuſes, ſciatiques, rhumatiſmes, gouttes, paralyſies, & pluſieurs autres pour leſquelles on a ordinairement recours aux bains, n'ayent deux cauſes, l'une antecedente qui eſt le vice & le déreglement des parties internes, & l'autre conjointe. L'antecedente doit être conſiderée comme la ſource de celle-cy ; cela poſé il faut convenir que quoiqu'il y ait des bains qui étant plus violens emportent plus promptement la cauſe conjointe ; mais qu'arrive-t'il ? C'eſt que les malades ſe penſans guéris, peu de tems après ſont plus incommodez. La raiſon eſt, qu'on a épuiſé ſeulement le ruiſſeau ou la cauſe conjointe, mais qu'on n'a pas tari la ſource ou cauſe antecedente qui four-

nit toûjours : car pour y reuſſir il faut
des eaux purgatives telles que ſont les
nôtres, pour aller juſqu'à la ſource du
mal, & vuider les impuretez des premieres voyes qui ſont les magaſins d'où
naiſſent toutes les maladies tant internes qu'externes, comme de leur cauſe
antecedente. Après cela n'avons nous
pas eu raiſon de dire qu'ils ne cedent
en rien aux autres de ce Royaume ſou-
tenus de la boiſſon, il eſt facile d'enlever la conjointe qui d'elle-même à
la faveur de la chaleur naturelle re-
veillée par les bains ſe diſſiperoit aiſément. Mr. Banc avoit bien raiſon de
dire il y a près de cent années qu'il
ne falloit pas changer de lieu pour
boire & ſe baigner, que les bains tant
ſalutaires qu'ils ſoient, ne font preſque
jamais rien, ſi les impuretez du bas
ventre ne ſont vuidées ſelon le conſeil
d'Hypocrate. Cela eſt bien reconnu
par tous Meſſieurs les Medecins qui
pratiquent les bains de ce Royaume,
dont l'eau en boiſſon ne purge pas;
car ſagement ils donnent des remedes
forts & violents, pour avec leurs eaux
vuider les parties internes, dans les
reduits deſquels ils ſçavent comme

nous que les impuretez sont canton-
nées. L'Antimoine déguisé & preparé
tantôt en infusion avec le Sené, tantôt en substance comme le Foye & le
verre d'antimoine, poudre d'Algarot ou
mercure de vie, les Syrops émetiques,
le tartre emetique & les pilules gom-
mées, sont les remedes ordinaires dont
ils animent les langueurs de leurs eaux.
Ce n'est pas que nous voulions nous
eriger en censeur de la conduite de ces
Messieurs dont le sçavoir, est au-dessus du nôtre, & dont nous honorons
le mérite, nous ne pretendons pas con-
damner l'usage de ces remedes appli-
qués sagement, & dont se servent aujourd'hui tant de grands hommes : nous
voulons seulement faire connoître que
nous n'avons pas besoin du secours de
ces remedes, dont les effets ne re-
pondent pas toûjours à la prudence de
ceux qui les ordonnent ; nous ne nous
servons jamais ny avant ny après la
boisson que de remedes doux & benins,
rarement de Sené, & presque jamais
de forts électuaires. Il faut observer qu'il
y a deux manieres de prendre le bain,
l'une à la source dans la maison du
Roy, & l'autre dans les maisons par-

ticulieres. Celle-cy eſt d'eau temperée,
& l'autre de toute la force de l'eau,
on ſe ſert de l'une & de l'autre maniere, ſuivant les indications, les bains
temperez ſont propres pour les maladies legeres, mais pour les grandes &
les rebelles il faut les bains ou douches
à la ſource où l'eau eſt juſtement de
la temperature qu'il faut pour un bain;
auſſi nous avertiſſons tous ceux qui en
auront déformais beſoin, qu'ils trou-
veront à l'avenir toutes choſes necef-
ſaires pour favoriſer le ſuccez de ce
remede, dont les effets ſont ſi admirables qu'il ſemble que nos bains ſoient
les bains myſterieux, ou une autre
piſcine probatique, à la difference ſeulement qu'il n'eſt pas beſoin d'un Ange
pour en troubler l'eau, ſi ce n'eſt d'un
Medecin qui eſt comme un Ange vi-
ſible & tutelaire de la ſanté qui doit
regler le temps & les circonſtances que
l'on doit obſerver aux bains.

La douche ✻ eſt une eſpece d'embro-
cation ou chûte d'eau, d'une chaleur
moderée qui tombe de deux, trois ou
quatre pieds de hauteur plus ou moins,
ſur le corps, on conduit l'eau par un

✻ *Duſcia ſeu aquæ ſtillicidium.*

tuyau

tuïau de cuir fur les parties du corps
que l'on veut doucher nuës ou couvertes d'un linge clair, à commencer par
la nucque du col & continuant le long
de l'épine du dos jufqu'à la plante
des pieds , le long des bras & dans
la paulme de la main , évitant de faire
tomber l'eau fur la tefte , la poitrine
& le bas ventre , à moins qu'on ne
mette une éponge ou la main fur ces
parties fi l'indication nous engage à
les doucher ; on la reçoit couché , affis
ou à genoüil ou de côté ; la douche
a quelque chofe de plus efficace que
le bain feul , en ce que la chûte de
l'eau lancée fur la partie affectée ébranle
& fecouë les nerfs & par confequent
augmente le mouvement retardé des
efprits animaux particulierement dans
les attaques d'apoplexie & de paralyfie , rend le cuir tranfpirable par les
fuëuts abondantes , depure le fang trop
chargé de ferofités acides & falines
qui l'épaiffiffent.

J'ai obfervé que lorfqu'on prend la
douche trop abondamment & trop long
tems, fur-tout au commencement qu'on
s'en fert, elle rend le mal rebelle & ne pro-
fite pas aux malades parce que la douche

R

prife trop violemment refferre plûtôt
les pores des chairs qu'elle ne les ouvre,
elle peut durcir le cuir, épaiffir & comme calciner les humeurs en refoudant
trop tôt & trop promptement les plus
fubtiles, il faut aller par degré & commencer par les petits tuïaux ou enton-
noirs.

On remarquera que ceux qui reite-
rent ce reméde dans les maladies rebelles & chroniques fe trouvent à la
fin gueris, on s'y prépare par les bains
& remedes generaux. On a fait la découverte en 1727. en foüillant & bâ-
tiffant la maifon du Roy, de nouvelles fources foûfrées, chaudes &
froides : on a enfermé les chaudes dans
un refervoir particulier, lequel fournit
par un canal l'eau dans les bains où
fe donne la douche. Cette eau eft fi
falutaire, que prefque tous ceux qui
en ont pris la douche & le bain, ont
été guéris. On travaille actuellement à
faire un nouveau bain pour contenter
les malades, ces fources étant très-
abondantes, & pouvant fournir pour
plufieurs bains à la fois. Dans les baffins
où font renfermées les eaux chaudes
il furnage une efpece de bitume verd

gras comme de l'huile épaissie, ce qui fait voir que ces eaux sont extrêmement onctueuses & balsamiques. Ce qu'il y a d'admirable, c'est que ces sources ne diminuent jamais quelques sécheresses qui arrivent certaines années ; elles fournissent toûjours à gros bouillons, sans diminuer d'une ligne, la même quantité d'eau d'une chaleur proportionnée ; ensorte qu'on peut se baigner & doucher à la source, & en recevoir tout l'esprit, ce qu'on ne peut guéres faire aux autres endroits où on est obligé de laisser un peu reposer l'eau dont la chaleur est trop vive pour être supportée sur le champ : les esprits s'en évaporent, au lieu que la chaleur de toutes les sources chaudes de Vichy est analogue au sang & supportable à tout le monde.

Quand la douche est reçûë dans un degré de chaleur convenable au mal, & que l'activité penetrante de l'eau est aidée par une chûte continuelle, on s'apperçoit, en frottant de la main la partie affligée, s'il est necessaire, les chairs voisines du mal s'amollir, & s'échauffer avec un sentiment fourmillant & tremulant.

Ces eaux ainfi lancées de tous côtez & nullement retenuës , par leur
refraction fur la partie , amolliffent,
refoudent , difcutent , defféchent ,
échauffent & fortifient les parties du
corps , qui font atteintes particulierement d'humeurs froides & inveterées,
& en rétabliffent les parties dérangées,
en donnant iffuë par les fueurs aux
humeurs étrangeres.

La douche peut être d'ufage à toutes les parties du corps , mais il y a
une methode , & des précautions à
prendre ; fi l'on douche la tête pour
quelque catharre , rhumatifme , léthar-
gie , céphalalgie , vertiges , apoplexie,
&c. on recevra les eaux fur le devant,
le fommet & les futures , en obfer-
vant de la défendre d'un linge ou ca-
lotte d'éponge , ou y paffant la main
par reprifes , en verfant doucement l'eau
par inclination , fe fervant de l'entonnoir & aiguiere , ainfi des autres parties principales du corps , fi elles font
délicates on incline la douche fur les
mufcles voifins.

Il faut s'y accoûtumer peu à peu
& par degré , de crainte de trop
échauffer d'abord , & de deffécher &

calciner une humeur qu'on veut fondre & dissiper.

On ne prend la douche que douze ou quinze jours lorsqu'on la prend un peu chaude , & vingt ou vingt-cinq jours lorsqu'on la prend d'une chaleur plus temperée , pour guérir parfaitement.

Les Etuves se prennent dans un lieu fermé qu'on échauffe , afin d'y faire suer ou d'y faire chauffer quelque chose. Ce mot vient de *Stuba* , ou *stuffa* , de *tubus* qui veut dire tuyau par où la chaleur se communique , *vaporarium hyppocaustum*. Il y a des Etuves naturelles , comme celles qui sont échauffées par des eaux chaudes minerales ;, & d'artificielles , comme celles qui sont échauffées par des fourneaux & canaux qui y portent la chaleur des cailloux ou briques mises au feu , &c.

On appelle les Etuves des bains secs à cause de l'humidité qu'elles font sortir du corps.

On les distingue en Etuves séches & humides : les séches sont faites avec une évaporation d'air chaud & sec , qui en échauffant tout le corps , en

ouvre les pores & provoque la sueur,
ce qui se fait par des grez ou briques
fort échauffées, ou de l'eau de vie à
laquelle on met le feu. Les Etuves
humides sont faites par l'eau chaude
minerale, laquelle passe entre deux
planchers ou fonds, dont le superieur
est à jour pour laisser passer la vapeur,
comme à Vichy, ou par une décoc-
tion d'herbes, dont la vapeur est conduite par des canaux de fer blanc,
où on a mis le malade pour luy procurer la sueur. L'usage d'entretenir la
santé par les Etuves a été inventé à
Lacedemone. Les Sauvages du Canada
ont des sueries.

On appelle hyperboliquement Etuve,
une chambre chaude & bien fermée.
On prend aisément à Vichy les Etuves, en mettant la personne dans un
vaisseau de pierre de taille, en forme
de cuve, dans le fond duquel l'eau
coule en bas, sans séjourner, entre
deux planchers ou fonds, dont le premier est à jour pour laisser passer la
vapeur ou fumée naturelle de l'eau;
ensorte que la personne n'est mouillée
que par les gouttes de sueur qui tombent abondamment du corps. On met

sur la cuve un drap ou couverture, enforte que la tête seule paroît, afin qu'on puisse de tems en tems essuyer le visage. Elles sont profitables & particulieres à ceux à qui le bain est défendu, & qui cependant ont besoin de suer ; ne pouvant souffrir le bain ils souffrent les Etuves, comme les personnes foibles, âgées, les femmes délicates, les replets, pleins d'humeurs & sujets aux fluxions, aux vertiges, à la phrenesie, &c. La sueur sort par tout le corps, & pour ainsi dire, jusqu'au bout des cheveux, & semble emporter avec elle la maladie que l'on combat. L'eau chaude en bain peut nuire où un air ainsi échauffé ne nuira pas. Les Etuves étant incisives, déterssives & émolliantes attirent au dehors avec une moiteur douce l'humeur cachée & enracinée dans les chairs & sous le cuir, qui cause des douleurs, des démangeaisons, des prurits & des gratelles de la peau, rendent l'humeur fluide, & en état d'être poussée par les sueurs.

Elles sont utiles aux humeurs froides, aux ners endurcis, foulez, retirez, aux douleurs cutanées, aux

R iiij

rhumatifmes, fur-tout aux fluxions fur
les yeux caufées par une humeur acre
& falée, à la fciatique, aux gouttes
& aux paralyfies.

Elles font fufpectes aux inflammations & oppreffions de poitrine, à la
refpiration courte, aux poûmons in-
tereffez, & dans les défaillances frequentes, fur quoi l'avis du Medecin
eft neceffaire.

CHAPITRE XIV.

DU TRANSPORT DES EAUX.

*Si les Eaux de Vichy peuvent être
tranfportées fans perdre leur mineral
& leurs vertus.*

IL faut rendre ici juftice à la verité, & avoüer de bonne foy que
pour prendre les eaux dans leur force,
foit en boiffon, foit en bain, foit en
douche, il faut les prendre à la fource
au fortir de la mine. Les parties les
plus fubtiles, qui font très-actives,
fur-tout le foûfre qui eft l'efprit des
métaux, n'eft point encore évaporé:
toutes les parties font intimément mêlées. J'ai néanmoins fait obferver avec

succès à de certaines personnes , de
les laisser un peu évaporer avant que
de les boire , pour de bonnes raisons
en de certaines occasions , que quelques particuliers condamnent sans connoissance , & sans donner aucune raison
que celle , que ce n'est pas l'usage ordinaire , comme j'en conviens. D'ailleurs le changement d'air , l'action de
la promenade , la beauté du lieu , la
bonne compagnie qu'on y trouve , l'é-
loignement des embarras des affaires ,
le plaisir de la nouveauté contribuent
à leur efficacité.

Nous avons voulu en differens tems
empêcher le transport de nos eaux
pour engager les malades à les venir
boire sur le lieu plus efficacement ,
mais la coûtume que nous avons trouvée établie , a prévalu , & a tenu
lieu de loi. L'Academie Royale des
Sciences ayant observé par l'analyse
des eaux de Vichy faite par Monsieur
Duclos Medecin ordinaire du Roy en
1670. & réiterées plusieurs fois depuis,
que ces eaux transportées très-loin , &
gardées des années entieres dans des
bouteilles bien bouchées , conservoient
encore leur mineral & leur activité ,

répondoient parfaitement aux épreuves, fermentoient avec les acides , étoient limpides , d'odeur un peu forte , & de faveur aucunement nitreuse ; le sel qu'on en tiroit participoit du vrai nitre.

Pendant l'évaporation il se formoit à la surface de cette eau des pellicules grisâtres , & sur la fin il s'est fait une concretion saline laquelle étant séche revenoit à $\frac{1}{176}$ du poids de l'eau : l'on en a separé $\frac{1}{22}$ de terre fibreuse.

Ayant fait évaporer la dissolution de ce sel dépuré & separé de sa terre, la premiere concretion s'est faite en cristaux longs , blancs , transparans, & semblables au salpêtres ; mais ces cristaux étant mis sur du charbon ardent ne fulminoient point ; & ce qui s'est condensé le dernier en petits grains roussâtres avoit une faveur lissiviale. Il se trouve environ trois dragmes de sel en quatre livres d'eau. Ce sel ayant été fondu au feu est devenu jaunatre : sa terre se dissolvoit en partie dans le vinaigre distillé , & ne se changeoit point au feu.

Si les eaux transportées font de bons effets sur les malades , donc sur le lieu elles agiront avec plus d'activité, tous les principes étant joints enſemble & intimement mêlez : d'où je conclus que tout homme bien ſenſé & bien conſeillé ira boire ſur le lieu ces eaux.

Ceux qui les boiront tranſportées, les envoyeront chercher dans des bouteilles de verre double ou de grez, & non dans des barils ou tonneaux de bois qui ſont poreux, & qui renferment beaucoup d'huile & de ſel eſſentiel ; il arrive que par le ſéjour que les eaux y ſont, elles penetrent & fondent ſon ſel, elles changent de couleur & de goût, & tirent une veritable teinture du bois. Le Bureau general de Paris ne les fait tranſporter que dans des bouteilles de verre. Il faut obſerver auſſi qu'elles doivent être bouchées avec la derniere exactitude avec du liege, de la peau & de la cire, en laiſſant un peu de vuide dans la bouteille, autrement elle ſe caſſeroit par l'action & les efforts des ſels volatils qui entretiennent le flegme dans un mouvement inteſtin perpetuel, & l'air qui s'y trouve concentré dans une violente rarefaction qui faute d'eſpace pourroit forcer les parois du vaiſfeau jufqu'à faire fauter le tout, comme cela arrive fort fouvent.

Il eft bon auffi de laiffer repofer les eaux au moins un jour auparavant de les boire, après quoi on les boira en mettant les bouteilles tremper dans de l'eau chaude au Bain Marie.

Pour la fincerité & fidelité du tranf-port de ces eaux on donne fur le lieu des Certificats imprimez & des Memoires inftructifs pour l'ufage de ces eaux, & les bouteilles font fiffelées & cachetées.

Je confeillerai toûjours aux malades, quand ils le pourront, d'en faire ufage fur le lieu plûtôt que de les envoyer chercher, quoiqu'il y ait des tempe-ramens particuliers aufquels elles con-viennent mieux tranfportées.

CHAPITRE XV.
Du Regime pour l'ufage des Eaux.

IL eft jufte de donner une méthode reguliere pour ufer de ces eaux & de leur bain avec fuccez, nous ne rapporterons point la pratique des Au-teurs qui ont écrit des eaux minera-les; Si quelqu'un eft curieux de leur

sentiment, on pourra les consulter dans
leurs ouvrages, où l'on verra beaucoup
de questions agitées, mais peu de dé-
cidées, particulierement dans Baceius,
dans Farloppe, dans Andernac, Li-
bavius, Oribaze, Solenander & autres
semblables, dont Sebisius a été fidele
à rapporter les opinions ; nous avons
seulement l'intention de donner quelques idées generales, mais positives de
la conduite qu'on doit tenir à peu près
pour l'usage des eaux, & tout cela
fondé sur l'experience que nous avons
de leurs vertus & proprietés. Nous ne
ferons pas le détail des maladies pour
lesquelles on en use, puisque nous
les avons déja observées : nous ne parlerons pas non plus de certains accidens qui surviennent pendant la boisson ou les bains, parce qu'il y a trop
de circonstances qui en changent la nature en particulier.

Nous supposons. 1. Ce qui est absolument necessaire que personne ne s'engage témerairement à faire un voyage
sur les lieux où sont les eaux sans consulter les Medecins des lieux de leur
demeure ; car il ne suffit pas aux malades de sçavoir sur le rapport de quel-

ques autres, même par le bruit commun que ces eaux font favorables à bien des maladies ; & ce n'eft pas encore affez d'être certains que tels & telles ont été gueris d'une même maladie , parce qu'il y a bien des circonftances dans une maladie qui ne fe trouve pas dans une autre. Il faut encore obliger les Medecins qui les envoyent de marquer par écrit ce qu'ils ont obfervé en les traitant , tant pour la caufe & accident des maladies , que pour les remedes dont ils fe font fervis avec fuccez ou non; afin qu'on puiffe prendre des mefures juftes pour leur conduite. Nous difons feulement qu'il faut vivre le plus regulierement que l'on pourra quinze ou vingt jours avant la boiffon , éviter les exercices violens, foit de corps, foit d'efprit , & fe rendre fur les lieux à petites journées & fur-tout ne point perdre le fommeil pendant le voyage ; étant arrivé il feroit à propos de fe repofer deux ou trois jours avant que de commencer les remedes ; mais perfonne n'écoute cette propofition , qui eft pourtant une des plus à obferver. Il faut tâcher de renoncer à fon domeftique pendant quel-

que temps, éloigner tous les soins &
inquiétudes de quelque nature qu'elles soient ; Car rien ne contribuë tant
au succez favorable des remedes que
la tranquillité, agir comme si on n'a-
voit autre chose à songer qu'à sa santé ;
le plus grand obstacle au succez de
ces eaux est l'embarras & le chagrin
qui a un empire absolu sur la nature,
laquelle occupée par ses ennemis domestiques, ne peut favoriser l'action
de ces eaux ; l'esprit étant dans ce
calme, l'on peut commencer les remedes, qui ne doivent pas être les
mêmes pour tous les malades ; car il
faut que les uns soient saignez, & les
autres non, suivant le temperament
des malades, & la nature de leurs
maux, & encore l'état auquel ils se
trouvent après un long voyage qui remuë les humeurs. Quelquefois il faut
commencer par les remedes generaux
en vuidant les humeurs des premieres
voyes, & en ce cas il est assez à propos de prendre quelques lavemens laxatifs, dont la composition doit être
suivant les forces & l'humeur domi-
nante, & le lendemain être purgé
avant que de boire : les purgatifs les

moins violents , comme font les ca-
tarctiques , font ceux dont il faut fe
fervir , comme le Sené en petite quantité , fes follicules , la Manne , le fel
de Monfieur Seignette de la Rochelle,
les fyrops de rofes pâles , de chicorée
compofé de Rhubarbe, les fyrops de
pomme compofé, le rofat folutif, celui de fleurs de pêchers , la Rhubarbe,
la Caffe , les Tamarins , mais peu
d'Electuaires , parce que les eaux purgent affez d'elles - mêmes. Rarement
nous nous fervons des Emetiques, fi
ce n'eft dans des cas particuliers. Il y
a des malades faciles à émouvoir aufquels il ne faut donner que des mi-
noratifs : nous donnons affez fouvent
deux ou trois verrées d'eau deux heures après la medecine , foit pour reveiller fon action , ou pour la préci-
piter , ou même en forme de boüillon pour confoler l'eftomac : au contraire il y a des rencontres où il ne
faut point donner d'eau fur le pur-
gatif, car ce lavage empêche quelquefois les dernieres évacuations que feroit le remede , qui font fouvent des
glaires qui viennent les dernieres. Il
y a auffi des occafions dans lefquelles
il

il faut donner deux ou trois verres d'eau pendant trois ou quatre jours avant que de purger, afin de détremper les humeurs, les rendre fluides & plus obéissantes aux purgatifs qui operent alors beaucoup mieux & qui n'échauffent pas tant de cette maniere. Cela doit être observé particulierement pour les mélancoliques, ce qui réussit très-bien, & dispense le malade d'être purgé au milieu de sa boisson. Pour le choix de l'eau & pour la quantité cela dépend de la nature du mal & de la constitution du malade, car il suffit quelquefois de boire deux ou trois verres d'une seule fontaine : quelquefois il faut les mêler, & en ce cas il faut toûjours commencer par les chaudes, & sonder le gué peu à peu. Voila une partie à peu près de ce qu'on doit faire avant la boisson, & aussi avant de prendre les bains, puisque les eaux les doivent toûjours preceder ; car ils ne peuvent gueres sans leur secours, & la boisson seule peut guerir beaucoup de maladies qui semblent ne devoir ceder qu'aux bains, parce que, comme nous avons dit ailleurs, les eaux emportent la cause

S.

antecedente, qui fomente la conjointe
& sans laquelle celle-ci ne subsisteroit
pas long-temps, du moins en bien des
maladies pour lesquelles on a recours
aux bains ; il est bon d'observer à ceux
qui doivent se baigner, qu'il est à
propos après avoir bû quelque temps
& avoir été purgé une ou deux fois,
d'interrompre la boisson pour prendre
le bain ; parce que peu de gens sont
assez robustes pour resister aux évacuations du bain ou de la douche, &
de la boisson en un même jour, & il
ne sert de rien de dire que par tout
ailleurs l'on boit le matin & l'on se
baigne le soir, parce que peut-être
que les eaux des autres endroits n'ont
qu'un même mouvement, c'est-à-dire,
qu'on les prenne en bain, en douche
ou en boisson, elles excitent toûjours
les sueurs & la nature en est moins
fatiguée : mais les nôtres ont differens
& presque contraires mouvemens, puisque prises interieurement elles attirent
de la circonference au centre, je veux
dire quelles poussent par les selles & par
les urines, & fort rarement par les
sueurs, & prises exterieurement en bain
ou en douche, elles attirent du centre

à la circonference ; c'est-à-dire qu'elles font suër, qui font deux mouvemens entierement oppofez & dont la
nature ne peut fupporter les fuites fans
en être accablée, ou du moins beaucoup échauffée. Il faut boire les eaux
un peu matin ce qui fe doit regler
fur la coûtume des malades , parce
que le changement de vie troubleroit
beaucoup la nature, & les remedes la
fatiguant d'un autre côté, elle fuccom-
beroit , par exemple , fi on avoit
coûtume de fe lever à fept ou huit
heures , il ne faudroit pas tout d'un
coup retrancher de fon repos pour boire
ces eaux à quatre ou cinq heures , parce que la nature eft ennemie des changemens fubits ; d'ailleurs le fommeil
qui repare les forces eft d'un grand
fecours pour la guerifon des maladies
& ceux qui n'auroient pas dormi fuffifamment la matinée feroient accablez
l'après-dînée de fommeil , ce qu'il faut
éviter pardeffus toutes chofes ; fur la
fin du printemps & au commencement
de l'automne , les chaleurs obligent de
boire un peu plus matin ; l'on doit
regler l'heure du manger fur celle de
la boiffon , par exemple , fi on prend

les eaux à six heures , & qu'on ait
fini à huit, on peut prendre un boüillon
deux heures après ou une croute de
pain & deux coups de vin trempé d'eau,
& dîner deux heures après, si on peut
se passer du déjeuné, on dînera de meilleure heure , les personnes grasses qui
abondent en humeurs & dont l'estomac est farci & endui de glaires , n'ont
pas besoin de boüillons , parce qu'on
n'apprehende pas que le mineral ait
trop d'action , qui n'est que trop-
tôt ralentie dans ces sortes de corps,
mais les personnes maigres & fort ex-
tenuées dont les fibres de l'estomac sont
découvertes doivent prendre un boüillon. Pour le dîner l'on peut boire moitié eau & moitié vin pour ceux qui ont
coûtume d'en boire un peu largement;
manger des viandes qui ne fatiguent
point l'estomac, bannir les ragouts &
la patisserie & plus particulierement
celles où il y a beaucoup de sucre dont
on ne doit user qu'avec moderation
pendant la boisson, & pour corriger
quelques fruits dont on peut manger
plûtôt cuits que crus ; nous conseil-
lerons , mais sagement , aux malades
de manger chez eux , & non en com-

pagnie, tant parce qu'il faut être extrêmement libre, que parce qu'il est im-
possible que par complaisance on ne
pêche, ou en quantité ou en qualité
des viandes : & nous avons toûjours experimenté que les malades chez eux
sont plus satisfaits des eaux, ce qui se
trouve plûtôt à l'égard des Bourgeois
qui vivent regulierement, que les personnes de qualité qui prennent souvent
les remedes à leur mode, pensant qu'il
suffit de boire les eaux sans en craindre
l'évenement; ces eaux sont toûjours du
bien lorsqu'on les prend methodique-
ment, étant des remedes très simples &
naturels; si nous improuvons les assemblées pour le manger, nous les conseillons fort pour le plaisir & le diver-
tissement pour favoriser les remedes, &
s'empêcher de dormir les après-dinées,
que l'on peut passer à quelques jeux peu
interessés, & ne pas outrer cette recréa-
tion qui échauffe plus que les autres, si
on joue avec attache & trop long-tems;
nous conseillons aussi les entretiens &
les conversations plaisantes où il ne faut
point avoir l'esprit trop occupé. Pour le
souper, il doit être cinq ou six heures
après le dîner, mais manger peu; à

l'égard des promenades elles font très-
agréables au tour de Vichy , & fort
diversifiées , on en peut prendre le plaifir vers le foir , l'air y eft très pur ,
il faut pourtant éviter le ferein qui eft
affez vif du côté de la riviere , mais
c'eft particulierement demy heure devant & demy heure après le coucher
du foleil ; la promenade du côté de
la petite riviere de Chiffon où il y a
de petites fauffaies , eft fort amufante ;
celle des Capucins , mais particulierement celle des Celeftins eft belle , la
vûë & la perfpective en eft charmante,
on découvre de deffus la terraffe qui
eft fur un rocher trois Provinces, fçavoir une partie de l'Auvergne , du Forêt
& du Bourbonnois avec leurs montagnes dans l'éloignement qui font un
bel effet : cette promenade donne un
peu trop d'appetit pour ceux qui doivent fouper legerement. Si pendant la
boiffon les eaux font pareffeufes , l'on
pourra avoir recours à quelques lave-
ments laxatifs , ou les aiguifer avec le
fel feignette. Nous avertiffons les malades par avance , qu'une des erreurs
les plus pernicieufes , eft de croire que
la bonté & le fuccez des eaux mine-

rales consistent toûjours dans de grandes évacuations , cela est faux absolument ainsi que nous le ferons voir
cy-après par un Chapitre-particulier ;
il faut prendre garde de ne pas user
de l'eau d'une Fontaine parce qu'un
autre en aura pris avec succez , ce qui
ne se pratique que trop souvent , car
les malades se consultent les uns &
les autres , prennent quelquefois des
eaux dont ils se trouvent mal , la maladie de l'un differe toûjours de l'autre en quelque chose , il est necessaire
de se laisser conduire à ceux qui en
sçavent faire la difference. Enfin nous
disons que tous les malades doivent
faire gras tous les jours sans scrupule
s'ils n'en sont empêchez par quelques
vœux de religion , comme les Char-
treux , auquel cas il semble que les
viandes maigres ne leur sont pas si
nuisibles , parce que leur estomac est
accoûtumé à de semblables alimens.

Ce n'est pas assez de s'être bien conduit pendant l'usage des eaux , il faut
continuër ce regime chez soy , il faut
se purger & se reposer un jour ou deux
auparavant son départ , le succez des
eaux n'est pas toûjours present , comme

des autres remedes, il eſt quelquefois un mois ou ſix ſemaines à paroître,
comme il arrive aux autres remedes
qui vuident, l'action des eaux minerales pour être ſûre doit être lente, on
s'apperçoit du ſuccez inſenſiblement.

CHAPITRE XVI.

Sçavoir, s'il eſt abſolument neceſſaire
que les eaux minerales purgent promp-
tement pour guerir toutes les ma-
ladies auſquelles elles ſont propres.

COmme toutes les maladies pour
leſquelles on a coûtume de venir
aux eaux ſont des maladies longues &
inveterées, entretenuës par la preſence
de quelques humeurs qui péchent tantôt en qualité & qui ſont comme can-
tonnées & retranchées le plus ſouvent
dans les reduits des parties naturelles;
il ſemble d'abord que la raiſon demande que ces eaux lavent & emportent ces impuretez & leurs vieux levains & conſequemment qu'elles doivent purger promptement pour en avoir
plûtôt le ſoulagement qu'on s'en eſt
promis; en effet le moyen qu'un malade

lade soit délivré de ses infirmitez qui
sont entretenuës par la presence de ces
humeurs étrangeres, si les eaux ne les
poussent déhors soit par les selles, soit
par les urines ; car les maux durent
toûjours tant que leur cause est dans
le corps, & l'effet ne peut cesser que
par la distraction de sa cause ; c'est
une chose suprenante que tout le monde
donne aveuglement dans ce sens sans
examiner que ce qui semble favoriser
ou plûtôt conclure que les eaux doivent promptement purger pour guerir
les maladies, demande au contraire
qu'elles séjournent un certain temps
pour avoir le bien & le succez qu'on
peut esperer ; la preuve est facile ; l'on
dit donc, & il est vrai, que toutes
les maladies pour lesquelles on frequente ces eaux, sont des maladies longues & inveterées & on pourroit ajoûter qu'elles n'ont pû ceder à aucuns
remedes, cela posé, nous demandons
si ces maladies sont les effets de quelques humeurs fluides & coulantes &
où sont ces humeurs ? on nous a déja
observé qu'elles sont dans les réplis
des visceres nourriciers ou des autres
parties naturelles, du moins originai-

T

rement ; fi ces humeurs étrangeres font
fluides & coulantes il n'est pas abfolument neceffaire de boire les eaux
minerales, parce que les remedes ordinaires peuvent pouffer ces matieres
coulantes, fi elles font dans les premieres voyes comme dans l'eftomac &
dans les boyaux, à la bonne heure,
plûtôt les eaux pafferont & plûtôt auffi
elles charrieront ces impuretez fans refiftance de leur part, mais fi ces humeurs font dans ces reduits comme
c'eft l'ordinaire ; fi ces eaux paffent
vîte ont-elles le temps, & peuvent-
elles aller chercher ces impuretez qui
ne font point à leur chemin ? Or fi
elles ne peuvent pas en paffant promptement remedier aux maladies caufées
par des humeurs qui obéïroient facilement, peut-on efperer de bonne foi
qu'elles gueriffent tout d'un coup celles
dont les caufes font des glaires, des
flegmes recuits, des vieux levains qui
font colez aux parties & qui y font
retenuës par de vieilles obftructions :
par exemple les tentions des parties du
bas ventre, comme du foye, de la rate,
du pencrée, ces thumeurs qui fe forment dans la fubftance fpongieufe du

mesantere qui sont souvent schirreuses ;
peut-on seulement penser que les eaux
qui percent par les selles promptement,
puissent rien faire contre ces maladies,
comment pourroient-elles lever les obstructions & opilations de ces parties,
si elles n'y penetrent pas ? & le moyen
qu'elles y penetrent si elles n'y font
que passer promptement ? bien loin que
les malades soient soulagez par ces grandes & promptes évacuations , ils se
trouvent plus échauffez & plus mal
qu'ils n'étoient : ainsi nous concluons
qu'il est plus sûr que les eaux séjournent pendant quelques jours afin qu'elles ayent le temps de se porter où leur
presence est necessaire , où le besoin
en est pressant , & qu'elles y puissent
combatre leur ennemi , cet acide re-
tranché , en le mortifiant , le divisant
& absorbant , & peu à peu elles lavent
& détrempent insensiblement ces coles,
ces humeurs glaireuses que les acides
avoient fixées & coagulées , & enfin les
poussent tantôt par les selles , tantôt par
les urines , par les insensibles transpi-
rations & autres évacuations ; & par
ce moyen les malades se trouvent toûjours soulagez & jamais incommodez ;

ils ont le bien des eaux & n'en ont
pas les incommoditez ; pour réüffir infailliblement il faut boire peu par jour,
les bûveurs n'écoutent point cette doctrine qui eft cependant appuyée de l'experience journaliere, nous nous flatons
cependant qu'il y aura toûjours des
gens d'un bon jugement qui goûteront
ces raifons ; nous pouvons ajoûter que
ceux qui boivent beaucoup d'eau par
jour, ne profitent pas toûjours de la
vertu des eaux lorfqu'elles paffent fi
vîte, ce qui fait fouvent que perçant
& fe faifant jour par tout par leur
poids, le fel ne s'attache pas aux humeurs étrangeres, mais fe lie aux fibres
de l'eftomac & des inteftins, & échauffe de cette maniere ; en un mot on fe
trompe fouvent ; chacun fera les reflexions qu'il lui plaira, & on nous
fera un très-grand plaifir de nous tirer de l'erreur fi nous y fommes ; les
malades boivent toûjours plus que nous
ne voulons ; quoique plufieurs ayent
de la repugnance dans le commencement, il faut garder une mefure &
boire quelques jours davantage plûtôt
que de fe furcharger l'eftomac de boiffon, comme nous en voyons tous les

jours qui boivent des trente verres d'eau dans la matinée.

CHAPITRE XVII.

De la Saignée, & des Cornets.

COmme la Saignée & les Cornets ſont deux operations de la Chirurgie très-uſitées dans les endroits où il y a particulierement des eaux minerales chaudes, j'en toucherai quelque choſe, renvoyant le Lecteur aux ſçavants Traités qui ont été faits ſur cette matiere, & tout nouvellement à celui de Monſieur Sylva, Docteur-Regent de la Faculté de Paris, & premier Medecin de M. le Duc, qui a écrit ſur la Saignée d'une maniere ſçavante & éloquente.

La Saignée eſt le remede, ſans contredit, le plus prompt & le plus efficace que nous ayons dans la Medecine pour guérir particulierement les maladies où il y a ſoupçon d'inflammation. On peut dire que c'eſt la Mer rouge de la Medecine, où les uns ſe ſauvent comme de vrais & de bons Iſraëlites, & où les autres ſe perdent

T iij

comme des Egyptiens inconsiderez, donnant trop ou trop peu à la saignée. C'est une Mer sure & connuë aux bons Pilotes de la Medecine, & inconnuë aux malades & aux Medecins préve-nus, *Mare incognitum*. Rien de si connu dans la bonne pratique de la Medecine que la saignée, mais rien de si apprehendé par les pusillanimes. Rien de si utile, mais rien de si blâ-mé par les Medecins qui veulent ac-querir un faux nom, & par ceux que le nom & la couleur du sang épou-vantent. Les bons Medecins ont la Loy & les Oracles en véneration, & font profession de les suivre. Le peu que je dirai de ce grand remede ne sera que pour ceux qui s'y opposent opi-niâtrement & trop souvent, ou pour ceux qui en abusent impitoyablement, croyant que l'on doit garder un mi-lieu entre les deux extrêmitez.

J'ai toûjours remarqué que ces po-litiques Medecins, supposé qu'ils le soient, ont tellement outré la matiere par des complaisances serviles & in-teressées, qu'après avoir soutenu le parti de la saignée dans les Ecoles & chez les malades; ils ont ensuite changé

de methode pour se mettre en reputation, & se distinguer de leurs col-
legues, sûrs que le peuple abhorre le
sang ; déserteurs qui meriteroient qu'on
les traitât de même maniere que les
Romains traitoient les soldats lâches
& peureux, ausquels ils tiroient du
sang, comme pour évacuer celui qu'ils
avoient de mauvais, & pour les ag-
guerrir à leurs dépens. Ils veulent ces
bons ménagers du sang, qu'il soit la
substance de l'homme, le tresor de la
nature, & pour ainsi dire, l'ame du
corps, & par consequent qu'on l'é-
pargne en quelque maladie que ce soit,
même dans les plus grandes inflammations & les plus pressantes oppressions,
comme les Disciples d'Erasistrate, gens
aussi entêtez que leur Maître ; encore
s'ils faisoient la Medecine dans des païs
chauds, ils pourroient imiter les anciens
Egyptiens, qui se contentoient, (tant
la Medecine étoit alors grossiere,) du
lavement & du Sirmoïsme qui étoit
une legere purgation ; ils pourroient
encore mettre en avant les Chinois ou
Cochin-Chinois qui ne saignent point,
ou même les Italiens & les Espagnols
nos voisins, qui saignent rarement :

mais leurs objections font de fi petite
confequence , que je ne rapporterai
point ici les réponfes folides que nos
Medecins y ont faites. Ce qu'il y a
encore de pitoyable parmi nos ennemis de la faignée , c'eft qu'ils vou-
droient perfuader que les faignées du
pied diffipent tellement les forces qu'il
faut beaucoup de temps & beaucoup
d'alimens pour refaire huit onces de
fang. Mais quelle autre baffe complai-
fance de dire avec le peuple que la
faignée attire du cerveau fur la poitrine , comme fi le cerveau qui eft le
centre des humeurs froides , comme
dit Hippocrate, *bafis humidi & frigidi*,
étoit celui des efprits vitaux qui lui
donnent l'impulfion , & qui le portent
du centre à la circonference , & même
au cerveau où il fe refroidit fi confiderablement. A quoi on peut ajoûter
que ces faignées fe font ordinairement
pour rappeller les humeurs qui fe portent des parties baffes fur les parties
vitales , ou même au cerveau quand
elles ne font encore qu'en mouvement,
loin de les attirer du cerveau fur la
poitrine , comme on fe l'imagine grof-
fierement : cependant la plûpart de ces

Medecins se disent Docteurs de l'Uni-
versité de Montpellier où la saignée est
plus celebrée & plus en vogue, si je
l'ose dire, qu'à Paris même où l'on
saigne avec prudence, puisque j'ai vû
très-souvent dans les pleuresies & pe-
ripneunomies saigner jusqu'à quatre fois
par jour, & toûjours avec succès.
Voila pour les poltrons de la Medecine : voici pour les impitoyables &
sanguinaires.

On a dit des Loix de Draco qu'elles étoient écrites de sang, que ne
pourroit-on pas dire des Aphorismes
& des opinions de ceux qui soutien-
nent qu'il n'y a point de maladies où
la saignée ne soit necessaire, réiterée
plusieurs fois, & en differentes manieres, comme le disoient les Disciples de Botal, tout Italien qu'il étoit,
car les Italiens saignent peu, mais se
servent beaucoup des cornets & des
ventouses scarifiées : il est vrai qu'ils
transpirent beaucoup plus sensiblement
que nous ; ils répandoient impunément
le sang civil & innocent ; ils saignoient
en toutes rencontres & jusqu'à l'eau
tout autant de temps que duroit la
fiévre, sans se mettre en peine des

forces du pauvre malade. C'eſt en ce
ſens qu'on pouvoit dire que la lan-
cette en tuoit plus que la lancé, *plus*
occidit lanceola quàm lancea.

Tels étoient encore ces Medecins
de nôtre ſiecle qui diffamerent ce grand
remede par un abus que Duret déplore,
& dont je veux taire les ſuites funeſtes
en marquant ſeulement, pour égayér
uu peu la matiere, qu'un Medecin de
nôtre temps ayant fait ſaigner trente-
deux fois le Page d'un Ambaſſadeur
Italien, qui n'étoit point accoûtumé
à cette methode, l'Ambaſſadeur lui
ayant demandé, *per la curioſita*, après
lui avoir donné à dîner & payé ſon
honoraire, pourquoi il avoit ordonné
trente-deux ſaignées à ce Page, il lui
répondit ſimplement, il étoit mort,
Monſieur, s'il n'eût été ſaigné que
trente - une fois & demie. Guy Patin
rapporte l'hiſtoire du fils d'un premier
Medecin du Roy, que je ne nomme-
rai point, lequel fit ſaigner ſon fils
ſoixante & une fois dans l'eſpace de
ſix mois pour un rhumatiſme univerſel
dont il guérit, mais je crois qu'il auroit bien guéri ſans toutes ces ſaignées
réiterées, car les rhumatiſmes comme

les autres maladies ont leurs périodes.

Que faire à tous ces excès, ſi ce n'eſt de marquer ici conformément à la doctrine & aux raiſons d'Hippocrate, de Galien, & même de quelques Arabes & de tous les Medecins deſintereſſez, ce qu'on doit penſer generalement de ce grand remede. Je dis donc premierement que la ſaignée eſt neceſſaire par tout où il y a fiévre conſiderable & qui paſſe vingt-quatre heures, où il y a plenitude, inflammation ou chaleur d'entrailles, tranſport au cerveau, dans les maladies de poitrine, même périodiques, & entretenuës par les diſpoſitions des parties baſſes : dans les eſquinancies, les pleureſies & les toux, dans les maladies des yeux, quand il y a douleur ou inflammation : dans les pertes de ſang pour peu qu'elles ſoient conſiderables & contre nature : dans les playes, chûtes & contuſions recentes : dans les gouttes de cauſe chaude, rhumatiſmes & fluxions, dans les coliques & douleurs cauſées par des ſeroſitez ſalines & des vents ; ſi elles ſont un peu opiniâtres & en des parties délicates ; bref en tous les âges.

quand la maladie le demande, puisque Celfe & tant d'autres grands Medecins y font formels, & qu'Avicene
tira du fang à fon fils âgé feulement
de quatre ans. Tout cela fi l'indication du temps, des lieux, de la conftitution du malade, & fur-tout fi la
coindication des forces y confentent,
quoiqu'il faille beaucoup de prudence
pour ce remede dans les fermentations
& ébullitions qui pouffent du centre
à la circonference, comme nous le
verrons ci-après.

C'eft une erreur des plus groffieres
entre les erreurs populaires, de craindre plus une faignée qu'une purgation, tant parce qu'il eft facile de la
moderer, que parce qu'elle ne manque guéres de rafraichir, temperer,
corriger & augmenter la circulation
du fang, & donner la foupleffe aux
vaiffeaux, ce qu'on ne peut dire de
la purgation, laquelle fait fon effet
quand elle eft une fois entrée dans le
corps, laiffant prefque toûjours le malade foible & dégouté pour un temps
après fon operation, pour ne point
parler des fuites fâcheufes que les me-
decines données à contre-temps ont

quelquefois , sur-tout si elles sont violentes.

Les habiles Medecins methodiques
bien loin d'outrer ce grand remede ,
le ménagent tout utile qu'il est , même dans les maladies de poitrine ,
quand l'expectoration se fait bien , lui
substituant selon les rencontres , la
diette , le regime , les breuvages rafraichissans , les lavemens , le bain ,
les frictions , tant il est vrai que la
la prudence doit être la guide du Medecin en tout & par tout : la Medecine est toute prudence , *Medicina
tota prudentia est.*

L'experience journaliere & le bon
sens nous font observer , particulierement dans nos climats où on voit des
succès si manifestement heureux de la
saignée , que ce seroit se priver de ce
qu'il y a de plus effectif & de plus
sûr dans la Medecine si on l'épargnoit
trop dans nôtre France où les alimens
sont exquis & font beaucoup de sang ,
sur-tout dans les maladies que jai mar-
quées ci-dessus. Car qui ne voit pas
que l'air , les alimens & les frequens
repas de nos habitans , sur-tout ceux
qui habitent entre la Seine & la Loire ,

font que les enfans même la supportent avec facilité.

Circonstances qui meritent d'être
pesées non seulement par les Medecins
sinceres, appliquez & non prévenus,
mais encore par les malades, crainte
de tomber dans ces irresolutions qui
ne font jamais d'affaires, & font souvent périr les malades, faute d'une
saignée faite à propos.

Mais auparavant de venir aux sub-
stituts de ce grand remede, je veux
dire les cornets ou ventouses, sansuës
& cauteres. Je ne peux mettre sous
silence ces saignées qu'on fait dans la
petite verole & dans la rougeole, &
qui font d'une consequence d'autant
plus grande, que ces Medecins se
trouvant tous les jours d'opinion contraire, on ne sçait à quoi s'en tenir
dans une occasion si délicate, où les
uns & les autres ne manquent gueres
à soutenir leur opinion, si non avec
pareille probabilité, au moins avec
pareille chaleur & obstination de chaque côté. Autrefois on n'étoit gueres
plus hardi à la saignée dans l'éruption
de la petite verolle, à Paris qu'à Montpellier & dans les Provinces ; mais

les choses ont bien changé depuis ce temps-là. Messieurs Helvetius & Sylva ont bien éclairci cette matiere dans deux Traitez. Pour moi après avoir supposé que nos habitans supportent plus volontiers la saignée que les autres peuples, il faut encore avoir égard à l'âge & à la constitution des malades, & plus particulierement aux simptômes de la maladie, & à la facilité ou difficulté de l'éruption des exeanthemes. C'est avec cette methode que nos premiers Medecins ont traité nôtre Auguste Roy Loüis XV. en l'année 1728. Ils n'ont pas jugé à propos d'ordonner de saignée ni aucuns remedes que des cordiaux fort doux & legers pour seconder la nature & son bon temperament, qui l'ont conservé aux vœux de toute l'Europe, & particulierement de tous ses peuples qui ont rendu de très-humbles graces à Dieu pour la conservation d'une santé si prétieuse, accompagnées de grandes rejoüissances.

Les habiles Medecins tombent d'accord qu'on peut saigner, generalement parlant, avant l'éruption, pendant l'éruption, & même après l'éruption. Je m'explique, car quand au temps qui precede l'éruption, il eſt certain qu'il n'y a rien qui diminuë davantage la quantité de la matiere qui fermente, ni qui en adouciſſe plus l'aigreur que la ſaignée, outre que le mouvement qu'elle donne alors au ſang dont on hâte la circulation, aide & avance cette excretion, cela eſt ſans difficulté; mais il n'en eſt pas de même du temps où ſe fait l'éruption, car ſi elle procede ſans accidens & avec facilité, pourquoi troubler la nature dans ſon operation ? Ne vaut-il pas mieux lui prêter la main par des cordiaux temperez, que d'empêcher cette excretion par des ſaignées qui ne ſont plus alors de ſaiſon ? S'il n'y a donc ni plenitude manifeſte, ni inflammation de quelque partie conſiderable, ni difficulté de reſpirer, ni toux, ni douleur de côté, ni tranſport au cerveau; que l'urine ne ſoit ni rouge ni enflammée, & qu'au reſte la fiévre ne ſoit point trop grande, à quoi bon de réiterer la ſaignée faite avant l'éruption, ſi non à ſoutenir un entêtement & une mode qui n'eſt ſoutenuë ni de l'autorité d'aucun bon Auteur, ni de la

raiſon

raison , ni même de l'experience ,
puisque nous en avons bien plus vû
périr après ces saignées , que nous n'en
avons vû rechaper. Il faut donc que
les accidens reglent tout ; car ils pourroient être si considerables , quoique
cela n'arrive que rarement , qu'il faudroit saigner non seulement dans le
commencement & dans le progrès du
mal , mais même dans la vigueur : ce
qui s'appelle saigner pendant & après
l'éruption , de crainte que les symp-
tômes n'accablassent la nature , & que
les causes ne s'emparassent de quelques-unes des parties nobles , & n'y
fermentassent de nouveau lorsqu'on
croiroit le malade hors d'affaires ,
comme il arrive quelquefois : ce qui
a fait dire à un Medecin de nôtre
temps , qu'il ne croyoit les enfans
guéris de ce mal , que quand il les
voyoit joüer dans les ruës, cette maladie,
quoique puerile, étant de celles qui sont
au-dessus des predictions ordinaires de
la Medecine. Il faut donc que les as-
sistans & les malades s'en rapportent
à ceux qui en sçavent plus qu'eux ,
sur-tout quand ils ont fait choix d'un
Medecin qui ne s'entête pas trop de

V

la faignée & des autres remedes ; le
meilleur remede pour ceux & celles
qui craignent cette maladie & fe trouvent dans un air infecté de cette malignité, eft de fuïr, parce que ni la
fœur n'eft en fûreté avec le frere,
ni la mere avec fa fille, ni l'ami avec
fon ami, *nec hofpes ab hofpite tutus* ;
que fi on eft obligé de demeurer, la
meilleure precaution eft de ne point
craindre, car afsûrément l'imagination
frappée fait de fort méchans effets par
tout où il y a malignité : *imaginatio
generat cafum*. Je pourrois parler ici
de la faignée dérivative & révulfive,
il faut lire le Traité de M. Sylva fur
cette matiere.

Les cornets font les fubftituts de
la faignée. Ce font des efpeces de ventoufes fcarifiées, dont on fe fert dans
les endroits où il y a des eaux minerales chaudes. Ces ventoufes font de
corne, ouvertes des deux côtez : la
partie fuperieure n'a qu'une petite ouverture qui fe bouche avec de la cire
trempée dans l'eau minerale chaude,
auffi-tôt que l'air a été pompé ou rarefié avec la bouche pour endormir
la peau, laquelle s'éleve en boffe, qu'on

ſcarifie enſuite , & ſur laquelle on remet les cornets pour attirer le ſang
des parties charnuës & un peu éloignées des grands vaiſſeaux & des nerfs.
L'uſage des ventouſes eſt ancien : il
pourroit être trop familier en certains
endroits , ſouvent inutile , & quelquefois nuiſible.

Je ne les crois pas cependant inutiles tout-à-fait aux douleurs de tête ,
aux migraines , aux inflammations ,
fluxions & rougeurs des yeux & du
viſage , aux ſuppreſſions & au défaut
des regles du ſexe , & à toutes fluxions où il s'agit de divertir , de deſſecher , d'arrêter & d'attirer les humeurs vagues & impetueuſes.

Les ventouſes ſont bonnes dans les
maladies où les humeurs ſont extra-
vaſées & repanduës entre les tégumens
& les muſcles , particulierement dans
les rhumatiſmes & paralyſies d'une
partie particuliere , on en fait la dé-
rivation par ces voyes , lorſque la
tranſpiration eſt repercutée , & que
l'humeur ne peut rentrer dans les gros
vaiſſeaux , ces remedes attirent du
centre au cerveau , comme il arrive
ſouvent dans les fiévres malignes où
V ij

cette évacuation vient fort à propos quand les humeurs se trouvent subtiles & le cuir peu transpiral, étant de plus d'un fort grand secours aux playes faites par les animaux vénimeux : les Egyptiens se servoient des scarifications fort communément, & les nouveaux en retenoient encore l'usage du temps de Prosper Alpin. Cloedemus cité par par Plutarque, fit autrefois un livre des scarifications, ou pour mieux dire, des ventouses scarifiées. Hippocrate & Galien s'en sont servis dans plusieurs maladies, * parce que les enfans & les personnes fort âgées n'étant pas toûjours en état de souffrir la saignée, ce remede en peut tenir lieu : on s'en sert avec succès à Bourbon-l'Archambault, à Bourbon-Lancy & au Mont d'Or, après avoir fait preceder la saignée selon les indications.

* *Galen. 2. Aph.*

OBSERVATIONS

Sur quelques Cures considerables de ces Eaux.

LEs cures que ces eaux ont faites & font journellement, demande-roient un Volume entier : nous nous contenterons d'en rapporter quelques-unes principales, toutes les autres s'y rapportant, car il est certain, comme l'experience journaliere le fait voir, que ces eaux aidées des remedes ge-neraux, comme font la saignée & la purgation, guérissent toutes les ma-ladies d'obstructions : il n'y a que les pulmoniques averez ausquels elles ne conviennent pas, & dans les maladies d'inflammation.

Le Reverend Pere Raphaël Recolet de la famille du Convent de Marin-gues en Auvergne, âgé de quarante ans, eût une colique bilieuse que l'on peut nommer colique de Poitou, puis-qu'elle dégenera en paralysie, qui de particuliere devint generale, & qui de plus en plus se rendit rebelle à tous les remedes qui lui furent prescrits très-methodiquement par le sieur Galot

Medecin ordinaire de la Communauté, & enfuite par le fieur Chabrol célebre Medecin de Maringues ; l'œconomie de fes parties naturelles fut tellement troublée par l'abondance de la bile, qu'il perdit l'appetit : il ne digeroit point , & ne pouvant prendre aucun aliment , il maigrit fi fort que la peau étoit jointe aux os ; il perdit le fommeil & le repos , ce qui le mit dans une foibleffe fi grande , qu'il fut fouvent contraint d'avoir recours aux remedes fpirituels. Dans cet état languiffant & defefperé il fut confeillé de venir à Vichy comme au dernier remede, accompagné d'un Chirurgien & de trois Peres de fon Ordre , dans la penfée de lui rendre plûtôt les derniers devoirs dans ce voyage , que dans l'efperance de le ramener en fanté. Il arriva à Vichy le fecond jour de Novembre qui eft un temps fort incommode pour l'ufage des eaux ; à peine lui reftoit-il la figure d'un homme vivant , il n'avoit en apparence ni fentiment ni mouvement , pas même celui de la langue , car il ne pouvoit articuler. Le Chirurgien nous fit l'hiftoire de fa maladie , nous fimes pour lors un pro-

nostic qui menaçoit plus de mort qu'il
ne promettoit de rétablissement : nous
lui permîmes pourtant l'usage des eaux
suivant le conseil de Celse, qui dit
qu'il vaut mieux hazarder un remede
douteux, que de n'en point donner
du tout. Il bût les eaux chaudes par
rapport à son estomac & à sa poitrine
qui étoient interessez, mais en vain
pendant cinq jours, car il ne faisoit
aucune évacuation, si ce n'est quelque
peu par les urines. Le sixiéme jour un
Frere Apoticaire du Convent des Re-
colets de Montferrand, arriva à Vichy
pour le voir, & l'ayant trouvé en cet
état, voyant que les remedes n'étoient
point aidez par la nature, il pensa
plûtôt à aller demander une place aux
Capucins pour l'enterrer (car nous
croyions qu'il ne pourroit passer la
nuit) que de lui faire continuer la
boisson. Néanmoins comme ce Frere
Apoticaire avoit apporté du sel Poly-
chreste du sieur Seignette de la Rochelle,
dont on connoît assez le mérite, &
dont nous avons toûjours provision :
nous convinmes de lui en donner deux
gros dans une teinture de deux dragmes de Senné, s'il étoit en vie le

lendemain, ce que nous fîmes, mais avec tel fuccès, qu'il fe fit une décharge d'eau mêlée avec une bile jaune & porracée fur la fin : cette evacuation faite, le malade commença à mieux refpirer ; le lendemain il bût huit verres d'eau, & dans le premier nous lui mîmes encore un peu de fel Polichrefte qui n'étoit point fufpect pour l'eftomac, les eaux pafferent très-bien, il continua l'ufage de ce Polichrefte deux ou trois jours encore de la même maniere, ce qui favorifa fort le paffage des eaux. Le dixiéme jour de la boiffon il commença à articuler, & dit qu'il trouvoit du goût à fes bouïllons. Ce fût affez pour lui en permettre l'ufage plus frequemment jufqu'au quinziéme jour de la boiffon que nous fûmes contrains de lui permettre l'ufage des alimens folides, tellement que l'appetit le preffoit, à quoi nous confentîmes facilement, parce que fes déjections fur la fin n'étoient plus teintes de bile. Enfin après dix-huit jours de boiffon, le malade mangea, avec le fecours d'un Frere qui lui mettoit les viandes à la bouche, avec tant d'appetit qu'il ne pouvoit fe raffafier, fasier, mais on ne lui accordoit pas tout ce qu'il auroit pû manger, crainte de fatiguer son estomac. La nourriture lui fut si favorable, qu'ayant pris un peu de forces en si peu de temps, il se servoit de ses bras, & marchoit avec du secours avant son départ de Vichy. Il sembloit que c'étoit un enchantement de le voir parler & fournir à la conversation, qui étoit presque toûjours de ses maux passez. Dans cet état il partit de Vichy contre sa volonté; car il semble qu'il avoit un pressentiment de ce qui lui arriva deux mois après, puisqu'il reçhût au commencement de Janvier suivant, au sujet du mauvais tems. Il n'hésita pas à se faire conduire à Vichy, où étant arrivé, il recommença les remedes : il bût pour la seconde fois les eaux après un lavement & une petite ptisanne. Il n'eut pas bû quatre jours qu'il étoit presque remis, nonobstant le grand froid qui l'obligea de boire les eaux dans le lit. Il continua la boisson quinze jours, & s'en retourna chez lui encore mieux que la premiere fois, car il marchoit quasi seul dans sa chambre avant son départ. Soit qu'il restat

X

un levain dans les reduits des parties nourriſſieres, ſoit que le mauvais air de ſon Convent, qui eſt ſitué près d'un marais, le fit retomber malade, il ne le fut pas moins à la fin de Mars; il revint encore à Vichy pour la troiſiéme fois : il bût & ſe rétablit encore, mais comme il reſtoit une foibleſſe dans ſes bras & dans ſes jambes, il revint au commencement de May, qui eſt la belle ſaiſon pour les eaux, il bût encore quinze jours, & prit cinq ou ſix bains; depuis ce tems-là il s'eſt bien porté, & fut ſix mois après à un Chapitre de ſon Ordre, qui ſe tenoit à Lyon. Il eſt venu depuis à Vichy deux ou trois fois boire les eaux pour conſerver ſa ſanté, marchant auſſi ferme que ſi jamais il n'avoit été incommodé. Il ne ſera peut-être pas inutile de rapporter ici ce qui lui arriva dans Vichy même il y a environ quelques années au ſujet de l'hiſtoire de ſa maladie. Madame de Belinzany de la Ville de Paris, étant à ces eaux, & lui, étant allé demander l'aumône, un Laquais avertit cette Dame que c'étoit un Recolet qui demandoit la charité. Cette Dame, qui étoit avec quelques autres Dames de considération, ne manqua pas de lui demander des nouvelles d'un Religieux de son Ordre, appellé le Pere Raphaël, qui avoit été guéri l'année precedente aux eaux, sans sçavoir que ce fût lui : il lui répondit qu'il devoit le connoître puisque c'étoit lui-même ; ces Dames ne manquerent pas de lui faire plusieurs questions sur sa maladie, il leur asûra qu'il avoit été plus mal que nous n'avons marqué, & qu'il se sentoit mieux depuis qu'il rebûvoit les eaux.

Monsieur de la Rose, Avocat au Parlement de Paris, âgé de vingt-neuf ans, eut quelques accès de fiévre tierce, ensuite double tierce, qui se terminoit par une colique : il fut souvent purgé & saigné, mais la fiévre se rendit un peu opiniâtre, & ne cedoit aucunement aux remedes ; elle le quittoit néanmoins pour quelqus jours, & pendant cette intermission il étoit travaillé d'une colique la plus violente que l'on puisse s'imaginer, ceci est assez particulier. La colique cessant, la fiévre le reprenoit, & ne se terminoit que par la colique : cela dura près de deux mois. Les remedes ordinaires ne faisant aucun effet, on lui conseilla les eaux minerales les plus voisines, où il fût, & bût près d'un mois : il prit deux ou trois fois de l'Antimoine, tant en infusion qu'en substance, mais les eaux ne passant presque point, & son mal augmentant, il se retira à sa maison de campagne pour prendre l'air, & ce fut en vain. Retournant à Moulins on lui vouloit persuader de se mettre entre les mains d'un Empirique qui regnoit en cette Ville, ce qu'il étoit resolu de faire, mais heureusement pour lui, une sœur de Mademoiselle sa femme, lui proposa les eaux de Vichy, dont elle avoit usé favorablement, il y avoit peu de temps. Il resolut de s'y faire conduire, Mademoiselle sa femme l'y accompagna. Quand il arriva il étoit dans une agitation extrême avec des douleurs de rheins fort violentes, accompagnées de fiévre, à peine pouvoit-il faire le rapport de sa maladie; cependant par le peu qu'il dit, on jugea par sa douleur & grande chaleur de rheins, qu'il s'étoit fait un transport d'une partie de l'humeur sur l'é-

pine du dos , ce qui le menaçoit d'une
prochaine paralysie ; & en effet en l'in-
terrogeant nous découvrîmes que depuis sa douleur de rheins il avoit des
stupeurs aux bras , & des foiblesses :
nous le rassûrâmes & lui fimes esperer
du soulagement par l'experience que
nous avions que semblables maladies
avoient été emportées par nos eaux; nous
nous contentâmes le soir de lui faire
prendre un lavement laxatif , dans la
resolution de lui faire prendre des eaux
le lendemain sans le purger , parce
qu'il n'y avoit que trois jours qu'on
lui avoit fait prendre du vin émetique
dans une teinture de Senné ; mais le
lendemain nous trouvâmes le malade
si fatigué & si épuisé , tant par la fiévre que par les inquiétudes continuelles
qui l'avoient empêché de dormir, qu'on
jugea à propos de lui differer la boisson
des eaux ; néanmoins comme il sentoit un grand feu dans les entrailles,
& qu'il souffroit une soif immoderée,
nous lui fimes prendre deux verres du
petit Boulet pour temperer cette ardeur, ce qui réussit heureusement , &
fit plus que nous n'esperions , car
comme le lavement avoit fort dégagé

les gros inteſtins , ces deux verrées d'eau lui firent faire une ſelle copieuſe de bile jaune, cela lui donna une telle joye , qu'il ſembloit que tous ſes maux étoient charmez , & dans l'impatience de guérir il vouloit boire à une heure indûë ; la partie pourtant fut remiſe au lendemain matin , que nous lui fîmes boire huit verres d'eau , nonobſtant la fiévre , qui à la verité ne nous paroiſſoit qu'une ſuite de ſes grandes douleurs de rheins : il prit les eaux à ſept heures , & à huit il les avoit renduës , mais toutes teintes de bile. Il ſe trouva ſoulagé le premier jour , le ſuivant il bût dix verrées avec autant de ſuccès ; le troiſiéme il prit une ptiſanne laxative , & bût quatre verrées d'eau deux heures après , & continua la boiſſon encore huit jours, & avant que de finir il étoit entierement guéri , & ne ſe reſſouvenoit de ſes maux que pour ſe feliciter lui-même de ſon bonheur preſent, & depuis il n'a eu aucune alteration dans ſa ſanté.

Madame Guillermet âgée d'environ vingt - deux ans , fort graſſe de ſon temperament, fut attaquée d'une apoplexie, laquelle degenera en paralysie des bras & des jambes, après avoir été suffisamment purgée, bût des eaux chaudes, elle se baigna à la source de nos Bains, & au deuxiéme bain elle fut entierement guérie : mais faute d'évacuation frequente, & ses mois étans supprimez, elle eut encore des attaques six ans après. La premiere attaque lui laissa seulement un bras paralytique ; nous lui voulumes faire prendre l'émetique, mais comme ce remede n'est pas en usage dans Vichy, ses parens n'y voulurent pas consentir : les autres remedes trop legers ne la pûrent garantir de trois autres attaques, chacune desquelles lui laissa des marques de sa venuë, car elle se trouva sans mouvement, sans sentiment de bras ni de jambes, sa langue même étoit liée, ce qu'elle meritoit un peu, car jamais malade n'a été si rebelle aux remedes, aussi avoit-elle été plusieurs fois abandonnée des Medecins ; il n'y avoit que la charité qui pût engager à la visiter, & à en prendre soin ; enfin on lui fit prendre les remedes malgré elle ; le soulagement qu'elle en reçût fut la liberté de la

langue ; elle demeura fans mouvement
de bras & de jambes jufqu'au mois
d'Avril fuivant, auquel temps il falut fe
refoudre à prendre encore des eaux &
des bains , afin de fe mettre en état de
foulager fon mari qui étoit un Hôte
du lieu : la boiffon & les eaux la remirent entierement en douze ou quinze jours , elle paffa le mois de May
& le mois de Juin fans attaque ; l'u-
fage du fruit & de la patifferie qu'on
ne pût lui empêcher , lui cauferent
une attaque au mois d'Août fuivant,
qui lui laiffa le bras droit fans mouvement ni fentiment : elle fe tira encore de là dans le mois de Septembre.
Plufieurs perfonnes de qualité l'ont vûë
fouvent paralytique , & peu de jours
après guérie parfaitement : elle eft prefentement en fort bonne fanté , dans
le meilleur embonpoint. Nous n'avons
point obfervé l'origine de ces frequentes
attaques , parce qu'il étoit facile de
juger qu'elles étoient caufées par le
vice des parties baffes , ainfi que les
remedes dont elle a ufé nous le per-
fuadent , car il n'y a eu que les purgatifs qui l'ayent foulagée : nous l'avons
néanmoins faite faigner quelquefois

aux bras & aux pieds , au sujet de sa suppression de mois.

Une Dame Religieuse , Abbesse d'un Monastere en Dauphiné , âgée d'environ trente années , d'un temperament pituiteux , ayant negligé assez long-temps une pesanteur d'estomac , soit par la répugnance qu'elle avoit pour les remedes , soit aussi parce qu'elle vouloit souffrir avec patience , fut travaillée d'une indigestion & d'un dégoût universel , elle vomissoit tout ce qu'elle prenoit , excepté les pruneaux aigres ; enfin l'économie de son estomac fut tellement troublée , qu'il ne faisoit plus ses fonctions. Ce fut dans cet état pitoyable qu'elle fut contrainte de se plaindre , & de se relâcher des austeritez de sa Regle ; après plusieurs remedes employez , le mal augmentant , les plus fameux Medecins de la Province , qui avoient été consultez , lui conseillerent de venir à Vichy , à quoi elle répugna fort , parce qu'elle ne pouvoit se resoudre à quitter son Monastere. Cependant elle fit un sacrifice de sa volonté pour suivre celle des Medecins , & arriva à Vichy fort malade , car son visage , ses bras &

ſes jambes étoient attaquées de convul-
ſions. Il ne ſera pas inutile de rechercher les cauſes de tous ces fâcheux
accidens, & cela pourra conſoler les
perſonnes qui auront les mêmes infirmitez. La premiere indiſpoſition fut
(comme nous avons obſervé) une
peſanteur d'eſtomac, laquelle apparemment étoit la ſuite d'une ſuppreſſion & retenuë d'une partie de ces
humeurs ſuperfluës que la nature a
coûtume de vuider tous les mois dans
les perſonnes de ſon ſexe; par le genre
de vie de la malade, qui produiſoit
beaucoup d'humeurs, & ne faiſoit aucun exercice pour les diſſiper, ne vuidant pas ſuffiſamment, il ſe faiſoit un
reflux aux parties naturelles, particulierement dans l'eſtomac, où ces humeurs par le ſéjour étant épaiſſies &
comme colées, chargeoient le fond du
ventricule; mais ce reflux fourniſſant
toûjours de nouvelles matieres, cette
partie ſe trouva tellement occupée,
que toutes ſes fonctions furent trou-
blées, ſoit parce que ces humeurs fleg-
matiqnes & glaireuſes ſuffoquoient la
chaleur naturelle, ſoit auſſi parce qu'elles émouſſoient la pointe du ferment

& l'embarrassoient si fort , qu'elles
l'empêchoient de se joindre aux alimens
pour en faire la dissolution. Si son appetit cessa , c'est parce que l'orifice superieur de l'estomac , aussi-bien que son
fond , étoit endui de ces plâtres & de
ces coles qui empêchoient le mouvement des fibres de l'estomac & la fermentation necessaire à la digestion : les
nausées , les vomissemens & les convulsions étoient causées par des aigres qui
irritoient tant la tunique interne du
ventricule , que les capillaires & les
fibrilles de la huitiéme paire des nerfs ,
laquelle irritation se communiquoit par
continuité aux rameaux de la cinquiéme paire des nerfs de la moële allon-
gée. Ces nerfs étant seulement irritez
à l'exterieur , la malade n'avoit que de
legeres couvulsions ; mais si on eût
differé de vuider ces impuretez , ces
convulsions seroient dégenerées en paralysie , peut-être universelle , parce que
l'humeur acre se feroit communiquée
au suc nerveux , & par là les nerfs
se feroient flétris & dessechez ; étant
frustrez d'une nourriture douce & fa-
miliere , les esprit animaux qui font
le beaume du sang , n'auroient pû se

communiquer aux parties , leurs canaux étant bouchez. Il reste à rechercher pourquoi la malade ne rejettoit
pas les pruneaux, l'on pourroit alleguer plusieurs raisons de ce petit phe-
noméne , entre lesquelles en voici
deux ou trois qui nous paroissent assez
justes. La premiere , que les choses
ameres sont adoucies par les aigres,
& les nausées & vomissemens de cette
Dame étant excitez par une bile qui
est amere de sa nature, les pruneaux
qui abondent en parties acides , adou-
cissoient pour un temps cette bile, &
interrompoient son action. La deuxiéme raison est que les pruneaux heurtans & choquans cette humeur acre,
lui faisoient abandonner les fibres de
l'estomac , & lui ayant fait lâcher
prise, la précipitoient, & par ce moyen
les vomissemens restoient jusqu'à la gé-
neration de nouvelle matiere, ce qui
pouvoit arriver en peu de temps. La
troisiéme raison , c'est que les choses
aigreletes sont pour l'ordinaire amies
de l'estomac , & y entretiennent une
fermentation douce , car il faut de
l'acide dans le sang pour le reveiller.
Les citrons , les oranges & les gre-

nades prises avec moderation, portent avec elles un acide agreable, qui aiguise & anime le ferment stomacal, & pour ainsi dire, le regénere. C'est de cette maniere que Monsieur Riviere, Medecin de Montpellier, dit dans sa Pratique, parlant des cours de ventre, qu'il en avoit souffert un fort long-temps, & duquel il ne pût guérir que par l'usage du vinaigre avec ses ali-mens. Après avoir fait l'histoire de cette maladie, & en avoir recherché les causes, il ne sera pas difficile de persuader que la maladie fut entierement guérie par l'usage de nos eaux chaudes, puisqu'il n'y avoit que trois indications à remplir; sçavoir, fondre, purger & ouvrir, fondre ces flegmes, purger & nétoyer les parties naturelles, & ouvrir les vaisseaux hypogastriques en rarefiant & subtilisant le sang grossier & limoneux, que quelques acides émancipez avoient coagulé, ce que firent ces eaux en peu de temps, & rétablirent cette Dame, laquelle s'en retourna chez elle avec une parfaite santé.

La femme d'un Marchand de Clermont en Auvergne, qui avoit presque la même maladie , fut traitée de la même maniere à peu près dans le même temps ce qu'il y avoit de plus particulier , c'est qu'elle ne vomissoit que trois heures après avoir mangé , & cela toûjours reglément : elle guérit avec moins de peine , & plus promptement que la Dame Religieuse.

Nous avons avancé que nos eaux remedioient aux extinctions de voix, soit qu'elles soient causées par le vice des parties basses, soit par les chûtes d'humeurs , qui tombant du cerveau dans les canaux du poûmon , empêchent l'air de s'y insinuer pour former la voix : en voici un exemple singulier.

Une Dame Religieuse de Paris, autant considerable par sa vertu, qu'elle est illustre par la naissance qu'elle tire des premieres Familles de la Robe , Religieuse de l'Abbaye de Panthemon , âgée d'environ vingt-cinq ans , d'une constitution un peu sanguine , mais plus pitueuse , usa des eaux du Puits quarré pour une extinction de voix qu'elle avoit soufferte depuis neuf mois , & à laquelle elle étoit sujete ; après huit jours de boisson nous lui provoquâmes de legeres sueurs, à la faveur de quelques demi-bains de la même eau : elle n'eut pas pris deux ou trois de ces demi-bains, & sué suffisamment, notamment sur la poitrine, que ses poûmons furent dégagez, & sa voix fut entierement libre, & depuis l'a conservée forte & vigoureuse.

Nous avons observé aussi que ces eaux étoient un remede infaillible pour la colique nephretique : ainsi il est à propos de donner quelques exemples de cette maladie & de sa cure. Un Greffier de Saint Pierre le Moûtier, âgé de soixante années, fit une pierre d'une longueur & d'une grosseur assez considerable, non pas sans douleur, après avoir bû huit ou dix jours de ces eaux.

Monsieur Rochefort, Chantre du Chapitre de Saint Amable de Riom, est venu pendant douze ou quinze années à ces eaux pour la pierre, & un mois après la boisson ne manquoit pas de faire cinq ou six pierres de la grosseur d'un pois.

Monsieur de la Grie, Medecin d'Ambierle près Roüanne, est venu pendant trente années confecutives à Vichy boire ces eaux dans le mois de May, & rendoit une quantité de pierrules parmi lefquelles il y en avoit de groffes comme des pois, & de toutes fortes de figures : quand il ne pouvoit pas venir fur le lieu, il les faifoit tranfporter chez lui dans le mois de Septembre.

Un Gentilhomme de Moulins, fit cent quatre petites pierres en une matinée, de la groffeur de la graine de choux, excepté cinq ou fix qui étoient de la groffeur de lentiles, après quinze ou vingt jours de boiffon.

Il y avoit dans le même temps un Employé dans les Traittes Foraines à Vichy, qui prenoit frequemment de ces eaux pour une retention d'urine, & à peine en avoit-il bû, qu'il faifoit tantôt des flegmes, tantôt du gravier & du fable, & après cela ceffoit d'en boire jufqu'à nouvelle attaque.

Un Ecclefiaftique de la Ville de Paris, homme d'un fingulier merite, & qui a été employé dans de grandes affaires ces derniers temps ; ce qui l'échauffa tellement qu'il tomba dans une ardeur d'urine, qui par les reme-

des

des rafraichissans dont on lui fit user, dégenera en une suppression par une abondance surprenante de glaires qui s'engendroient dans la vessie , & nous avons vû une chose particuliere , c'est que quand il urinoit, ses urines filoient comme si c'avoit été de la cole ou glu , & même en bûvant ces eaux , toutes celles qu'il rendoit par les urines, n'avoient pas sejourné une heure de temps dans un pot , qu'elles se figeoient & convertissoient en caille , mais gluant ; les eaux de Vichy l'ont guéri. Combien de personnes que nous ne nommons pas , même des personnes de condition , conservent des pierres renduës à ces eaux.

Voici une cure arrivée a Paris , qui fit assez de bruit. Une personne de distinction fut attaquée d'une colique intestinale , appellée l'Yleon : le malade avoit éprouvé tous les remedes qui conviennent dans cette maladie cruelle : il avoit même avallé plusieurs onces de mercure cru ou vif-argent , le tout sans succès. Monsieur Helvetius , qui me le raconta l'hiver suivant lorsque je fûs de retour à Paris , fut appellé , & envoya chercher sur le champ

Y

au Bureau des Eaux minerales , ruë
des Prouvaires , úne bouteille d'eau de
Vichy , contenant quatre pintes , qu'il
fit mettre au Bain Marie , & fit boire
cette eau au malade , laquelle paſſa ,
l'inteſtin ſe dévelopa & guérit : auſſi
les conſeilloit-il ſouvent en ayant remarqué les bons effets.

Une des cures les plus conſiderables
qui ſoient arrivées à Vichy , eſt celle
d'un Sergent d'Artonne en Auvergne ,
près le Village de Saint Myon. Cet
homme tomba en apoplexie legere ,
qui dégenera en paralyſie , non ſeulement des bras & des jambes , mais
encore de l'eſtomac , car tout d'un
coup cette partie ne faiſoit preſque
point ſes fonctions , & auparavant
cette touche il bûvoit quelquefois trop,
ainſi que d'autres de ce caractere , il
mangeoit à proportion , & peu de
temps après il rendoit ſes alimens à
peu près comme il les avoit pris. Cette
lienterie fut accompagnée en peu de
jours d'une gale , & d'un prurit &
démangeaiſon horrible , & pardeſſus
tout une fiévre lente , qui augmentoit
les ſoirs , lui cauſoit une ſoif inſatiable.
Dans ce temps-là il vint à Vichy ,

comme au dernier secours. Dés qu'on
l'eut vû dans ce pitoyable état, les
Medecins conseillerent à sa femme de
le reconduire chez elle, apprehendant
qu'il ne fut l'opprobre des eaux, &
qu'il n'y mourut ; le pauvre malheureux desesperé de ce compliment, sans
autre raison obligea sa femme de lui
aller querir de ces eaux, qu'il en vouloit goûter, & que tout ce qui lui
en pouvoit arriver de pire, étoit ce
qu'on lui avoit fait connoître ; il en
bût quatre verrées, il les rendit promptement avec beaucoup de matieres fort
puantes & couleur d'olive : son re-
doublement de fiévre le soir fut beaucoup moindre, & il n'eut presque point
d'alteration ; le lendemain il en bût
encore avec le même succès : les Medecins l'allerent voir, il raconta les
choses comme elles s'étoient passées,
& comme nous les sçavions deja, nous
lui conseillâmes de continuer encore ;
& comme il bûvoit des eaux froides,
ou du moins temperées, on lui or-
donna les eaux chaudes, qui en deux
jours lui remirent son estomac, lui
redonnerent l'appetit, & lui faisoient
digerer les alimens. On le purgea, il

n'eſt pas concevable combien il ſortit d'ordures & de puanteurs de ſon corps; la gale diminua, la démangeaiſon & la fiévre diſparurent, & en douze ou quinze jours il reprit des forces & un embonpoint qu'il faut avoir vû pour le croire. Les bras & les jambes demeuran néanmoins paralytiques, nous lui fimes prendre des bains, qui en deux ou trois jours lui ſecherent entierement ſa gale, & huit ou dix bains lui redonnerent la liberté des jambes & des bras. Cette hiſtoire ſeule devroit ſuffire pour prouver la bonté & les merveilles de ces eaux.

Monſieur Rhodes, Secretaire du Roy, vint à Vichy avec Madame ſon épouſe dans un brancard, perclus de tous ſes membres, la ſaiſon du mois de May lui fut ſi favorable qu'il commença à avoir du ſentiment & à remuer ſes membres; on lui conſeilla de recommencer une ſeconde ſaiſon, il guérit parfaitement, marcha ſeul dans la place des Bains, & s'en retourna par eau à Nantes.

M. Criſtot, Avocat des plus connus du Parlement de Roüen, eſt venu deux fois à Vichy pour guérir d'une colique inteſtinale, ſans penſer à un ſchirre

qu'il avoit à l'hypocondre gauche ,
vraisemblablement à là rate , dont il
n'esperoit aucun soulagement , est cependant guéri de son schirre , il guerit
peu de temps après pendant la seconde
saison, de sa colique : les eaux du Boulet
firent cet effet , mêlées alternativement
avec celles de la Grille.

Madame de Coigny , femme de
M. le Comte de Coigny , Gouverneur
de Caën en Normandie, vint à Vichy
pour prendre ces eaux , & pour remedier à une tumeur schirreuse qu'elle
avoit sous l'estomac , dans les glandes
du pancrée , car comme spongieuses
elles attirent aisément les humeurs &
s'en abbreuvent : & comme cette partie
ne manque jamais d'acides , ces humeurs se coagulent , & s'y convertis-
sent en schirre. Cette Dame bût à la
fin de Juin & à la fin de Juillet, où
elle fit deux saisons , & s'est retirée
de ce pas-là , ainsi que nous l'avons
appris de sa famille , & de quelques
personnes de Caën : on appliqua les
bouës de ces eaux sur la tumeur , ce
qui peut avoir beaucoup contribué à
sa resolution.

Madame la Comtesse d'Harcourt ,

du même païs, eft venuë deux fois à Vichy pour une paralyſie ſur les jambes, qu'elle croyoit avoir contracté par l'humidité du ſéjour qu'elle faiſoit dans ſes terres, dont l'air ne lui étoit pas favorable. J'eus l'honneur de l'accompagner depuis Paris, où elle avoit paſſé l'hiver, & elle eſt guérie parfaitement, ayant eu par elle-même de ſes nouvelles pluſieurs années après ſa guériſon : elle eſt actuellement à Caën en bonne ſanté.

Trois Dames Religieuſes font guéries de grands vomiſſemens, entr'autres une qui étoit avec Madame la Marquiſe de la Poterie de Normandie, qui en avoit un qui la minoit & la conſommoit ; en huit jours de temps elle en fut delivrée : elle vomiſſoit differentes humeurs : elle ne bût que quatre verrées d'eau pendant vingt jours ; ainſi ces eaux font faites & conviennent merveilleuſement dans les vomiſſemens, indigeſtions & coliques.

Le Reverend Pere de la Marvaillier, Jeſuite, eſt venu à ces eaux deux fois, & guérit la premiere fois d'une paralyſie ſur un côté, ſi bien qu'il alloit de son pied à Cusset , qui est une Ville éloignée de Vichy d'une bonne demi-lieuë , & prêchoit les Dames Religieuses de l'Abbaye Royale dudit lieu : il y alloit tous les jours , & est venu confirmer ce qu'il avoit heureusement commencé.

Voici une cure dont l'histoire sembleroit inventée à plaisir , si nous ne nommions pas la personne , ce que nous ne faisons qu'après qu'elle nous l'a permis. C'est Madame Paviot , femme de M. le Procureur General de la Chambre des Comptes de Rouën , qui après Dieu reconnoît devoir sa vie aux eaux de Vichy ; & pour en juger nous allons exposer le fait un peu au long. Cette Dame qui se maria à l'âge de vingt-quatre ans , étoit très-bien reglée avant son mariage , quinze jours ou trois semaines après ne perdit que très-peu , le mois suivant encore moins. Et comme nous nous flatons bien souvent de voir par avance ce que nous desirons , l'on demandoit un heritier dans cette maison , pour succeder à un gros bien qu'elle possede , ce qui fit que toute la famille lui fit croire qu'elle étoit grosse. C'est ce qui pensa lui coûter la vie, parce que cette Dame étant tombée, elle se frappa fortement à la partie inferieure du bas ventre; mais parce que l'on la vouloit grosse, on ne voulut point permettre que Messieurs les Medecins la fissent saigner pour cette chûte; on eut beau alleguer qu'on peut & qu'on doit saigner les femmes grosses au commencement, au milieu & à la fin de la grossesse; la prévention l'emporta, il se fit un dépôt & une fluxion dans les parties basses, qui fut suivie d'une inflammation si grande, que la Dame se plaignoit qu'elle sentoit un feu qui la dévoroit dans le ventre : on la console, on la paye de belles paroles dans sa famille, on tâche d'éteindre ce feu par de petits remedes qui ne faisoient tout au plus que pallier le mal. Au troisiéme mois elle ne perdit presque rien ; elle tombe dans un dégoût, elle vomit, elle a des envies un peu bizarres, on n'hésite plus à dire qu'elle étoit grosse, & malheureusement pour elle les signes d'une veritable grossesse ne parurent que trop, car elle sentit environ ce temps-là des picotemens dans le sein, & peu de temps après elle

elle y eut du lait ou quelque matiere ſemblable , par un reflux des humeurs. Enfin pour ne plus laïſſer de ſoupçon à perſonne ſur cette groſſeſſe , elle ſent du mouvement dans le bas ven- tre , mais aſſez frequemment : tout le monde la felicite , chacun ſe fait un plaiſir de lui dire que ſes maux fini- ront bien-tôt. Cette Dame qui a l'eſ- prit bien fait , ſe laiſſe perſuader , ou plû-tôt feint de croire ce qu'on lui vouloit perſuader. Cependant ſon ven- tre groſſit , ce mouvement eſt plus ſenſible , mais elle fut ſaiſie d'une fié- vre lente ſans preſque s'en apercevoir , ſi ce n'eſt lorſqu'elle commença à augmenter les ſoirs ; elle avoit deja perdu le ſommeil il y avoit du temps, elle maigrit & devint en un état pi- toyable ; elle eut une diſſenterie en- viron le ſeptiéme mois : cette groſſeſſe prétenduë fit qu'on arrêta cette éva- cuation trop tôt , crainte que par les épreintes elle n'accouchât avant le temps. Il faudroit faire un Volume exprès pour nombrer les maux que cette Dame ſouffrit après cela ; elle coula pourtant dans ces douleurs juſ- qu'à l'entrée du neuviéme mois , au-

Z

quel l'on attendoit la fin de ces maux par un heureux accouchement, & pour le faciliter on permit dans sa famille de lui tirer un peu de sang, mais point d'enfant ne parut au terme ordinaire : on patiente quelques jours ; les femmes se flatent souvent, dit-on, particulierement dans leur premiere grossesse, elles se trompent aisément sur le temps. Mais le dixiéme mois se passe comme le neuviéme, cependant les mêmes signes qui avoient fait croire aux Sages-femmes de Rouën & de Paris qu'elle étoit grosse, continuënt, mais sur-tout ce mouvement du bas-ventre, & l'infomnie étoit si grande, qu'elle ne fermoit point les yeux du tout, ni nuit ni jour, excepté un demi-quart d'heure à midi, moment qui lui étoit si précieux que la vie, puisqu'elle ne subsistoit que par là ; ainsi voyant qu'on s'étoit trompé, on abandonne la malade, mais un peu tard, à la conduite de Messieurs les Medecins, qui n'oublierent rien de ce qu'une experience consommée peut en ces rencontres ; mais leurs remedes ne repondirent pas à leur esperance : on la mena

à Paris où le Conseil de tous les habiles fut appellé : on lui fit encore
plusieurs remedes qui n'eurent pas
plus de succès que ceux de Rouën,
si ce n'est les eaux de Sainte Reine
qui tirerent , dit-on , quelque chose
par les urines , mais elles n'eurent pas
assez de force. Enfin cette Dame ,
comme bien d'autres personnes , dé-
sesperant de sa vie , fut conseillée par
quelques-uns de ses amis de prendre
le parti de Vichy ; oppositions de la
part des Medecins & de bien d'autres ; cependant elle prend la resolution de s'y faire conduire , mais le
voyage étoit difficile tant par la longueur du chemin que par l'état où
elle se trouvoit pour lors : elle l'entreprend pourtant avec Monsieur son
beau-pere , elle se rend à Vichy à
petites journées ; dés qu'elle fut arrivée , Monsieur Paviot son cousin ,
Conseiller au Parlement de Rouën se
trouva cette saison à Vichy : il pria les
Medecins d'aller voir cette Dame , de
la maladie de laquelle il avoit deja fait
le rapport , & ils trouverent les choses
en un état qui n'est pas croyable qu'à
elle-même qui pourtant fit l'histoire

fort au long de toutes fes incommoditez qui avoient encore augmenté
par le chemin ; elle ne mangeoit plus
rien, ne dormoit point : elle étoit fi
flétrie & deffechée, qu'elle fembloit
un veritable fquelette, & perfonne ne
la pouvoir remuer qu'un Cocher fur
les bras duquel on mettoit un couffi-
net pour la porter fans lui faire mal.
Toute maigre qu'elle étoit, cependant
elle avoit toûjours le cœur bon ; le
lendemain de fon arrivée on lui donna deux verrées d'eau du petit Boulet,
qui pouvoient faire environ demi-fep-
tier, elle en rendit une heure après
quatre à cinq verrées de la même
grandeur, par les urines, & fut deux
ou trois fois à la felle. Cette facilité
qu'elle avoit à être émûë, fit refoudre
à aller doucement, & à ne lui donner que trois petites verrées d'eau dans
les fuites, ce que l'on continua pendant quelques jours avec fuccès, la
purgeant avec la moële de Caffe feulement, elle prenoit peu à peu l'appetit, fon eftomac digeroit mieux, &
la chaleur de fon bas-ventre fe ralen-
tiffoit : mais comme la plûpart des
malades des eaux font autant de Me-

decins , ou du moins croyent l'être ,
une perſonne de conſideration de ſes
amis voyant que les Medecins alloient
ſi doucement , ſans examiner ſi nous
pouvions aller plus vîte ſans rien hazarder , lui fit entendre qu'elle bûvoit
trop peu d'eau pour abbatre un ventre
de la groſſeur du ſien , qui étoit une
digue qu'il falloit ruiner force d'eau.
Après avoir reſiſté au conſeil quelques
jours , elle s'y laiſſa aller , & bût trois
ou quatre verrées d'eau plus qu'on ne
lui avoit ordonné. L'évacuation fut ſi
grande , que la fiévre la prit , mais
avec une fureur ſi grande , qu'elle
étoit menacée d'un tranſport. On la
trouva le lendemain matin en cet état,
& ſur le ſoupçon que les Medecins
témoignerent avoir du fait , elle l'a-
voüa, non ſans peine , parce qu'on s'y
étoit toûjours oppoſé : la choſe étoit
faite , il fallut changer de batterie ;
on tâcha d'éteindre cette fiévre par de
petits remedes rafraichiſſans , ce qui
étant fait, on ne jugea pas à propos
de lui donner des eaux , ayant deja
aſſez évacué ; & le retour de la fiévre
étant à craindre , on la mit dans le
bain d'eau de riviere temperé par

l'eau minerale chaude, qu'elle continua pendant vingt jours matin &
foir , & fut purgée deux fois pour
emporter les matieres que les eaux &
les bains avoient fonduës ; fon ventre
diminuë , cette humeur évanoüit fans
autre évacuation , elle prend appetit ;
elle mange , & fe refait tellement
avant fon départ , qu'elle alloit à la
Meffe de fon pied. On écrivit à M.
fon époux de lui avoir une ou deux
aneffes , & de les faire nourrir d'herbes d'orge jufqu'à fon arrivée , cela
fut executé ; elle part de Vichy fort
contente , & en affez bonne fanté
pour entreprendre le voyage de Lyon
qui n'eft qu'à vingt-quatre lieuës de
Vichy , qu'elle vouloit voir par curiofité , & de là fe rendit chez elle;
elle prit le lait d'aneffe pendant fix
femaines ; fon fommeil lui revint , &
fe vit entierement remife en deux mois,
comme fi elle n'avoit jamais été malade : ce qui femblera paradoxe, c'eft
qu'elle ne bût que douze jours.

Il faudroit faire un gros volume, fi
on vouloit rapporter toutes les Cures
que ces Eaux ont faites depuis peu,
mais la brieveté que nous nous fommes

proposé ne nous permet pas de groslir ce Livre, nous avons seulement rapporté quelques exemples qui feront juger aux personnes de bon sens ce que peuvent ces eaux & ces bains pour d'autres maladies qui ont quelque rapport avec celles-cy. Les malades qui sont venus à Vichy en rendront témoignage & ceux qui y reviennent ne font pas ces voyages sans quelques preuves manifestes de la vertu de ces remedes que Dieu a preparez dès le commencement pour la guérison des malades, qui n'en trouvent point de plus assurez & de plus simples & naturels contre leurs infirmitez corporelles qui sont les funestes suites & les restes de la maladie originelle de l'Ame dont il a bien voulu encore nous laver par le secours d'une Eau beaucoup plus mysterieuse, comme si cet Etre souverain avoit voulu perfuader aux hommes que l'élement de l'eau est le remede universel dont ils doivent se servir pour se délivrer de leurs infirmitez.

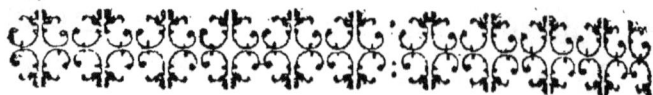

TRAITÉ DES EAUX
MINERALES
DE
BOURBON-L'ARCHAMBAULT,

Avec leur Analyse , Vertus,
& Usage.

APRE'S avoir parlé des eaux
minerales en general & de celles de Vichy en particulier, il
convient de parler de celles de Bourbon-l'Archambault, puifque l'ufage &
la pratique de Medecine a voulu de
tout temps que l'on frequenta ces deux
endroits dans une même faifon , en
commençant par les eaux de Vichy &
finiffant par celles de Bourbon pour perfectionner la guérifon des malades.

Les Medecins ont coutume de tout
temps dans les maladies opiniâtres &
rebelles qui n'ont point cedé aux remedes ordinaires , d'envoyer leurs malades aux eaux. La France eft féconde
en eaux minerales , fur-tout l'Auver-

gne & le Bourbonnois, & on en découvre tous les jours qui ont leurs vertus & leurs proprietez particulieres,
mais comme elles se trouvent presque
toutes réunies dans les eaux minerales
de Vichy & de Bourbon, c'est pour
cela que les Medecins leur donnent la
préference. Les Medecins trouvent dans
ces deux endroits les commoditez pour
la vie & le logement, & tous les
secours possibles pour faire leurs remedes en repos, se desennuyer & charmer leurs maux par la bonne Compagnie qu'on y trouve, c'est l'ancienne
pratique & la meilleure ; il seroit à souhaiter que les malades fussent conseillez
d'y venir dès le commencement de la
maladie, & n'attendissent pas qu'elle
eût fait plus de progrès, mais souvent
le mal arrive dans un temps peu propre
à se mettre en voyage. J'ai cependant
vû arriver aux eaux dans le mois de
Janvier des malades qui venoient de
quatre-vingt lieux pour des attaques
d'apoplexie dont ils guérissoient après
avoir été bien preparez par les Medecins où ils faisoient leur demeure. Il
y en a qui craignent la fatigue du voyage qui est une crainte bien frivole,

puifque le mouvement & le changement
d'air conviennent fi bien dans les maladies aufquelles les eaux font falutaires.
J'en ai vû fort fouvent qui héfitoient
de fe mettre en route, alleguant leur
foibleffe & n'ofant même fe fervir de
voitures roulantes, prenoient une litiere
ou brancard, à la feconde journée
changeoient de voiture, & préféroient
les premieres, comme je les en avois
averti ; en effet dès qu'ils avoient changé d'air, ils s'en trouvoient mieux,
même plus forts & plus gais. Le changement d'air n'eft pas indifferent dans
beaucoup de maladies. & ne contribue
pas peu au rétabliffement des malades,
comme le remarque Hipocrate *a* dans
fon Traité. L'air eft en quelque maniere plus néceffaire que les aliments,
comme le dit Pline. *b* On peut vivre
plufieurs jours fans manger, mais on
ne peut vivre un quart d'heure fans refpirer. On n'entreprend point ces voyages fans le confeil de fon Medecin,
c'eft la regle la plus generale & la plus
importante. Quand on a un procès on
confulte les Avocats & les Procureurs ;

a *De mutatione aëris.*
b *Plus aëre vivimus quàm cibo.*

quand on veut bâtir on prend avis des Architectes , & on leur laisse conduire l'édifice ; dans chaque occasion on prend conseil des personnes du métier. Il en doit être de même quand on veut travailler à sa santé & à conserver sa vie qui est le dépôt le plus prétieux que nous ayons en ce monde & qu'on néglige le plus. Il n'y a point de profession plus generale que la Medecine , & cependant il n'y en a point de plus difficile & de plus laborieuse ; toute la nature en est l'objet, cependant chacun pretend être Medecin, le malade se rend arbitre de sa propre conduite , il croit que dès qu'on lui a conseillé les eaux , il se suffit à lui-même, pour le reste qu'il n'a qu'à boire , se baigner , se doucher , que tout ira bien , que c'est une chose aisée de faire ces fonctions ; il ne demande plus de conducteur pour se guider dans les inconveniens qui peuvent survenir , dans la quantité de la boisson, dans le temps, dans la maniere, dans le regime , mais nous voyons tous les jours que cette témerité est très-souvent punie par les accidens que les malades s'attirent par leur hardiesse.

D'autres tombent dans une autre ex-

tremité qui eft de confulter le premier
venu qui fe dira Medecin, ou aura
quelque prétendu fecret. Les véritables
Medecins ne font fecret de rien ; tout
bien doit fe communiquer ; ils décla-
rent & fpécifient les remedes qu'ils ordonnent, les marquent, en difent les
vertus & les inconveniens. D'autres par
des préventions & faux préjugez quit-
teront les Medecins méthodiques pour
en confulter d'autres qui n'auront point
de principes ni connoiffances parfaites
des maladies & des temperaments, ne
connoîtront point l'ufage des parties,
ni la qualité des medicamens qu'ils ap-
pliqueront indifferemment à toutes les
maladies, fans choix, fans regle & fans
connoiffance ; d'autres enfin s'adreffent
aux Baigneurs & aux Doucheurs, parce qu'ils auront une routine des eaux.
Il feroit à fouhaiter que le public fe
détrompa, & fut perfuadé qu'il n'y a
point de Medecine fans méthode, &
qu'il n'eft pas permis, & même très-
dangereux d'exercer la Medecine, à
ceux qui ne la fçavent pas. Le meilleur
remede entre les mains d'un ignorant
eft auffi dangereux qu'une épée dans la
main d'un furieux. Ce n'eft pas affez de

pouvoir difcourir d'une maladie en
Grec, en Latin & en François, fuivant
quatre ou cinq fyftêmes à la fois, ou de
fçavoir fe réduire à un feul, en faifant
voltiger les corpufcules & la matiere fubtile à fon gré, ou en faifant combattre
les acides avec les alkalis, ou en donnant tout au reffort des fibres, ou bien
par un vice contraire, donnant un air
de pyrrhonifme aux veritez les plus
conftantes de la Phyfique & de la Medecine, douter de tout ; ces deux parties font également ridicules, la droite
raifon fuit les extremitez. Je penfe qu'il
y a des principes en Medecine, qu'on
en doit & qu'on en peut avoir, quand
on eft né pour les connoître, quand
on travaille pour les acquerir, & quand
on aime mieux la verité & la fanté des
malades que fon interêt particulier ;
mais ce n'eft pas affez d'avoir des principes, il faut travailler toute fa vie à
les mettre utilement en œuvre pour la
guérifon des maladies & pour la connoiffance des bons remedes, lefquels
pour lors font des armes très-falutaires
entre les mains d'un homme fçavant &
méthodique, mais très-dangereufes entre les mains de tant de Charlatans re-

pandus par tout , qui après avoir copié
quelques recettes dans un bon ou mauvais livre en font de rares secrets. Sans
érudition , sans aucune connoissance de
la nature ni du corps humain, sans
methode pour les maladies, sans choix
pour les remedes , sans discernement
des temperaments , grands causeurs devant le peuple , muets en face des Medecins qu'ils évitent , témeraires dans
leurs desseins , effrontez dans leurs manieres , infideles dans leurs promesses;
ils debutent par exercer une charité
apparente pour les pauvres , à dessein
d'attirer par là dans leurs filets quelque
riche duppe à laquelle ils puissent vendre bien cher les instrumens de sa perte,
visant plus à la bourse qu'à la santé de
leurs malades assez foibles pour leur
payer d'avance une partie du prix obtenu par leurs promesses sous le beau
pretexte d'acheter , disent-ils , les drogues prétieuses dont ils composent leurs
secrets merveilleux , en abusant de la
credulité des malades , mais le monde
veut être trompé; après cette digression
que j'ai faite pour tâcher à détromper
le public , je reviens à mon sujet.

La réputation que les eaux de Bour-

bon-l'Archambault ont acquis , a engagé plusieurs Physiciens à les observer
avec exactitude ; on a fait des Traitez
entiers sur la nature des Mineraux dont
elles sont chargées. Messieurs Burlet &
Geoffroy ont augmenté les tréfors de
l'Academie Royale des Sciences des observations qu'ils ont donné sur cette
matiere. Celles-cy leur sont assez con-
formes ; pour ne point entrer dans un
détail ennuyeux , je n'en rapporterai
que les plus essentielles.

Les eaux de Bourbon sont impregnées des mêmes principes ou mineraux que celles de Vichy ; elles ne different entre elles que du plus ou du
moins ; celles de Bourbon sont plus chaudes , mais elles ont moins de mineral ,
je veux dire de sel nitre que celles de
Vichy , ce qui rend ces dernieres plus
propres en boisson. C'est donc le soûfre
& le vrai nitre des anciens qui domine dans ces eaux , lequel a du rapport
au sel fixe sulfuré des plantes brûlées ,
& est different du salpêtre que quelques Chymistes prennent pour le nitre.

Cette eau ne précipite point le sublimé , n'altere point le tournefol , ni
l'infusion de la noix de galle ; elle blan-

chit l'eau de chaux , mais le fublimé
ajouté à ce mélange a rétabli un peu
fa lympidité ; elle a verdi le firop violat , blanchi la folution de faturne, &
troublé celle de couperofe ; l'efprit de
fel armoniac l'a renduë louche , les
efprits acides y ont excité une legere
effervefcence.

De fix livres d'eau ou trois pintes,
j'ai tiré par l'évaporation près de deux
dragmes & demi de refidence faline qui
eft trois cens dix-huit grains du poids
de l'eau.

De cette réfidence j'ai féparé environ
un neuviéme de terre. Monfieur Duclos
a trouvé que la refidence étoit $\frac{1}{316}$ du
poids de l'eau , & cette réfidence con-
tenoit $\frac{1}{10}$ de terre blanche & $\frac{9}{10}$ de fel.

La refolution de cette eau étoit orangée, de faveur fimplement faline & fáns
acreté. M. Duclos l'a trouvée nitreufe
& lifcivielle.

Elle a précipité le fublimé en couleur orangée , verdi le fyrop violat d'un
verd plus foncé que l'eau fortant de la
fource , & rétabli en quelque façon la
couleur du tournefol rougi par un acide,
ce qu'a remarqué auffi M. Duclos.

Elle

Elle à rendu d'un verd fale & obfcur la folution de couperofe.

Elle a fait avec les autres effais les mêmes effets que l'eau fortant de la fource, le fel deffeché a fermenté plus confiderablement avec les efprits acides que fa folution, il a petillé un peu fur les charbons fans s'enflammer, & s'eft refolu facilement à l'air.

Sa terre deffechée s'eft diffoute environ d'un tiers dans le vinaigre diftillé, après une effervefcenfe affez confiderable ; elle a fermenté avec les efprits acides, donné une lueur fenfible & jetté une flâme bleüe fur la pêle chaude dans l'obfcurité, ce que M. Geoffroy a remarqué auffi bien que dans celle des eaux de Vichy ; il le regarde comme un fel lixiviel femblable à celui des plantes, & qui eft mêlé de quelque portion de foûfre ; les experiences que je viens de rapporter confirment affez bien le dernier fentiment.

La boüie qui eft au fond du baffin qui fert de décharge à cette eau a donné par l'évaporation & la filtration un tiers de fel femblable au precedent & deux tiers de terre qui a jetté fur la pêle chaude une flâme peu fenfible, & qui

A a

n'a pas duré long temps, mais elle a fermenté confiderablement avec les efprits acides, & a donné une portion de fel plus confiderable que la terre tirée de la réfidence des eaux.

L'eau de Bourbon eft claire & lympide, elle a une faveur faline, douceâtre, pourtant elle eft fans odeur & très-chaude, de maniere qu'on ne peut y tenir la main; le Thermometre plongé dans la fource a monté jufqu'au 45. dègré.

On ne voit rien furnager fur l'eau à moins qu'il ne faffe froid, pour lors foit qu'elles ne foient pas puifées, foit à caufe de l'air froid; elles charient un limon verdâtre femblable au Lichen, ou comme une efpece d'écume ou de foûfre & les boües qu'on en tire lorfqu'on vuide le bain des pauvres, ou le baffin de la décharge des puits, font noirâtres & un peu onctueufes; elles ne fentent point mauvais & n'ont nulle odeur.

La fource pour la quantité, la chaleur & autres circonftances eft égale en toutes les faifons de l'année; elle eft comprife en quatre puits dont trois ont fix pieds de diametre & le quatriéme

quatre pieds & demi, ces quatre puits
fe communiquent les uns aux autres,
& leurs chapitaux font fur une plate-
forme ; ils fourniffent l'eau à trois
Bains couverts qui fervent à la douche , & qui vont des uns aux autres : on les vuide & on les nétoye
tous les foirs ; ces mêmes puits fe déchargent dans un grand baffin découvert, deftiné pour les pauvres , qui a
plus de quarante pas de tour : l'hydrolique s'y enfonce jufqu'au huitiéme
point.

Ayant diftillé ∗ de l'eau des Bains
de Bourbon dans une cucurbitte de
verre , avec fon chapiteau bien lutté ,
j'ai retiré de la premiere eau évaporée
environ cinq onces : elle étoit limpide , infipide & fans odeur , elle n'a
ni rougi la teinture de tourneffol , ni
rétabli en violet , après l'avoir rougi
avec un acide.

Il y a une infinité de manieres de
faire l'analyfe de ces eaux , qu'on peut
voir dans les Memoires de l'Academie.
M. Bolduc en dernier lieu les a ana-
lifées avec la derniere précifion : il y
trouve du fel marin , du fel glauber,

∗ *Diftillation.*

A a ij

de la terre alkaline, en un mot par toutes ces experiences on est en état plus
que jamais de juger, autant qu'on le
peut par le raisonnement, à quelles maladies conviennent les eaux, qui font
un remede qui fort tout preparé des
laboratoires de la nature.

L'exacte recherche fur ces eaux minerales nous ayant découvert leur principe dominant * par l'évaporation au
Bain Marie, & par les autres experiences, nous devons foupçonner que
ces eaux ne font pas feulement impregnées d'un fel nitreux, mais que ce
même fel nitreux eft extrêmement volatil, puifque dans la diftillation il s'é-
vapore au moindre feu, ce qui fe voit
par le fel qui fe fublime au haut des
murailles des Bains, & a l'odeur du
foûfre qui eft fenfible à ceux qui s'approchent des fontaines pour en recevoir la fumée ; enfin la vertu refolu-
tive qu'elles ont par la penetration de
leurs parties fubtiles, femblables en
quelque maniere à l'efprit de vin, nous
démontrent qu'elles contiennent quantité de parties falines & volatiles.

Ces confiderations nous engagent

* *Vertus.*

d'en venir aux reflexions fur les vertus & proprietez ; comme elles font quaſi les mêmes que celles de Vichy, nous les rapporterons en peu de mots pour éviter les repetitions.

Nous avons raiſon de dire que par la boiſſon de ces eaux, qui participent beaucoup de l'alkaly, on amortit les aigreurs dont un eſtomac eſt rempli, on détruit les acides, on dilaye & diſſout les glaires dont il eſt farci, on reſout les ſeroſitez dont les fibres peuvent être imbus & relâchez, & que par leur ſel volatil on penetre les obſtructions dont les glandes de la tunique interieure de l'eſtomac peuvent être farcies, ce qui fait que le ferment pour la digeſtion ſe filtre pur & abondant, & les fibres ayant plus de reſſort & de ſoupleſſe, les ſels heurtans à coups redoublez contre les parties des vaiſſeaux, reveillent les oſcillations des fibres & membranes affoiblies, & contribuënt à rétablir le reſſort des parties relâchées, les mettant en état de reprendre leurs vibrations, les triturations & digeſtions deviennent parfaites, le ſuc ou le chile qui en reſulte étant plus loüable & balſamique, repare la déperdition continuelle de la masse du sang, en lui fournissant une lymphe plus épurée, qui est la veritable nourriture de ce beaume de vie.

Nous sommes soutenus par l'experience journaliere que la boisson des eaux de Bourbon-l'Archambault, est un souverain remede pour fortifier un estomac foible & débile, soit après de longues maladies ou par des excès dans le boire & dans le manger : ceux qui en boivent, recouvrent l'appetit; ceux qui en ont bû pour des pesanteurs d'estomac, pour des nausées ou des renvois, ont été guéris radicalement : les vomissemens, les hoquets, les coliques les plus rebelles, causées par des indigestions ou flatuositez; cessent toutes par la boisson de ces eaux : les pâles-couleurs, le *cholera morbus*, causé par des matieres cruës, glaireuses, aigres, ou par une bile exaltée, generalemeut toutes les maladies causées par des obstructions.

Comme chaque corps demande different menstruë pour sa dissolution, que l'or ne sçauroit être dissout que par l'eau regale, que l'argent par l'esprit de nitre, & que l'eau commune

eſt le grand diſſolvant des ſels, c'eſt
auſſi le propre des ſels alkalis volatils
de diſſoudre les parties ſulfureuſes, cela
poſé nous n'avons pas de peine à concevoir que lorſque les eaux minerales
nitreuſes ſont ſorties d'un eſtomac par
le mouvement du diaphragme & la
contraction des muſcles du bas-ventre,
& lorſque par le mouvement periſtal-
tique des inteſtins, elles ſe ſont inſi-
nuées dans les veines lactées, dans le
canal thorachique, & enſuite dans la
maſſe du ſang, alors par leur ſel alkali volatil elles l'agitent & procurent
une fermentation douce. Ces mêmes
ſels par leur inégalité de ſuperficie diviſent, briſent, en un mot diſſolvent
les parties ſulfureuſes du ſang, les
rendent plus tenuës & déliées ; ainſi
nous pouvons dire que les eaux de
Bourbon, comme impregnées de ſel
alkali nitreux, ſont fondantes & re-
ſolutives, donnent de la fluidité & de
l'activité au ſang, & que par conſequent elles ſont bonnes dans la palpi-
tation du cœur, dans les aſthmes,
dans les diſpoſitions apoplectiques,
dans les rhumatiſmes, ſoit ſimples,
ſoit mêlez d'un peu de goutte, dans

les fciatiques, dans les paffions hifte-
riques , comme encore dans un état
mélancolique où la maffe du fang pe-
che en trop de confiftence ; c'eft pour
cela qu'on les ordonne pour emporter
les obftructions du foye , de la rate
& du mézentere , d'où procede une
infinité de maladies chroniques & rebelles : & l'experience journaliere nous
fait voir qu'elles font un très-bon diuretique chaud qu'on ne diftingue point
des aperitifs , dont la vertu eft de divifer , d'attenuer & fubtilifer les humeurs vifqueufes , gluantes & groffieres qui s'attachent comme de la poix
aux parois de l'eftomac & des inteftins , & font le foyer & le levain de
la plûpart des maladies : elles fe font
jour par les urines au grand foulagement de ceux qui font attaquez de la
veffie : elles font bonnes auffi pour
ceux qui font attaquez d'ulceres aux
reins , parce qu'elles font déterfives ;
par leur ufage tant interieur qu'exterieur on guerit les incontinences d'u-
rine , foit qu'elles viennent d'un relâchement ou paralyfe du fphincter de
la veffie , parce qu'elles fortifient les
parties en refolvant & faifant tranfpirer
le

le trop de ferofitez dont un mufcle peut être abreuvé , ce qui le prive de fon reffort ou elafticité , en obftruant & bouchant fes pores , & caufe la paralyfie lorfque les fibres deftinez pour le fentiment & le mouvement, fe trouvent engagez , & pour ainfi dire , noyés dans la ferofité dont il s'eft fait une fonte ou épanchement de quelque glande du cerveau , qui s'en eft trouvé abreuvé , & par confequent relâchée , cette humeur s'eft communiquée par le canal des nerfs à la partie paralyfée , & non pas une lymphe épaiffie , comme quelques-uns croyent, laquelle boucheroit entierement les pores des tuyaux du genre nerveux , & feroit perir le malade par l'apoplexie.

L'ufage exterieur des eaux , je veux dire les bains & la douche de Bourbon, produifent des effets merveilleux : ils font extrêmement penetrans & refolutifs , & par confequent rétabliffent & fortifient les parties relâchées & affoiblies par quelques décharges de ferofitez dont elles font imbuës ou comprimées : auffi voyons-nous que ceux qui ont fouffert quelque entorfe ou chûte , des bleffures , des diflocations,

B b

des fractures, & qui de tems en tems reſſentent dans ces parties de vives douleurs, ſont guéris par l'uſage des bains & des douches ; on voit venir des malades de toutes parts, attaquez de ſciatiques, de rhumatiſmes mêlez même de goutte, pourvû qu'elle ne ſoit pas nouée.

Les paralyſies, particulierement les hemiphlegies, qui ſont pour l'ordinaire les ſuites de l'apoplexie, ſoit qu'elles viennent de l'obſtruction du cordon des nerfs, ſoit de leur relâchement ou affaiſſement par une ſeroſité épanchée, ont toutes cedé à l'uſage des bains ou de la douche. Nous pouvons dire que ces bains & ces douches ſont extrêmement penetrants & reſolutifs, & que toute leur action dépend de la volatilité de leurs principes ſalins, qui par leur mouvement, en ouvrant & dilatant les pores, attenuënt & diviſent les humeurs impactes dont les parties ſont farcies, détrempant le ſang en emportent la craſſe & le limon par les voyes d'une tranſpiration augmentée, où leſdites humeurs repriſes dans les vaiſſeaux ſont entraînées par le torrent de la circulation.

On peut boire les eaux de Bourbon-l'Archambault, * & prendre les
bains en tout temps, pourvû qu'on
aye soin de se tenir chaudement & à
l'abri de l'air exterieur lorsqu'il n'est
pas temperé, de peur que la transpiration, qui est alors sensible, ne soit
repercutée, ce qui seroit bien nuisible.
Il est vrai que le Printemps & l'Automne, comme nous l'avons deja dit,
sont plus propres pour faire ces remedes, que les autres saisons, à cause
de la douceur du temps qui regne
alors. Il faut boire ces eaux dans la
chambre, y entretenir une chaleur
moderée, mettre de temps en temps
des linges chauds sur la poitrine &
l'estomac pour recevoir la sueur, on
peut commencer à boire deux ou trois
jours auparavant de faire les remedes
generaux, qui sont la saignée, s'il est
necessaire, & la purgation; on boit
le premier jour trois ou quatre verrées
d'eau, en mettant un quart d'heure
de distance, & se promenant dans la
chambre si on est en état de marcher:
on augmente tous les jours de deux
verrées jusqu'à dix ou douze, qui sont

* *Usage.*

à peu près la mesure d'eau que peut
contenir l'estomac. Il y a des sujets
qui sont purgez à quatre ou cinq verrées d'eau, & qui sont faciles à émouvoir, lesquels continuënt sur ce point:
d'autres plus difficiles à émouvoir,
vont plus loin, & même aiguisent les
eaux avec un peu de sel de Monsieur
Saignette de la Rochelle ; on se purge
une seconde fois avec la manne, le
senné, la rhubarbe, même quelquefois l'émetique, selon la prudence &
le jugement du Medecin : après quoi
l'on prend les bains dans la chambre
plus ou moins temperez, & ensuite
les douches, dans l'usage desquelles
on se laisse conduire : on y est fort
bien servi ; il faut observer d'y boire
deux ou trois verres d'eau minerale
au commencement & à la fin, pour
faciliter & augmenter la transpiration,
& se desalterer.

Les parties qu'on a coûtume de
doucher, sont l'épine du dos dans toute
son étenduë, en commençant par la
nuque du col, les bras, les cuisses, les
jambes, les plantes des pieds, le dessus
& le dessous des mains, & generalement toutes les parties du corps, ex-

cepté la tête , la poitrine , l'eſtomac
& le bas-ventre. Il ne faut reſter dans
la douche qu'un bon quart d'heure au
plus chaque fois : en ſortant de la
douche on envelope le malade dans
un drap chaud , on le porte dans un
lit bien baſſiné , on l'y eſſuye avec des
ſerviettes chaudes , il y reſte trois quarts
d'heure ou une heure : après s'être
fait eſſuyer une ſeconde fois , on le
laiſſe encore quelque temps dans le
lit pour laiſſer moderer la chaleur &
tranquillifer les humeurs : avant de
ſe lever , ſi le malade ſe ſentoit
foible , on peut lui donner un peu
de vin ou d'eau divine , ou quelqu'autre liqueur , ou même un boüillon ; il faut ſur - tout prendre garde
que le malade ne s'endorme , de
crainte que le mouvement des eſprits
ſe trouvant ralenti , ils ne ſéjour-
nent dans le cerveau , & ne cauſent
quelque affection ſoporeüſe , particulierement dans l'uſage de la boiſſon.
Le nombre des bains & des douches
n'eſt point limité : on peut ſe faire
doucher juſqu'à vingt & vingt - cinq
fois pour perfectionner ſa guériſon.

Pendant le temps de ces remedes ,

& même quelque temps après, le malade se tiendra chaudement, & se gardera bien de s'exposer à l'air froid, pour conserver toûjours les pores ouverts & une transpiration sensible, il aura soin de se tenir le ventre libre avec des lavemens, ou de boire quelques verrées d'eau le matin, en ce cas il ne se fera doucher que quatre ou cinq heures après le dîner : s'il se trouve fatigué de la douche, il prendra des jours de repos, ou ne se fera doucher que de deux jours l'un, & boira les eaux dans les intervalles.

Lorsque le malade aura cessé les bains & les douches, il boira encore un jour ou deux les eaux, & finira leur usage en se purgeant avec sa medecine ordinaire : lorsqu'il sera de retour chez lui, il réiterera la purgation au bout de quinze jours dans la vûë d'emporter entiererement les matieres fonduës, car il faut remarquer que les eaux agissent encore quelque temps après les avoir prises, ensorte qu'on ne peut bien juger de leurs effets que deux ou trois mois après, & on ne peut se dispenser d'observer un regime de vie exact.

S'il est question de combattre des assoupissemens & des embarras de tête, ou des douleurs exterieures de rhumatismes ou autres en quelques parties du corps, on employera utilement les cornets sur les parties charnuës les plus voisines de celles qui sont affligées, ce qui se pratique dans le temps qu'on se baigne & qu'on se fait doucher.

Quelquefois les malades, selon le besoin & les circonstances de la maladie, sont obligez de continuer leurs remedes la seconde saison, après s'être reposé pendant les mois de Juillet & Août, ce qui doit avoir lieu, supposé que l'on n'ait point tout-à-fait été guéri dans la premiere saison, ou lorsqu'il y a lieu d'apprehender quelque recidive.

Il s'agit maintenant de prescrire le regime que le malade doit observer dans ces differentes circonstances. Il n'usera que d'alimens doux, humectans & faciles à digerer, évitant de faire aucun jour maigre & de manger du fruit, sur-tout des fruits rouges, des petits pois, de la salade, de la patisserie, du laitage, des sucreries, des ragoûts ou autres mets épicez & vinaigrez.

Deux heures après la boisson de chaque jour, il déjeûnera avec une croute de pain sec & un verre de vin, c'est l'usage ; on peut prendre si l'on veut un boüillon.

Son dîner qui se fera à l'heure ordinaire, ne sera que de potage, & de quelque viande blanche rôtie.

Il soupera legerement, & aura soin sur-tout de se coucher de bonne heure, s'abstenant dormir dans la journée, de s'exposer au soleil, aux broüillards & au serein, & de faire aucune promenade fatiguante : il tâchera de se tenir dans une tranquillité d'esprit libre de soins, passions ou emportemens capables de l'agiter & de l'échauffer, ainsi que les jeux qui pourroient trop l'attacher.

Pour éviter les repetitions on peut lire le Traité des eaux de Vichy, dont les principes, vertus, proprietez & usage ont rapport à celles de Bourbon-l'Archambault.

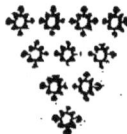

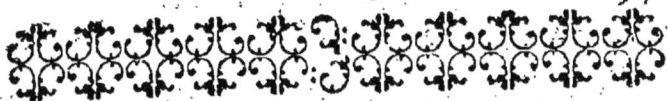

TRAITÉ DES EAUX
DU MONT D'OR,
ET
DE DIVERS LIEUX
EN AUVERGNE,

Avec leur Analyse, Vertu & Usage.

LES Eaux & les Bains du Mont
d'Or ont pris ce nom de la
Montagne du Mont d'Or. Il y
a plusieurs Montagnes appellées Monts
d'Or, à cause de la fécondité des pâ-
turages & de la bonté des eaux minerales : *Mons aureus, gratus in aquis,
& fœcundus in herbis.*

La Montagne du Mont d'Or est
contiguë à plusieurs autres, du haut
desquelles on découvre l'Auvergne, le
Limousin, la Marche, & le Forest
dans l'éloignement.

Il n'y a point de Province en France
plus féconde en eaux minerales, tant
chaudes que tiédes & froides. Les plus
hautes Montagnes de la Basse-Auvergne

(appellées communément les Monts
d'Or) forment en se réuniſſant deux
grands vallons paralleles qui s'étendent
du Nord-Eſt au Sud-Oüeſt ; le vallon
qui eſt à l'Eſt a près de deux lieuës de
longueur depuis l'étang de Chambon
juſqu'au creu de Chaudefour, où il eſt
fermé par une montagne des plus élevées, appellée *la Taillada* : l'autre vallon qui eſt à l'Oüeſt n'a au plus que
trois quarts de lieuë d'étenduë depuis
le Village de Bain juſqu'au pied de la
montagne qui la termine, qu'on appelle
le *Mont d'Or* préferablement aux autres
montagnes qui ont moins d'élévation ;
l'un & l'autre vallon n'a que demi-
quart de lieuë de largeur, & beaucoup
moins dans l'endroit où devenant tout-
à-fait paralleles, ils ſe reſſerrent inſenſiblement juſqu'à la montagne qui les
borne tous au Midy : ils s'élargiſſent au
Nord, & s'éloignent l'un au Nord-Eſt,
& l'autre au Nord-Oüeſt. C'eſt à l'entrée du dernier vallon qu'on trouve un
Village bâti ſur le penchant de la colline du côté oppoſé au Sud-Oüeſt ; une
montagne le deffend du Nord, & la
côte au pied de laquelle il eſt ſitué,
s'étend depuis le Nord-Eſt juſqu'au

Mont d'Or qui eſt au Sud-Oüeſt ; une autre grande côte le couvre à l'Oüeſt, enſorte que ſon aſpect eſt très-borné, ſi ce n'eſt au Nord-Oüeſt, où le vallon s'élargit & laiſſe couler plus paiſiblement la Dordogne qui n'eſt encore en cet endroit qu'un gros ruiſſeau formé par deux ſources qui ſortent d'un endroit aſſez élevé du Mont d'Or, & ſe réuniſſent à cinquante pas en formant une eſpece d'Y Grec.

Les côtes de ce vallon ſont couvertes de chênes, de hêtres & de ſapins, ſurtout celles qui ſont expoſées au Sud-Eſt : la côte oppoſée eſt plus ſterile, & la vûë en ſeroit affreuſe par les rochers, les terres noires & rouſſatres, qui s'écroulent de temps en temps, & tombent dans la vallée, ſi elle n'étoit agréablement divertie par les caſcades que forment les ſources qui tombent du haut de ces montagnes.

Ces montagnes ſe réuniſſent au bout du vallon, & forment un amphithéâtre magnifique quoique ruſtique. C'eſt au pied de cette côte la plus découverte qu'eſt ſitué le Village appellé *Bain*, à cauſe des Bains qui y ſont bâtis. Ce Village, en comptant les Hameaux voiſins

& les Cabanes, peut avoir quatre cens
Communians dirigez par un Curé très-
pauvre & très-pieux. Ces Habitans font
fidèles, & le Curé m'a dit plusieurs fois
qu'il n'avoit point de voleurs dans ces
montagnes, & que quand on avoit éga-
ré quelque chofe, on le lui rapportoit,
& auffi-tôt il le rendoit à qui il appar-
tenoit. Il a bien de la peine à vivre, &
fi ce n'étoit les charitéz de ceux qui
viennent prendre les bains, & fans le
bois qui ne coûte rien, il ne pourroit
fubfifter l'Hyver, les maifons étant en-
terrées fous la neige.

Dans ce Village il y a trois Bains:
le premier eft nommé *Bain de Cefar*,
Petit Bain, ou *Bain de faint Jean*; le
fecond eft le *Grand Bain*, ou *Bain de la
Magdelaine*, & le troifiéme eft celui des
Chevaux, qui eft ruiné, à l'endroit du-
quel M. le Blanc alors Intendant de la
Province, avoit commencé à faire conf-
truire un bâtiment pour de nouveaux
Bains, dont les fondemens font faits.

BAIN DE CESAR.

LA fontaine des eaux chaudes a fans
doute été connuë des Romains, ce
qui paroît par des pierres cizelées à l'an-

tique qu'on voit dans un lieu nommé *Pantheon*, du nom d'un Temple que les Romains y avoient bâtis , & par une grotte dont je vais parler.

La source la plus confiderable des eaux chaudes du Mont d'Or , appellée *Bain de Céfar* , qu'on prétend avoir été bâti par cet Empereur , eft au pied de la montagne de l'angle. L'eau en eft chaude , elle jette trois gros boüillons formez par la force de la fource , & non par la grande chaleur , puifqu'elle eft plus temperée que celle des deux Bourbon Néry & beaucoup d'autres. On fe baigne dans la fource pendant un quart d'heure , plus ou moins , comme à Vichy. Cette eau s'éleve à gros boüillons du fond d'un baffin d'une feule pierre de deux pieds de profondeur fur deux pieds quatre poûces de largeur dans œuvre , & de cinq poûces d'épaiffeur.

L'efpace en eft fi petit , qu'un feul homme y eft mal à fon aife. Ce bain eft dans une grotte faite en partie du rocher , & en partie d'une voute de pierre de taille qui empêche que la terre ne s'éboule. La voute a neuf pieds quatre poûces de longueur , fept pieds & demi

de largeur & neuf pieds de hauteur. La
porte par laquelle on y entre (exposée
directement au Sud-Oüest) a cinq pieds
& demi de haut fur deux & demi de
large ; elle eſt quarrée, & au-deſſus
regne une corniche de huit pieds de
long. La décharge des eaux de ce bain
ſe fait par un canal de pierre, qui
paſſant au côté droit du grand bain,
reçoit l'eau qui en ſort, pour enſuite
ſe perdre dans le vallon. L'eau de cette
fontaine eſt fort claire, preſque inſipide, ſur-tout lorſqu'elle eſt refroidie,
car dans la ſource elle a un petit goût
de ſel & une odeur de ſoûfre ou de bitume, ſur-tout quand les corpuſcules
ou atomes du ſoûfre ſont rarefiez par
le ſoleil. Le Thermometre, qui dans
l'eau boüillante monte au 25. degré,
monte en l'y plongeant au 16. L'air
étoit doux dans le temps que j'ai fait
ces obſervations, & la liqueur ne mon-
toit qu'au 6. Dans les plus grandes chaleurs de l'Eté elle n'a pas paſſé le 10.
degré ; chaque degré de Thermometre
eſt d'une ligne : il en a cinquante de
hauteur, & il eſt ſcellé hermetique-
ment. Il s'éleve à la voute un ſel qui
s'y attache, il eſt acre & alkali, puiſ-

qu'il rétablit la couleur de tournefol rougi par un acide. Voici les experiences que j'ai faites fur l'eau de ce bain.

Après les mélanges que je vais rapporter, j'en ai tiré par la fimple évaporation les réfidences que j'ai analyfées enfuite, en féparant la partie faline de la partie terreufe, fur lefquelles j'ai fait feparément les effais, dont j'en ai comparé quelque-uns avec les experiences de M. Duclos, fur les mêmes eaux tranfportées. La comparaifon de ces effais pourra donner quelques lumieres pour éclaircir la queftion, fçavoir fi les eaux minerales tranfportées ont autant de vertu qu'à leur fource. Je rapporterai feulement les faits fans tirer de confequences décifives, & je ne hazarderai mes reflexions fur les caufes & proprietez de ces eaux minerales, qu'après avoir recueilli un affez grand nombre d'experiences pour appuyer mes conjectures.

1. Le fel de Tartre l'a renduë blancheatre fans effervefcence.

2. L'huile de tartre par défaillance a fait élever fur cette eau un petit nüâge bleüatre en forme de pellicule.

3. Une pincée de noix de galle en

poudre la rend couleur de vin rosé.

4. L'eau de ce bain versée sur la solution du vitriol blanc & l'infusion de noix de galle melée ensemble, a rendu ce mélange, de noir qu'il étoit d'abord, un peu blancheatre, & puis il est resté de la couleur de lie de vin d'un rouge foncé.

5. Avec la solution de vitriol blanc elle est devenuë ambrée ; celle de vitriol de Chypre l'a renduë blanc sâle.

6. La solution d'alum a excité une légere effervescence avec cette eau, & l'a renduë blancheatre, trouble & de couleur de nacre de perle, avec quelques grumeaux suspendus dans la liqueur.

7. L'eau de chaux a d'abord blanchi cette eau ; il s'en est échappé une odeur liscivielle & un peu urineuse qui ne s'est pas faite sentir long-tems : & la liqueur est revenuë lympide ; la solution du sublimé a rendu ce mélange un peu trouble & blancheatre sans précipité.

8. La solution de sublimé versée la premiere n'a causé aucune alteration sensible à cette eau ; l'eau de chaux ensuite a rendu ce mélange d'abord orangé, puisqu'il est devenu citronné, & il s'est fait un précipité orangé brun,

9. Avec

9. Avec la folution de borax elle eft devenuë d'un jaune verdatre.

10. Elle a verdi le fyrop violat d'un verd geay.

11. Quelques gouttes de Solution de fel de Saturne l'ont blanchie comme du lait, & il s'eft fait un précipité confiderable.

12. Cette eau n'a point rougi la teinture de tournefol, ni rétabli fa couleur après l'avoir rougie par un acide.

13. Elle n'a point rougi le papier bleu, mais celui qui avoit été rougi par un acide a perdu la vivacité de fa couleur en le plongeant dans la fource; il n'eft pas devenu bleu, il eft feulement refté d'un rouge terné & tirant fur le gris.

14. Avec les efprits de vitriol, de foûfre, de fel & de nitre elle a fermenté confiderablement.

15. L'eau de chaux eft devenuë trouble & laiteufe avec la folution de nôtre fel, & il s'eft fait un leger précipité; l'efprit volatile de fel armoniac a fait à peu près le même effet avec l'eau de chaux.

16. L'eau de la Reine d'Hongrie n'a excité avec elle aucune effervefcence.

C c

17. L'esprit volatile de sel armoniac l'a renduë trouble & jaunatre, & l'odeur de cet esprit est devenuë plus penetrante, mais moins urineuse & plus aromatique.

18. Avec un esprit volatile huileux aromatique elle est devenuë un peu louche & d'une odeur si penetrante qu'on ne la pouvoit soutenir ; elle est revenue peu aprés lympide, mais l'odeur s'est conservée si long-temps, que vingt-quatre heures après en remuant le verre dans lequel je l'avois laissée exposée à l'air, on sentoit eucore une odeur aromatique assez forte.

Ce sel n'a point petillé sur les charbons ni à la chandelle ; il ne s'est point enflammé sur la péle chaude, & il n'a fait appercevoir aucune détonnation ; il est acre & picquant avec quelque amertume ; un demi gros de ce sel ne s'est point dissout dans un once d'esprit de vin, dans laquelle je l'ai laissé près de quinze jours au soleil dans un vaisseau bien bouché ; il a communiqué à la liqueur une legere teinture citronnée & une odeur aromatique très-agréable & semblable à celle de l'eau de canelle ; il a perdu son amertume dans cette lotion.

M. Duclos dit que l'eau de ce bain a laissé après son évaporation $\frac{1}{284}$ de résidence blancheatre & feuillée qui étoit presque toute saline, n'ayant qu'environ $\frac{1}{9}$ de terre : ce sel nitreux étant mis au feu dans un creuset pour le fondre, ne s'est point gonflé, & a pris une couleur rouge-brune : & sa terre ayant été fortement embrasée au feu, est devenue rougeatre.

Il y avoit autrefois à main gauche à l'entrée de ce bain un endroit par où sortoit une source extrêmement froide : on s'en servoit pour rafraichir la bouche dans le bain : cette source est quasi tarie.

A trois ou quatre toises au-déssus du petit bain on trouve deux petites sources aigrelettes & froides qui n'ont reçû aucune alteration avec les essais : on les appelles Sources de *Sainte Marguerite*. On en boit communément avec le vin, & l'on n'y reconnoît d'autre propriété que celle de le rendre plus picquant & plus agréable.

DESCRIPTION DU GRAND BAIN
dit de la Magdelaine, & l'Analyle des Eaux de fes Sources.

A Quatre toifes au-deffous du bain de Cefar fur le penchant de la colline eft fitué le grand bain, ou bain de la Magdelaine ; il eft expofé directement à l'Oüeft, de figure quarrée, oblongue en forme de fale voûtée fur laquelle on a pratiqué plufieurs chambres. Cette voûte a dix-huit pieds de longueur, treize pieds fept à huit poûces de largeur, & douze à treize pieds de hauteur du cintre de la voûte jufqu'au pavé qui demanderoit une légere réparation pour faciliter l'écoulement des eaux qui y croupiffent, & laiffent une mauvaife odeur capable d'incommoder les malades. Il y a un grand baffin quarré oblong feparé en deux par une feule pierre de la même élevation que les bords de ces deux bains qui ont cinq pieds & quatre poûces de long, & quatre pieds quatre poûces de largeur fur deux de profondeur. Les deux bains font feparez par une cloifon de bois : ces deux bains occupent

à peu près le quart de la fale.. Un banc
de pierre de taille large d'un pied regne
au-tour de la fale, fur lequel on marche à fec autour des bains qui font
oblongs ; trois fources qui forment plufieurs boüillons fourniffent à chacun
l'eau qui les remplit, & dans laquelle
on fe baigne ; elle regorge par deffus
les bords, & retombe fur le pavé de
la fale : le bain du côté droit eft deftiné pour les hommes, & l'autre pour
les femmes. Celui des hommes eft un
peu plus chaud ; on y defcend par
deux marches de chaque côté près de
la muraille ; elles font couvertes d'eau,
& l'endroit le plus profond près du
mur mitoyen n'a tout au plus que trois
pieds d'eau : au-deffus du bain des femmes, affez près de la voûte, il y a
une petite feneftre en forme de foupi-
rail qui eft à demi bouchée, & qui
eft au niveau & vis-à-vis du bain de
Cefar.

On entre dans le grand bain par deux
portes dont l'une eft grande, voûtée
& directement oppofée à l'Oüeft ; elle
a fix pieds dix poûces de hauteur fur
cinq pieds trois poûces de largeur. Il
y a onze à douze pieds de diftance de

cette porte aux bains ; l'autre qui eſt plus petite perce la muraille du côté gauche, aſſez près du bain des femmes; elle eſt expoſée au Nord, elle eſt quarrée, haute de quatre pieds dix poûces ſur deux pieds quatre poûces de largeur : on entre par cette porte en deſcendant du petit bain.

La décharge des eaux de ce bain ſe fait par une ouverture qui eſt au côté droit de la grande porte, preſque dans l'angle de la ſale où elles ſe joignent à celle du Bain de Ceſar, & vont ſe perdre enſuite dans le vallon.

L'eau de ce bain eſt moins lympide que celle du bain de Ceſar, une legere pouſſiere qui ſemble flotter dedans, la fait paroître un peu louche ; ſa ſource eſt à peu près la même.

La liqueur du Thermometre plongée dans cette ſource a monté juſqu'au quinziéme degré, auſſi reſte-t'on plus long-temps dans ce bain que dans celui de Ceſar, & les malades y demeurent ordinairement vingt minutes.

La poudre de noix de galle a rougi plus foiblement cette eau que celle du petit bain, & il s'eſt fait une legere efferveſcence. Le ſyrop violat l'a renduë

d'un verd bleüâtre ; le folution d'alun,
& celle de borax n'a rien fait.

Avec les autres effais elle a fubi les
mêmes alterations que l'eau du petit
bain à très-peu de chofe près.

La refidence de la même quantité
d'eau étoit de même poids, mais dans
la folution & la filtration de cette refidence on a tiré vingt-cinq grains de fel
plus que du bain de Cefar ; ce fel diffout a fouffert les mêmes épreuves que
celui de Cefar, & la portion terreftre
eft la même.

BAIN DES CHEVAUX.

EN defcendant vers la Dordogne à
vingt toifes du grand bain il y avoit
autrefois un baffin prefque quarré où
on faifoit baigner les chevaux qui s'en
trouvoient bien ; il avoit quatre pieds
neuf poûces de longueur fur dix pieds
dix poûces de largeur.

Il étoit entouré d'une petite muraille
haute d'un pied & demi, pardeffus laquelle on defcendoit fur un bord large
de deux pieds qui regnoit autour de ce
baffin : plufieurs fources fourniffoient
l'eau qui le rempliffoit, fur laquelle

nageoit une pellicule bleüâtre & chan-
geante.

Quelques perfonnes ayant bû les années precedentes jufqu'à dix & douze
verres de cette eau avec aſſez de ſuccès,
on avoit fait un puits près de la muraille long de trois pieds, large de deux
& profond de trois & demi, mais on
n'a pas réuſſi dans le deſſein qu'on avoit
de procurer aux bûveurs une eau plus
propre & plus pure. L'eau de ce puits
ſe mêloit avec celle du baſſin par pluſieurs ouvertures mal cimentées : les
ſources les plus conſiderables ſe ſont
trouvées bouchées par des pierres pla-
tes & larges ; le plus grand boüillon
s'eſt échappé entre les pierres de ce
puits, dont il a miné le ciment pour
ſe faire un paſſage, de maniere qu'en
vuidant le grand baſſin le petit puits
ſe vuidoit à proportion, & ne ſe rem-
pliſſoit qu'en faiſant boucher la décharge.

Après avoir fait nétoyer ce bain, j'ai
plongé le Thermometre dans la plus
groſſe ſource qui ſortoit du pied de ce
petit puits, la liqueur eſt montée jufqu'au quinziéme degré & trois quarts,
de ſorte que cette eau s'eſt trouvée plus
chaude

chaude que celle du grand bain, &
prefqu'autant que celle du bain de
Cefar, quoiqu'elle fut découverte &
expofée à l'air : fa faveur étoit un peu
falée fur la fin comme celle de Cefar.

Elle eft devenuë rouge, brune avec
la poudre de noix de galle, & ayant
perdu fa chaleur, elle n'a pas laiffé de
perdre quelque teinture legere avec elle,
ce qui n'eft point arrivé à l'eau des
autres bains.

Elle a fubi les mêmes alterations avec
les autres effais, que l'eau du bain de
Cefar.

La refidence étoit égale à celle des
autres, & fa portion faline égale à
celle du petit bain.

La folution de ce fel, & la partie
terreftre fe font trouvées par les effets
affez femblables à celles des autres
bains.

C'eft en ce lieu que la Tradition nous
apprend que les Romains avoient bâti
un Temple appellé Pantheon, dont on
voit encore des veftiges & des morceaux
affez entiers qui font épars çà & là dans
le vallon ; on y voit quantité de bas re-
liefs qui reprefentent des enfans & des
ornemens de fculpture. Il y a de gros

D d

morceaux de colomnes cizelées que le temps a respectées ; il y en a un qui sert de base à une croix élevée devant la Paroisse, un autre à côté du nouveau bain qui sert de base à une autre croix, & un autre au milieu du grand bain qui paroît de marbre autour duquel on s'asseoit.

Il y a une maison à côté du nouveau bâtiment qui appartient à un nommé Buisson dont la voute de la cave n'a d'autres fondemens que la base d'une des colomnes de ce Temple. On y voit des tombeaux tout d'une piece qui étoient dans l'interieur du Temple ; je suis persuadé que si on y creusoit on trouveroit bien des curiositez, & surtout des médailles d'or, d'argent & de cuivre, comme on en a trouvé quantité dans les fondemens du bâtiment que M. le Blanc, alors Intendant de la Province, avoit commencé pour y mettre des bains. Il y avoit des particuliers qui en ramassoient plein leur chapeau ; j'en ai encore quelques-unes qu'ils m'ont données. Il est étonnant que les Romains ayent choisi un païs si brute, & dont les abords sont si difficiles, pour s'y établir ; c'est sans doute les eaux

chaudes dont ils étoient extrêmement
curieux, qui les déterminoient à pre-
ferer les païs où ces eaux se trouvoient;
en effet ces bains sont sans contredit
preferables à tous ceux que nous connoissons en France, tant pour la douceur du soûfre que pour la qualité, &
petite quantité de sel de vrai nitre dont
elles sont impregnées, ce qui les rend
plus propres à baigner qu'à boire, étant
extrêmement onctueuses & balsamiques.
La nature leur a donné un degré de
chaleur si analogue au sang & si temperée, qu'on se baigne & qu'on reçoit
la douche dans la source comme à
Vichy ; dont les eaux ne sont pas si
sulfureuses, mais plus propres en boiss-
son. Les eaux de Nery, des deux Bour-
bons & autres sont si chaudes qu'on est
obligé de les traverser dans d'autres re-
servoirs, & de les laisser refroidir quelque temps, pendant lequel intervalle
elles perdent sans doute une partie de
leur vertu, les atomes des sels & des
soûfres étant extrêmement volatiles ;
nous parlerons des vertus & des maladies ausquelles elles conviennent

Au coin du bâtiment de M. le Blanc
il y a une source appellée la source de

la Magdelaine, dont on boit ordinairement ; elle paſſe aſſez par les urines,
mais peu par les ſeiles : elle a à peu près
les mêmes qualitez que celle du bain
de la Magdelaine ; on les aiguiſe ordinairement avec le ſel de Seignette,
d'Ebſon ou autre Polychreſte ; quand
on ſe trouve alteré ou reſſerré, on en
boit quelques jours, & on recommence
à ſe baigner. Toutes ces eaux ſont peu
éloignées les unes des autres : il y a une
infinité d'autres ſources minerales dans
ces montagnes, toutes differentes, comme la Bourboule qui eſt plus chaude
que celles du Mont d'Or, & dont le
ſel participe du ſel marin, deſquelles
on feroit un volume, mais je m'arrête
ici aux plus uſitées.

La montagne la plus élevée eſt le
Mont d'Or, lequel, ſelon le calcul &
la ſupputation des Geometres, a mille
trente-quatre toiſes de haut : le Cantal
n'a que neuf cens quatre-vingt-quatre
toiſes, & le Puy de Dome ſur lequel le
célebre M. Paſcal a fait de très-belles
experiences ſur la peſanteur de l'air, a
huit cens dix toiſes d'élevation. La nature étale ſes tréſors ſur ces montagnes,
& fait voir encore dans leur perfection

des plantes très-curieuſes qu'elle ſeule a cultivées , dont mon frere qui eſt de l'Academie des Sciences pour la Botanique , a fait une deſcription dans ſon Traité des Plantes Uſuelles , dont il vient de donner au Public une troiſiéme édition , ouvrage utile & neceſſaire à toutes perſonnes curieuſes de l'Hiſtoire naturelle.

USAGE DES BAINS,
leurs vertus & proprietez.

LEs néges qui commencent à tomber quelquefois ſur ces montagnes dés la fin de Septembre , qui y reſtent ordinairement juſqu'au mois de Juin , & qui ne ſont pas ſouvent tout-à-fait fonduës en Août , rendent ce païs inhabitable huit mois de l'année. Ainſi on ne doit pas être ſurpris de trouver dans le Village où ſont les bains , des maiſons très-mal propres , dont les chambres ſont ſi petites & ſi mal tournées qu'il ſemble qu'elles n'ayent été bâties que pour loger des Païſans.

Auſſi les perſonnes aiſées qui y viennent de Clermont qui eſt à ſix grandes lieuës , & des autres Villes plus éloi-

gnées, ont foin d'y faire porter des lits
& du linge. Ceux qui n'ont point amené
de Medecins pour les conduire, ou des
perfonnes adroites pour les baigner,
font obligez de fe laiffer gouverner par
des hommes & de certaines femmes qui
les conduifent au bain, les effuyent &
les remettent dans leurs lits où elles les
quittent fouvent pour courir à d'autres,
& alors l'impatience faifit le malade qui
après avoir fué fuffifamment voudroit fe
faire changer, & ne trouve perfonne,
ce qui retarde le fuccès de ces bains,
& les rend beaucoup moins profitables
qu'ils ne le font à Vichy, à Bourbon
& aux autres lieux où l'ordre qu'on y a
établi ne laiffe rien à fouhaiter aux malades qui y trouvent également les fecours dont ils ont befoin pour la fanté,
& les autres commoditez de la vie. On
voit rarement des Medecins au Mont
d'Or, le peu d'utilité que ceux de Clermont y trouvent dans la courte faifon
de ces bains, les retient auprès de leurs
pratiques. Chaque malade y apporte la
maniere dont il doit s'y conduire qui
ordinairement eft défectueufe auffi-bien
que le regime qui lui a été prefcrit par
celui qui lui a confeillé les bains. Il s'y

gouverne lui-même, ou se laisse gouverner par le Chirurgien du lieu qui regle
la quantité des bains, & mesure le tems
que le malade y doit demeurer sur le
soulagement qu'il y reçoit, & ce Chirurgien souvent les lui fait quitter trop
tôt, parce que ses douleurs y augmentent, & que la maladie semble s'y aigrir;
de-là vient que plusieurs s'en retournent
à demi guéris, ou comme ils sont venus.

Ceux qui prennent leurs bains avec
le plus de méthode, boivent avant que
d'y entrer deux verres de l'eau du petit
bain, deux dans le bain, & deux autres lorsqu'ils en sont sortis & qu'ils
sont dans le lit; la sueur est alors plus
abondante, ils s'en trouvent moins af-
foiblis. On peut prendre jusqu'à trente-
cinq à quarante bains d'un quart d'heure chacun ou environ, & deux fois le
jour. Il est necessaire de se faire saigner
& purger avant que de prendre ces
bains, selon le conseil d'Hippocrate,
impura corpora nunquam balneanda. Il
faut se servir des remedes proportionnez
à la qualité de la maladie. On suppose
qu'avant que d'être arrivé au Mont
d'Or, on a été preparé par les remedes
generaux, soit à Clermont, soit chez

foi , car on trouve rarement de bonnes drogues dans le Village, à moins qu'on ne les apporte avec foi , & il faut fe purger encore après avoir fini ces bains, quand on eft de retour.

Les malades qui ont quelque partie du corps affligée de rhumatifme , para- lyfie , fciatique ou maladie à qui la douche eft neceffaire , doivent avoir une perfonne entenduë pour la leur donner , & faire dreffer une efpece de tente ou pavillon autour du bain qui les défende de l'impreffion de l'air ex- terieur qui s'infinuë très-aifément dans les pores de la peau ouverts par la cha- leur du bain , ce qui eft d'autant plus plus dangereux que dans les plus gran- des chaleurs de l'Eté les matinées font fouvent très-froides dans les Monta- gnes , & que le brouillard ne fe diffipe que quatre ou cinq heures après le lever du Soleil. Auffitôt qu'on a pris la dou- che , il faut fe plonger dans le bain environ huit minutes : il faut obferver toûjours de recevoir la douche fur la nu- que du col en fuivant le long des reins , des cuiffes , des jambes jufques fur la plante des pieds , dans les mains & fur le metacarpe : dans les migraines qui

viennent de ferofitez entre cuir & chair
dans les rhumatifmes de tête, humeurs
froides & furditez, on reçoit la douche impunement fur la tête, après avoir
fait preceder les cornets, comme nous
avons dit dans le Traité des eaux de
Vichy, & on s'en trouve bien. J'en ai
vû de très-bons effets ; je l'ai ordonné
fouvent, & je ne l'ay jamais ofé tenter
à Vichy, à Nery, ni aux deux Bour-
bons où j'ai condui des malades les années précedentes, finon avec une petite
canulle ou un entonnoir, & encore je
faifois paffer la main du doucheur fur
la tête, ou bien je me fervois d'une
éponge.

Le grand bain eft celui où l'on fe baigne le plus ordinairement, parce qu'il eft
le plus commode, & moins chaud que
le petit ; celuy de Cefar feroit le plus capable de guerir les grandes maladies qui
n'ont pas cedé aux autres eaux, fi les
Paralytiques, les perfonnes contrefaites
par des retreciffemens ou relâchemens
de nerfs, & ceux qui font affligez de
femblables maladies trouvoient dans ce
bain une fituation qui leur fut avanta-
geufe, mais comme il faut que le malade fe plonge dans la fource même,

dont le baſſin eſt très-petit, il ne peut ſervir qu'à ceux qui n'ont pas entierement perdu l'uſage de leurs membres. On commence à prendre trois ou quatre bains dans celui-cy avant que d'aller au grand bain. J'ai vû des aſmatiques & des perſonnes qui paſſoient pour pulmoniques avec quelque fondement, boire juſqu'à trois chopines par jour de l'eau du petit bain en huit ou dix verrées ; cette eau paſſoit aſſez bien par les urines & ne les purgeoit pas, elle leur procuroit une plus grande facilité de reſpirer, & ils rejettoient en crachant avec moins de peine un flegme viſqueux & épais; ils ne ſuoient point, parce qu'ils ſe promenoient en bûvant, mais une légere moiteur, & une chaleur douce faiſoient juger que la tranſpiration inſenſible devenoit en eux plus conſiderable.

Les plus anciens habitans du lieu m'ont aſſuré que l'eau du bain des chevaux étoit autrefois purgative, mais que depuis trente ans elle avoit beaucoup perdu de cette vertu, cependant depuis quelques années qu'on a renfermé une partie de ces ſources, pluſieurs en boivent avec ſuccès.

Voici des relations fidelles qui feront mieux juger de la vertu de ces eaux dans certaines maladies, que les conjectures qu'on pourroit former fur les effays que j'ai rapporté pour découvrir les princi-pes des Mineraux que ces eaux entraî-nent avec elles, en traverfant les mines dans le fein de la terre.

Madame d'Eftrées, fille de Monfieur le Maréchal d'Eftrées, & Religieufe à l'Affomption de Paris, âgée de trente à trente-cinq ans, étoit affligée de douleurs aiguës dans les reins, & dans toute la capacité de l'Abdomen avec enflure con-fiderable & prefque univerfelle, caufée par la fuppreffion de fes regles ; après avoir effuyé inutilement plufieurs reme-des, un Medecin étranger promit de la guérir, il y réüffit fi peu qu'elle devint paralytique entre fes mains ; le moindre bruit, la moindre application d'efprit, comme de regarder avec un peu d'atten-tion, & de haut en bas, la faifoient tom-ber en défaillance ; enfin elle perdit pref-que l'ufage de tous fes fens, ayant de plus un crachement qui dura très-long temps. Ces accidens firent juger que le mercure entroit dans la compofition des remedes de l'Etranger, & que ce mineral avoit fait dans cette Dâme à peu près le même effet qu'il fait ſur ceux qui travaillent aux mines : on lui conſeilla les eaux de Vichy, elle s'y trouva merveilleuſement ſoulagée des coliques violentes qu'elle ſouffroit, & ſon enflure diminua conſiderablement ; elle vuida par des ſelles une matiere pierreuſe & très-dure, mais le mouvement ne revenoit point : elle ſe fit porter enſuite aux bains du Mont-d'Or où elle reçût une ſi prompte guériſon qu'étant bien préparée par les eaux de Vichy, après le quatriéme bain elle marcha toute ſeule avec une canne, & le huitiéme jour elle ſe promena dans les prairies & alla à la Meſſe. Elle ſe fit donner la douche qui avança beaucoup le ſuccès de ces remedes ; ſa tête s'y fortifia, enſorte qu'elle entendoit ſans peine, & pouvoit s'appliquer un peu. Elle ne recouvra l'appetit qu'elle avoit perdu depuis plus de deux ans, que peu après dans une Terre où elle alla paſſer l'Automne. Elle y acheva de deſenfler : l'année ſuivante elle revint au Mont d'Or où je la vis en 1699. J'y appris d'elle-même ce que je viens de rapporter, & je fus témoin que les bains qu'elle y prit acheverent

de lui fortifier les jambes , de maniere
qu'elle marchoit auſſi bien qu'elle eût
jamais fait ; elle revint à Paris où elle
n'a eu d'autres incommoditez que de
légeres nephrétiques qui lui prenoient
de temps en temps , & dont elle a pu
guerir dans le temps.

Madame Panay , Religieuſe de la
Viſitation de Riom , fut ſi maltraitée
de la petite verole qu'elle en demeura
eſtropiée , ſans pouvoir marcher abſolument : les bains du Mont d'Or la gue-
rirent ſi parfaitement qu'elle n'a reſſenti
aucune foibleſſe dans les jambes depuis
qu'elle les a pris. Elle m'a aſſuré qu'un
enfant de ſix ans eſtropié par la même
maladie ayoit été gueri de la même
maniere.

Le Frere Côme , Apoticaire des Re-
colets à Montferrand , après s'être fort
échauffé, ſe refroidit trop promptement,
il fut attaqué peu après d'un rhumatiſme ſur les reins qui lui fit ſouffrir pendant ſept mois des douleurs très-aigües ,
une ſciatique ſurvint enſuite qui l'obligea de reſter au lit pendant quatre mois,
après avoir employé les remedes preſ-
crits par les Auteurs , il vint aux bains
du Mont d'Or en 1699. il en prit qua-

tre dans celuy de Cefar, & quinze dans le grand bain, après lefquels il fe trouva très-foulagé. Il y retourna l'année fuivante pour s'affurer une fanté parfaite; je l'y vis aller, & j'appris de lui-même fa guerifon entiere; il beuvoit pendant les bains huit ou dix verres de l'eau du bain des chevaux qui le purgeoit un peu.

L'année 1700. j'y vis une femme d'Herment, Paroiffe à fept lieües de Clermont; elle étoit venuë à ces bains l'année d'auparavant pour un afme, elle bûvoit quatre à cinq pintes de l'eau du petit bain par jour à differentes reprifes: elles paffoient affez bien par les urines fans la purger, & elle refpiroit plus aifément, & fes paroxifmes afmatiques n'étoient plus fi violents.

Une fille âgée de 16. ans s'éftant couchée fur une pierre au bord d'une riviere où elle s'étoit baignée, tomba trois jours après en apoplexie; elle en revint, mais il lui refta une paralyfie fur la moitié du corps avec une difficulté de parler. Elle demeura trois ans en cet état, après lefquels elle vint au Mont d'Or; elle prit d'abord cinq bains dans le grand bain, puis autant dans le petit : dans l'ufage de ces bains elle fe trouva plus mal , mais deux mois après elle fut très foulagée. Elle y étoit venue en 1700. elle ne fentoit alors qu'un engourdiffement dans le côté affligé dont elle s'aidoit un peu.

Monfieur Mornac , Lieutenant des Chirurgiens dans la Duché de Ventadour , & Chirurgien à Uffel m'a affuré que plufieurs perfonnes de l'un & de l'autre fexe qui avoient la verole , & l'avoient communiquée à leurs enfans , en avoient eux & leurs enfans été entierement gueris après qu'il leur eut fait prendre trois ou quatre fois les pilules mercurielles avec le regime ordinaire , & les avoir fait baigner au Mont d'Or dans les grands bains pendant neuf jours foir & matin. Plufieurs de ces perfonnes ont eu depuis des enfans très-fains; il m'a donné fon certificat au Bain le 17. Septembre 1700.

En 1692. Monfieur le Marquis d'Entragues qui avoit une jambe pliée contre la cuiffe , y guerit parfaitement & s'en retourna fans potence.

Monfieur le Marquis de Plancy ne pouvoit fe foutenir ; fes jambes deffechées fembloient ne recevoir aucune nourriture, & ne faisoient pas plus de fonction que si elles eussent été mortes ; à la fin de ses bains il alloit à l'Eglise à pied, & ses jambes commençoient à se remplir.

Madame de Brageat en a recouvré la vûë, après avoir demeuré vingt-deux mois aveugle.

Un petit enfant de Clermont ne pouvoit marcher, & sembloit avoir les jambes démifes, il commença à marcher après le cinquiéme bain, & après six bains il alloit sans bâton dans le Village.

Mademoiselle Dufraiffe de Clermont ne pouvoit parler, marcher ni ouvrir les yeux, & elle étoit presque entierement paralytique, puisque les seuls bains du Mont d'Or pris plusieurs fois lui ont rendu une parfaite santé.

J'y ai vû plusieurs paralytiques des bras y recouvrer la santé & le mouvement.

Un nommé Chapus de Volvic avoit été fort travaillé pendant plusieurs années de sciatique avec des douleurs extrêmes, & a été delivré après avoir pris deux fois les bains du Mont d'Or.

Un Pere Carme de Limoges y a recouvré

couvré la vûë après plusieurs bains , &
s'être fait raser & doucher la tête.

Monsieur de la Vergne Dumas , Mous-
quetaire du Roy , affligé d'un rhuma-
tisme très-douloureux en fut entierement
guéri , après avoir pris douze ou quinze
bains ; je l'ai appris de son frere presentement Officier dans la même Compagnie.

La plûpart des malades que j'y ai vû
atteints des maladies qui attaquent ordinairement le genre nerveux , se font
trouvez très - soulagez par les sueurs
abondantes que les bains procurent.
Ceux qui ont des incommoditez causées par des obstructions inveterées , &
des humeurs schirreuses , n'y trouvent
pas la guerison qu'ils y viennent chercher,
& j'ai toûjours remarqué que ces bains
ne convenoient qu'à ceux qui avoient
besoin d'une transpiration abondante ,
& des remedes spiritueux , capables d'a-
nimer les fonctions des organes inter-
rompuës ou alterées , & de rétablir la
transpiration repercutée.

Monsieur de Neufville , Gentilhomme
de Monsieur le Duc d'Orleans , affligé
d'un retrecissement de nerfs à la cuisse
qui le faisoit boiter , y a recouvré sa

E e

guérifon après quatre ou cinq bains.

Madame d'Edhouhat de Merlat d'O-zers, Religieufe de S. Dominique de la Ville de Mauriac haute-Auvergne, âgée de vingt-fix ans, ayant fouffert l'opera-tion d'une louppe qu'on lui extirpa def-fus le pied, fouffroit de fi grandes dou-leurs qu'elle ne pouvoit marcher ni foû-frir qu'on y touchât, guérit parfaite-ment en fix femaines au Mont d'Or.

Un Benedictin de Saint Allyre de Clermont, guerit auffi d'une paraly-fie univerfelle, & auffi un jeune hom-me de feize ans qui avoit une goutte fe-rene, guerit parfaitement ayant pris les bains & la douche fur la tête, laquelle fe donne communement dans les bains du Mont d'Or.

On feroit un grand catalogue de ceux qui gueriffent radicalement, ou fe trou-vent foulagés par l'ufage de ces bains; je finiray par la guerifon de Monfieur de Lapara, Curé de Beftaignes dans la Vi-comté de Turenne, que j'ay conduit cette prefente année 1725. dans l'ufage des eaux, & qui fix ans auparavant étoit paralytique du côté gauche, fans aucun mouvement, & qui eft entierement gueri; il ne le fut pas parfaitement la premiere année, il ne reçût qu'un peu de foulagement ; il eſt revenu cette année pour un rhumatiſme dont il a gueri aiſément.

LA BOURBOULE.

CEtte ſource ſe trouve à une lieuë du Mont d'Or aü pied du Château de Murat ; l'eau en eſt claire & ſalée, comme l'a remarqué Monſieur Duclos, elle eſt chaude & a une odeur de ſoûfre & de bitume plus ſenſible que celle du Mont d'Or, la poudre de noix de galle l'a rendue d'un brun rougeâtre : mais elle a conſervé ſa lympidité : le ſublimé a éclairci ce mélange, & l'a rendue citronnée, avec une legere pellicule ſur la ſurface.

Cette eau n'a point precipité le ſublimé, elle a moderé la noirceur du mélange de la noix de galle & du vitriol, & la rendue couleur de lie de vin foncé; elle a changé la ſolution de couperoſe en gris de lin, a verdi le ſyrop violat d'un verd foncé, & a blanchi la ſolution de Saturne d'un blanc ſale & épais.

Avec les eſprits de ſel & de vitriol, après quelque petite effervescence, elle

E e ij

a pris la couleur d'un vin clairet.

L'esprit de sel armoniac l'a rendue un peu jaunâtre sans la troubler, & son odeur étoit moins pénétrante qu'avec les autres eaux chaudes.

Dans l'évaporation l'eau est devenuë noire, d'une odeur desagreable, bitumineuse avec une pellicule noiratre & une résidence considerable qui s'est desséchée en petits cercles d'un gris brun & d'un goût salé & picquant.

De huit livres d'eau j'ai retiré cinq dragmes de residence, qui est $\frac{1}{205}$ du poids de l'eau : Monsieur Duclos remarque que la residence étoit $\frac{1}{170}$ du poids de l'eau, c'étoit tout sel, n'en ayant retiré qu'un vingtiéme de terre qui s'est dissout en partie dans le vinaigre distillé après une forte ébullition; cette terre fermente avec les esprits acides, & jette sur la pêle chaude une lueur sensible de quelque durée ; elle fournit assez considerablement de sel dans une si petite portion de terre. Le sel petille un peu sur les charbons ardens, & y jette une flamme jaunâtre, il se resout aisément à l'air, il est minime, tanné, fermente avec les acides, & rétablit promptement le papier rougi par un acide.

La folution de ce fel étoit rouffe &
fort chargée avec quelques grumeaux,
elle a precipité le fublimé, blanchi l'eau
de chaux, & l'infufion de noix de galle
légerement a rendu la folution de vitriol louche, & a blanchi comme du
lait la folution du fel de Saturne.

Les efprits acides y ont excité une
effervefcence affez fenfible, celui du fel
armoniac n'a rien fait. Monfieur Duclos
croit que le fel de cette eau reffemble au
fel commun. La precipitation du fublimé, la verdeur du fyrop violat, & le
changement de l'eau de chaux font
foupçonnner que cette eau participe de
quelqu'autre fel mineral, puifque le fel
marin ne produit point ces effets; il eft
vrai-femblable par l'odeur qui exhale
de cette fource & les effays que je viens
de rapporter, qu'elle eft empreinte &
chargée d'un fel nitreux alkaly.

L'eau de la fontaine dont on boit au-
deffus du bain avoit plus de fel & moins
de terre que celle du bain.

C'eft dommage que ces fources foient
negligées : on a vû des paralitiques qui
n'avoient reçû que peu de foulagement
aux bains du Mont d'Or, guerir parfaitement à celui de la Bourboule.

S. NITAIRE ou S. NECTAIRE.

EN allant de Clermont au Mont
d'Or environ vers la moitié du
chemin fur la gauche, on rencontre un
Bourg appellé *S. Nitaire ou S. Nectaire*:
à un quart de lieuë de ce Bourg dans
un vallon ouvert à l'Orient, on trouve
une fource à dix ou douze pas d'un ruiffeau ; cette fource paffe dans le païs
pour minerale , & on en boit avec fuccès dans les fiévres intermittantes : voici
ce que j'ai obfervé dans l'examen que
j'en ai fait.

Cette eau eft affez lympide , fa chaleur eft médiocre ; fa faveur eft d'abord
un peu aigrette , puis douceâtre , &
l'impreffion qu'elle fait fur la langue fe
diffipe aifément. A quatre pas de la fource on a fait un baffin quarré de cinq à
fix pas de largeur, l'eau n'y eft pas froide quoiqu'il foit découvert : l'eau de ce
baffin eft couverte d'une pellicule très-
mince qui forme une efpece de crême
terreufe & infipide. Depuis ce refervoir
jufqu'au ruiffeau qui n'en eft éloigné
que de dix à douze pas, la terre où coule
la décharge de la fource eft couverte de

cette crême pierreufe qui forme une manière d'une croute blanche fous laquelle
la terre eft roufsâtre ; cette croute ne fe
diffout point dans l'eau boüillante qui
n'en fépare qu'une très-petite portion
de matiere faline. Ce qui m'a parû re-
marquable , c'eft que la terre des environs de cette fource eft couverte d'une
petite plante qui vient ordinairement
aux bords de la Mer en Irlande & dans
les Marais falez , fuivant le rapport de
Jean Bauhin : cette plante s'appelle *Ma-*
ritima felon Gafpard Bauhin ; je ne l'ai
trouvé que dans ce feul endroit dans
mes voyages.

L'eau fortant de la fource ne fait aucune impreffion fur le papier bleu ; &
lorfqu'on l'a rougi par un acide , il re-
prend fa couleur bleuë étant trempé
dans cette eau.

Elle ne verdit point le fyrop violat ,
elle blanchit fur le champ avec l'eau de
chaux , & le précipité qui fuit eft affez
confiderable mais fans odeur urineufe.

Elle trouble l'infufion de noix de
galle , & l'a rend d'un blanc fale.

De quatre livres d'eau j'ai tiré près
d'une dragme de réfidence dont les trois
quarts étoient une matiere terreufe &
platreufe.

La solution de la partie saline a fermenté legerement avec les esprits acides; elle fait avec l'eau de chaux, la noix de galle, & le tournesol à peu près les mêmes effets que l'eau sortant de sa source.

La partie terreuse de la résidence jettée sur la pèle chaude sur un lieu obscur, n'a donné aucun indice du soûfre, mais après quelque tems elle est devenuë rougeâtre.

On peut conjecturer sur les essais que je viens de rapporter que le sel de cette eau participe du sel marin & du nitre, mais que ce sel est envelopé d'une portion considerable de matiere pierreuse qui forme le glacis qui couvre la surface de l'eau du bassin & la terre des environs.

Cette source n'étant connuë que par ceux du pays, l'eau n'a point été envoyée à Monsieur Duclos.

LE VERNET STE. MARGUERITE.

A Demy quart de lieuë du Vernet, près de Saint Nectaire, en allant au Mont d'Or dans un vallon ouvert à l'Orient, on trouve une source assez abondante, couverte d'une petite voute

en

en forme de Chapelle, au-devant de laquelle les gens du païs ont placé l'image de sainte Marguerite dans une petite niche creusée dans la muraille d'où vient le nom qu'ils donnent à cette source : on en boit comme de l'eau d'une fontaine ordinaire, & on ne lui reconnoît d'autre propriété que celle de donner de l'appetit.

Cette eau est aigrette & vineuse, la terre où elle coule n'est ni rouge ni jaune près de la source, mais elle est d'un gris noirâtre ; elle n'a presque fait aucune impression sur le tourne-sol, ni n'a changé la couleur de syrop violat.

Quand elle est sur le feu elle y pétille jusqu'à ce qu'elle boüille, & il se forme sur la surface une legere pellicule bleüâtre

Elle blanchit d'abord avec l'eau de chaux, mais elle devient ensuite claire & lympide.

Elle trouble un peu la solution du sublimé, qu'elle n'empêche point de devenir orangé lorsqu'on y ajoûte l'eau de chaux : elle n'a point fermenté avec les esprits acides : avec celui du sel armoniac il s'en éleve quelques bulles, mais sans aucun changement de cou-

F f

leur , elle a seulement rendu son odeur penetrante.

De huit livres d'eau je n'ai tiré que douze grains de residence , ce qui s'accorde avec M. Duclos qui a trouvé une très-petite quantité de residence.

Il n'est pas aisé de déterminer le sel mineral qui domine dans cette eau sur les essais que je viens de rapporter qui ne produisent pas un effet bien sensible, ainsi je serois de l'avis de M. Duclos qui met cette source dans le rang de celles qui participent du sel commun, & qui n'ont point de sel particulier.

CHANONAT.

A Demi lieuë de Chanonat sur le chemin du Mont d'Or on trouve une source assez abondante sur le penchant d'une colline exposée au midy.

Elle rougit la pierre d'où elle sort & la terre où elle passe.

Cette eau est aigrette & vineuse , elle n'a fait aucune impression sur le papier bleu , ni n'a rétabli sa couleur rougie par un acide.

L'eau de chaux l'a blanchie foiblement , & pendant quelques minutes, après lesquelles elle est devenuë lympide ; la solution du sublimé n'y a fait

aucun changement ; elle a rougi très-
peu l'infusion de la noix de galle ; elle
a blanchi la solution du sel de Saturne.

Elle a verdi un peu le syrop violat,
elle n'a presque rien fait avec la solution
de couperose & celle d'alum.

Elle n'a point fermenté avec les esprits acides ; mais avec celui de sel armoniac elle est devenuë louche & blancheatre avec quelques grumeaux jau-
natres suspendus dans la liqueur.

Ce dernier essai peut faire conjecturer que cette eau seroit impregnée d'un
sel analogue au sel marin ; les autres
essais donnent de legers indices du sel
alkaly.

M. Duclos a trouvé dans cette eau
une si petite quantité de residence presque toute terreuse, qu'il n'y a remarqué
aucun sel manifeste. Je ne m'éloigne pas
de son sentiment, car de six livres d'eau
je n'ai tiré que trente grains de residence, dans laquelle il n'y avoit que dix
grains d'un sel plus alkaly qu'acide.

Elle a laissé après son évaporation
peu de residence blancheatre qui s'étoit
amassée par petits flocons. Il n'y en
avoit qu'environ $\frac{1}{1836}$ sans mélange d'aucun sel.

BESSE.

A Deux portées de mousquet de cette Ville sur le chemin qui conduit à Nôtre-Dame de Vassiviere au pied du Mont d'Or, on trouve une source vis-à-vis une petite Chapelle & assez près du ruisseau ; cette source n'est pas considerable & souvent se trouve alterée par l'eau de ce ruisseau lorsqu'il arrive des inondations.

Cette eau m'a paru froide, aigrette & piquante ; elle a rougi le bassin de pierre qui la tenoit, & j'ai remarqué sur la surface une pellicule bleüatre.

Elle est devenuë rouge-brun avec la poudre de noix de galle.

Elle n'a point changé la couleur de tourne-sol ni rétabli le papier bleu rougi par un acide.

Elle a jauni la solution de couperose, & il s'est fait ensuite un précipité rougeatre après quelques heures.

Elle a blanchi avec l'eau de chaux la solution du sublimé, ajoûtée à ce mélange, l'a renduë un peu trouble, & peu après il s'est fait un précipité qui n'a point changé cette eau de couleur.

Elle a verdi avec le syrop violat.

Elle n'a presque point fermenté avec

les eſprits acides , & n'a rien fait avec celui de ſel armoniac.

Je n'ai tiré de ſix livres d'eau qu'une demi-dragme de reſidence preſque toute terreuſe & peu ſaline : Monſieur Duclos en a tiré une plus grande quantité, mais il a remarqué comme moi , qu'elle contient très-peu de ſel ; cet auteur croit ce ſel ſemblable à celui de l'eau de Chatelguyon qu'il ſoupçonne analogue au ſel marin. Les eſſais que je viens de rapporter , entr'autres la couleur verte que l'eau de Beſſe & celle de Chatelguyon donnent au ſyrop violat (ce que ne fait pas la ſolution du ſel marin) me font conjecturer que ces eaux participent moins de ſel alkaly nitreux : après tout on tire ſi peu de réſidence de cette eau , & la partie ſaline y eſt en ſi petite doſe , qu'il eſt difficile de déterminer rien de poſitif.

SOURCES DE JAUDE, du Champ des Pauvres , & de Beaurepaire près Clermont.

AVant que d'entrer dans l'examen que j'ai fait de ces eaux minerales, il ne me paroît pas inutile de dire un mot des autres ſources qui ſont en abondance aux environs de cette Ville.

Les eaux douces qui fortent des montagnes voifines lui fourniffent quantité de fontaines jailliffantes & entretiennent plufieurs moulins à papier dans les Fauxbourgs.

On trouve aux portes de Clermont près de Saint Alyre, une fource d'eau froide & douce qui petrifie fon lit, & les matieres qui fe rencontrent à fon paffage, de forte qu'elle a formé une efpece de muraille longue de vingt-cinq toifes ou environ. Cette muraille eft épaiffe par le bas de trois à quatre pieds, & diminuë infenfiblement vers le haut où elle n'a qu'un pied de largeur ; elle a dans certains endroits cinq à fix pieds de hauteur, fur-tout près du ruiffeau où elle fe décharge, & fur lequel cette muraille forme en s'avançant une efpece d'arcade brifée.

On détourne fouvent le cours de cette fource, parce qu'elle gâte les terres où elle coule ; les branches d'arbres, les plantes, les fruits & les autres corps qui fe rencontrent dans fon lit, s'en retirent après quelque tems comme petrifiez. J'en ay envoyé à feu Mr. Tournefort des grappes de raifins, des tiges de boüillon blanc & d'autres plantes petrifiées, mais

en les examinant avec attention on re-
connoit que ce font des incruftations
plus folides que celles qu'on trouve fo-
lidairement dans les fouterrains.

A demy lieuë de Clermont fur le chemin de Montferrand vers le milieu des
terres, il y avoit une autre fource d'eau
froide qui fe tarit en Eté, mais dans les
chaleurs de l'Eté on en voit fortir par
petits boüillons une matiere noire bitu-
mineufe & très-puante, affez femblable
à de la poix; j'en ay envoyé un pot autrefois pefant vingt livres à feu Monfieur
Tournefort qui en a tiré par la diftillation
une huile analogue à celle de pretrolle.

La troifiéme fource minerale froide
eft celle de S. Pierre qui eft dans un des
foffez de la Ville, j'en parlerai cy-après.

Venons maintenant aux eaux de Jaude
du champ des Pauvres & celles de Beaurepaire : comme elles font affez voifines
& que les effays ont fait fur toutes les
deux à peu près les mêmes effets, je me
contenteray de rapporter les obfervations
faites fur la fource de Jaude.

La faveur de cette eau eft agréable
& vineufe avec quelques aftrictions ; fa
couleur eft claire & lympide, tranfpor-
tée à Paris elle a paru de même à Mr.

Duclos, la terre où elle coule est couverte d'un limon rouge.

La solution du sublimé & l'eau de
chaux versées separement sur elle, l'ont
également blanchie.

La poudre de noix de galle luy a fait
perdre la lympidité, & l'a renduë d'un
rouge brun, cependant cette eau versée
sur le mélange de noix de galle & de
vitriol, a diminué sa noirceur & l'a renduë couleur de lie de vin foncé.

Elle a verdi le syrop violat.

Elle est devenuë pâle & un peu trouble avec la solution de couperose.

Avec celle d'alum, il s'est fait une
ébullition assez sensible.

Elle a blanchi comme du lait la solution du sel Saturne, & a fait un précipité considerable.

Elle a fermenté assez long-tems avec
les esprits acides.

Avec celui du sel Armoniac il s'est
formé des nuages blancheatres, la liqueur est devenuë trouble; il s'en est
élevé une petite fumée dont l'odeur étoit
aromatique & moins penetrante que
celle de l'esprit armoniac.

La résidence de douze livres d'eau pe-
soit deux dragmes & quinze grains. Les

essays que j'ay fait sur la résidence saline dissoute dans l'eau commune & separée par la filtration de la partie terreuse,
répondent assez à ceux que j'ay fait sur
l'eau sortant de la source, ainsi il est inutile de les repeter.

La portion saline de la résidence étoit
plus considerable que celle qu'à trouvée
Mr. Duclos, étant presque les deux
tiers de toute la masse, au lieu que la
résidence de cet Academicien contenoit
presque moitié terre & moitié sel, il compare ce sel au vray nitre. La portion ter-
réstre n'a point jetté de flamme bleüâtre
sur la pêle chaude ; elle n'a point changé au feu & s'est dissoute presque entierement dans le vinaigre distillé, comme
l'a remarqué Mr. Duclos.

Les essais que j'ai raporté ne me semblent pas prouver que le sel mineral de
cette eau soit un nitre pur comme le pen-
se Mr. Duclos, puisqu'elle a verdi le
syrop violat & qu'elle a rougi avec la
noix de galle, ce que ne fait pas le nitre.
Ne pourroit-on pas soupçonner avec
quelque vray-semblance que le sel de
ces eaux donnant quelques indices d'a-
cidité, seroit un mélange de nitre &
d'une petite portion de souphre qui s'é-

vapore aifément & fe perd par le tranf-
port.

S. PIERRE DE CLERMONT.

L'Eau de St. Pierre de Clermont eft
manifeftement froide , d'une faveur
aigrette & picquante.

Elle n'a point rougi le papier bleu :
elle a verdi le fyrop violat foiblement :
elle a diminué la noirceur du mélange
de la noix de galle & du vitriol qu'elle
a un peu rougi.

La folution du fublimé ne l'a point
changé non plus que l'eau dé chaux ,
elle a même empêché que le fublimé
ne jaunit l'eau de chaux.

Elle a fermenté affez long-temps avec
la folution d'alum , & le mélange eft devenu trouble & blancheatre ; elle a blanchi fur le champ la folution de fel Saturne , il s'eft élevé une pellicule deffus
qui s'eft précipitée en grumeaux affez
promptement.

Cette eau a fermenté affez long-tems
avec les efprits acides ; avec celuy de fel
armoniac elle eft devenuë fur le champ
trouble & blancheatre : il s'eft élevé une
petite fumée très penetrante & quelques
grumeaux ont enfuite paru fufpendus
dans la liqueur, & ont fait un precipité.

La réfidence de fix livres d'eau pefoit deux dragmes & quinze grains dont il y avoit près de deux tiers de fel , lequel diſſout dans l'eau a produit avec les eſſays les mêmes effets que je viens de rapporter.

M. Duclos compare ce fel au fel marin. Le fel marin blanchit la ſolution du fublimé , ce qui n'arrive point quand on y mêle d'autre eau : mais d'un autre côté ce fel trouble l'eſprit de fel armoniac & en augmente la puanteur. L'eau minerale dont nous parlons fait le même effet ; il y a quelques eſſays qui feroient foupçonner dans nôtre eau un fel aſſéz analogue au nitre , d'autant qu'il détonne quand on le met fur les charbons ardens ; mais tout bien confideré , ne pourroit-on pas avancer que le fel de l'eau de cette fource eſt de la nature d'un fel plus analogue au fel marin qu'au vrai nitre. Sur ce fondement je ne m'éloignerai pas du fentiment de Mr. Duclos.

La terre de la réfidence privée de fon fel , autant que l'eau chaude en pouvoit feparer , fe diſſolvoit avec grande effervefcence dans l'eſprit du vinaigre. Je ne parle point de differens caracteres de maladies auſquelles ces eaux conviennent

nent , parce qu'on boit communement à Clermont les eaux de Vichy qui rempliſſent toutes les indications.

EAUX DE SAINT MARC.

ON vient de découvrir tout nouvellement ou plû-tôt renouveller des eaux chaudes au-deſſous de la Chapelle de Saint Marc près Clermont avec des bains voutés qui ſont enterrés ſous terre. Il paroît que ces eaux ont été célebres : j'en ay fait l'Analyſe & en ay bû : elles ſont aigrettes & ont le goût tout-à-fait vineux , elles rougiſſent la noix de galle & fermentent un peu avec les acides , ce qui fait voir qu'elles participent du fer. J'y ay été pluſieurs fois la matin , & y ay trouvé beaucoup de bûveurs qui m'ont tous dit qu'ils eſtoient parfaitement purgés ; je les crois ſuperieures , priſes en boiſſon , à toutes les eaux minerales qui ſont au tour de Clermont. Elles ſont dans le territoire des Benedictins de St. Allyre qui y feront travailler.

Au reſte la nature étale ſes treſors ſur ces montagnes.

F I N.

APPROBATION
du Censeur Royal.

J'AY lû par ordre de Monseigneur le Garde des Sceaux ce *Traité des Eaux Minerales, Bains & Douches de Vichy, &c.* Je n'y ai rien trouvé qui en puisse empêcher l'Impression. FAIT à Paris ce douze de Fevrier 1730.

ANDRY.

PRIVILEGE DU ROY.

LOUIS par la grace de Dieu, Roy de France & de Navarre : A nos Amez & feaux Conseillers les Gens tenans nos Cours de Parlement, Maîtres des Requêtes ordinaires de nôtre Hôtel, Grand Conseil, Prevost de Paris, Baillifs, Sénéchaux, leurs Lieutenans Civils & autres nos Justiciers qu'il appartiendra, SALUT. Nôtre bien amé JACQUES CLOUZIER, Libraire à Paris, Nous ayant fait supplier de lui accorder nos Lettres de Permission pour l'Impression d'un *Traité des Eaux Minerales, Bains & Douches de Vichy, de Bourbon-l'Archambault & du Mont d'Or* par J. F. C. offrant pour cet effet de le faire imprimer en bon papier & beaux caracteres, suivant la feuille imprimée & attachée pour

*

modele sous le contrescel des Presentes ; Nous luy avons permis & permettons par ces Presentes, de faire imprimer ledit Livre cy-dessus specifié, en un où plusieurs volumes, conjointement ou séparement, & autant de fois que bon luy semblera, & de le vendre, faire vendre & débiter par tout nôtre Royaume pendant le temps de trois années consecutives, à compter du jour de la date desdites Presentes. Faisons défenses à tous Libraires, Imprimeurs & autres personnes de quelque qualité & condition qu'elles soient d'en introduire d'impression étrangere dans aucun lieu de nôtre obéïssance. A la charge que ces Presentes seront enregistrée tout au long sur le Registre de la Communauté des Libraires & Imprimeurs de Paris, dans trois mois de la date d'icelles, que l'impression de ce livre sera faite dans nôtre Royaume & non ailleurs, & que l'Impetrant se conformera en tout aux Reglemens de la Librairie ; & notamment à celuy du dixiéme Avril 1725. & qu'avant que de l'exposer en vente, le Manuscrit ou Imprimé qui aura servi de copie à l'impression dudit Livre, sera remis dans le même état où l'Approbation y aura été donnée, ès mains de nôtre très-cher & feal Chevalier le Sieur CHAUVELIN, Garde des Sceaux de France, Commandeur de nos Ordres ; & qu'il en sera ensuite remis deux Exemplaires dans nôtre Bibliothèque publique, un dans celle de nôtre Château du Louvre, & un dans celle de nôtredit très-cher & feal Chevalier, Garde des Sceaux de France le Sieur CHAUVELIN, Commandeur de nos Ordres, le tout à peine de nullité des Presentes. Du contenu desquelles

vous Mandons & Enjoignons de faire joüir l'Expofant, ou fes ayant caufes, pleinement & paifiblement, fans fouffrir qu'il leur foit fait aucun trouble ou empêchement. Voulons qu'à la Copie defdites Prefentes qui fera imprimée tout au long au commencement ou à la fin dudit Traité, foy foit ajoûtée comme à l'Original. Commandons au premier nôtre Huiffier ou Sergent de faire pour l'exécution d'icelles, tous Actes requis & neceffaires; fans demander autre Permiffion, & nonobftant Clameur de Haro, Charte Normande & Lettres à ce contraires; Car tel eft nôtre plaifir. DONNE' à Verfailles le quinziéme jour de Fevrier, l'an de grace mil fept cens trente-fept, & de nôtre Regne, le vingt-deuziéme. Par le Roy en fon Confeil.

Signé, SAINSON.

Regiftré fur le Regiftre neuf de la Chambre Royale des Libraires & Imprimeurs de Paris, N°. 424. Fol. 388. conformement aux anciens Reglemens confirmez par celuy du 28. Fevrier 1723. A Paris le 18. Fevrier 1737.
G. MARTIN, Syndic.

J'ai cedé au Sieur Boutaudon, Imprimeur du Roy & Libraire à Clermont le prefent Privilege pour en joüir en mon lieu & place. A Paris le 13. Mars 1737.
JACQUES CLOUZIER.